瑜伽安全練習全書

捨棄積非成是的瑜伽迷思，
找出適合自己的體位練習！

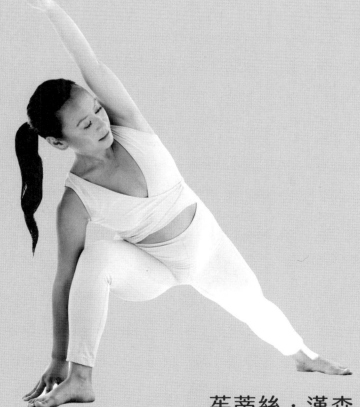

yoga myths

WHAT YOU NEED TO
LEARN AND UNLEARN
FOR A SAFE AND HEALTHY
YOGA PRACTICE

茱蒂絲・漢森・拉薩特博士／物理治療師 著
JUDITH HANSON LASATER, PhD, PT

林資香 譯

僅以最深切的愛，
將此書獻給格林‧伊麗莎白（Glyn Elizabeth）、
凱倫（Karen）、妮可（Nico）、喬（Joe），
以及我所有的孫子女們。

目錄

前言

先相信你自己。——茱蒂絲・漢森・拉薩特

　　我們許多人都聽過也分享過「萬事皆有因」這句諺語。我們或許討論過同步性與運氣、蠢事，以及其他的關聯性，但我們似乎可以同意，有時我們體驗生命的方式揭露了我們內心深處無聲、隱密的軌跡：命運以如此方式對我們展開，使我們意識到我們所做的選擇背後的動力與殘跡。我們往往會尋求一位值得信賴的導師支持，以指引我們探索與質疑，並在我們感覺地球像是要從腳下墜落時，幫助我們重新站穩腳跟；如果我們夠幸運，還可以跟某人建立起連結，而他或她所塑造的行事方式可以與我們的「心腦」（heart brain）產生共鳴。回想起二〇〇二年九月，我可以清楚看出我參加一場肩部解剖學研討會的決定，如何引領我踏上了今日的道路；那場研討會就是由我親愛的良師益友兼同僚茱蒂絲・漢森・拉薩特所主持。

　　在三天的過程當中，茱蒂絲對肩膀及其如何運動進行了清晰、合理的闡述，在她的課程當中，我從我們練習的體位感受到立即而可喜的改變。直到今天，我的肩膀以及其餘部位，仍十分感謝我參加了那場研討會！除了健康的關節擺位所帶來的舒緩外，那次的經驗更在我的心靈留下難以磨滅的印記；茱蒂絲是我所學習過的瑜伽老師當中，第一位詢問我是否同意被碰觸的老師。她從不強迫或操控我去做任何事，相反地，她會不斷地讓我反求諸己，藉由探詢我的經驗並邀

請我做進一步探索的方式，讓我反過頭來尋求自己內在的智慧；在體位法的脈絡下探究解剖學與人體運動學，我學會了信任身體的自然智慧與體感意識（somatic awareness），那是茱蒂絲稱之為「正身」（bodyfulness）的一種狀態。與我的正身建立起連結之後，我開始信任自己的內在智慧。

你正在閱讀的這本《瑜伽安全練習全書》，不但集結了茱蒂絲數十年來對體位法的研究與探討之大成，更邀請我們與她一起從信任的基礎上——從我們的身體、直覺，以及自我意識層面——去演繹體位法。接下來的這些篇章，也都受益於她對人體的構造、功能、運動之嚴謹研究。茱蒂絲將「解剖學的現實」（anatomical reality）觀念融入她多年來對全世界成千上萬學生的教學經驗，以此書為讀者呈現出一套練習的架構，鼓勵我們每個人都能為自己形塑一套體位法，並將每個人獨特的解剖架構、健康方向、運動範圍，以及對自我的慈悲心納入指引的考量之中。本書的每一章都提供了讀者理解與探索的機會，深究體位法中不同的運動選擇會如何影響身體感知以及伴隨而來的感受與情緒。茱蒂絲並未規定以嚴格的「正位」原則來進行體位法，因為這麼做不過是為了符合外在體現所強加的觀念；相反地，她邀請我們去觀察、感受、移動，並信任我們的正身。也歡迎我們以自身與重力的關係所形塑出來的個人架構為基礎，做出明智的選擇，並深化我們對體位法的身心探索。

《瑜伽安全練習全書》對學生與瑜伽老師來說，都是一項極其寶貴的資源。茱蒂絲對於我們如何選擇展現體位法做出了精準而直接的闡釋，讓我們得以傾聽那迴響於我們自己內在間隙中的聲音。現在就帶著這本書，打造出一個專屬於你自己的練習空間，在瑜伽墊上嘗試若干打破迷思的實驗吧！

——瑪莉・理查茲（Mary Richards）
理學碩士、瑜伽老師、解剖學迷
亞歷山卓（Alexandria），維吉尼亞州
二〇一九年十一月

引言

何謂瑜伽迷思？你為什麼必須了解？

讓我用一個故事——關於我教授瑜伽的第一堂課——來揭開本書的序幕，然後，我會再詳細闡釋瑜伽迷思，包括何謂瑜伽迷思，以及為什麼我們必須教育自己避免陷入這些迷思的陷阱中。在這篇引言的最後，我會建議你如何使用這本書來引導自己踏上瑜伽的旅程，並幫助你重新發現原本即內建於自然運動中的智慧。

我還記得我教授的第一堂瑜伽課。當時，我滿懷天真的自信走進教室，但這股自信很快就消融於無形，因為我的自信僅是出於我對瑜伽的熱愛以及每天練習的事實；誠然這股熱誠是一大寶貴資產，但是並不足夠，因為我完全沒有接受過任何瑜伽教學的正規訓練。

缺乏這種訓練的結果，很快就讓我感受到自己在教學上顯然有待加強，也驅策我進入物理治療學校學習並攻讀了東西方心理學（East-West psychology）的博士學位；儘管我已經畢業多年，我仍然不斷研究瑜伽教學的藝術與技巧。我認為，教授瑜伽不是一種權利，而是一項殊榮；最好的瑜伽老師始終渴望深究何謂安全有效的教學，以及如何有效地將這種教學方式傳達給學生。我也希望能訓練我的學生進行安全有效的練習，而非只是在課堂上讓他們完成進度就算了事。

由於瑜伽愈來愈普及並融入了西方文化，除了印度之外，全世界有數百萬人都開始學習並練習瑜伽，瑜伽老師的數量也隨之大量激增。

當我前往世界各地教授瑜伽老師時，我注意到一個幾乎毫無例外

的現象：瑜伽課堂上許多常見的教學原則，並非基於我所稱的「解剖學的現實」，若干原則甚至有悖人體結構，亦不符合關節與肌肉在體位法（姿勢或擺位）中的練習，以及一般日常運動中實際的運作方式。

這項觀察使我產生撰寫本書的動機。我的夢想是對瑜伽學生與瑜伽老師的教育有所貢獻，我總是這麼告訴我的學生：「我想教你們一種方式，讓你們可以用這種方式去上任何體位練習的課程，同時也知道如何讓自己在安全的狀態下練習。」

我知道你可以在姿勢上做得更多、不斷挑戰自己，就此而言，你的生活也是如此；但我真正要對你提出的挑戰是：你可以做得更少嗎？在體位法的練習中，正位與保持輕鬆自在，始終比遠大的雄心、強迫提升運動幅度來得更重要。遵循這項「有意識地少做一些」的原則，可讓你長長久久地在你的瑜伽墊上保持安全又快樂的練習。而且我相信，這項原則可讓你直到六、七十歲時，仍可繼續愉快地練習體位法，甚至對某些人來說，還可以帶著這項樂趣邁入他們的八、九十歲。

在本書中，我在每個篇章都介紹了我所謂的「瑜伽迷思」。這些是關於應該如何練習動作的某些觀念，但事實上，這些觀念並無法呈現出人體結構真正的解剖學現實以及移動的方式；這些迷思，極為普遍地存在於幾乎所有瑜伽體位練習的體系中。

本書的每一個篇章都包含了幾個部分，首先是引述我所說的話，第二個段落的標題則是「你為什麼必須了解這一點」；在此，我會提供一個我教學經驗中的故事，反映出為何我發現這一章的重點在練習與教學上既重要又實用。

第二部分是「你的結構」，將以一種讓你得以實際運用所學的有趣方式，來說明與該章主題相關的解剖結構。緊接著，就是我認為每一章中最重要的單元：「你的解剖結構如何運作」。光是了解若干人體如何建構的基本結構事實並不足夠，我們必須將這些事實轉變成實用的知識，了解當我們移動時，身體的各個部分實際上是如何協同運作。

我很喜歡用管弦樂團來比喻這個概念。各別音樂家用自己的樂器創造出音樂，但唯有在所有樂器同步演奏時，音樂的力量才會真正地被釋放出來。人類運動的錯綜複雜與精細程度，比之交響樂團的演奏只能說有過之而無不及；我們每個部位的結構都必須合作無間地運

轉，才能讓我們從事各式各樣的活動：站立、行走、練習體位法、用雙手平衡、躺下來休息等等。

當身體的「管弦樂團」優雅、美妙而流暢地演奏，就可以讓我們毫無疼痛、出色完美、高效地進行活動；但如果身體的自然智慧受到某些因素的干擾，像是受了傷，或是被不明確的智識信念規定我們應該如何做出動作，或是缺乏具體意識的引導，總是會為我們帶來不樂見的後果。

而這些後果或說阻礙，往往是許多學生尋求瑜伽體位法練習的首要之因；對於不協調的活動所導致的後果，他們有承受其痛的切身經驗，因此他們帶著頭痛、焦躁不安的精神狀態、背痛、膝蓋痛、關節僵硬、肌肉緊繃、不平衡的姿勢、消化問題，以及其他器官功能障礙的種種問題，出現在他們的瑜伽老師面前。他們甚至無法躺在地板上，安詳地進行二十分鐘的深度放鬆。

瑜伽學生與老師都必須學習我所謂的「動作素養」（movement literacy）。就像我們學會閱讀書籍時，即具備了讀寫能力；我認為，我們也必須學習如何識讀我們自己以及學生們的動作，這讓我們有機會清楚了解到，是什麼原因造成傷害或限制，以及與該項動作有關的疼痛。

此外，我們還能給自己與他人帶來另一種截然不同的存在與運用身體的方式，有助於促成更深刻的幸福感與健康狀態。當我們以溫柔寬厚的眼光來看待學生或自己時，就是透過真理與慈悲的鏡頭看清了一切；這麼做將有助於讓我們更理解自己，或者更理解我們的學生起初是如何走到功能障礙或失衡的地步，然後，我們才能有機會在練習及教授瑜伽時，選擇不同的做法。差別在於，如今的我們有能力保護自己免於受傷，並開始滿懷歡喜、輕鬆自在地在瑜伽墊上移動。

如何運用本書

毫無疑問，本書充滿了資訊，但主要更是關乎實踐與練習。我的建議是，如果可能的話，每一章你都可以讀上至少兩次，以便全盤而徹底地理解各章所提供的解剖學構造原理與運動的原則。

然後，我會建議你來到瑜伽墊上，開始練習標題為「凝神練習」（Attentive Practice）的段落中所提供的某項姿勢或技巧。務必從容進行練習，專注於細節與感知，信任你自己以及你的身體傳達給你的訊

息。

　　切記，你即將嘗試的或許不僅是新的做法，更可能與你曾經學習過的事物，或者你一直在進行的練習，甚至與你一直在教導學生的內容完全相反。培養你的耐心與接受新知的開放心態，並隨時保持著好奇心。

　　如果你是一位瑜伽老師，那麼我強烈建議，你不用急著立刻傳授學生某項你剛學到的新技巧；讓你的細胞浸淫在這項新知當中，轉化成你自己的心得，然後等時機成熟了，它將以融會貫通的方式呈現在你的學生們面前。

　　最後，不論你的經驗與能力程度如何，都要盡情享受在瑜伽墊上的樂趣。瑜伽練習很重要，但不需要嚴肅以對；不妨在你的學習中，融入幾分玩耍的輕快氛圍，並且別忘了，你是自己的主人，今天練習到此就夠了，不必操之過急。

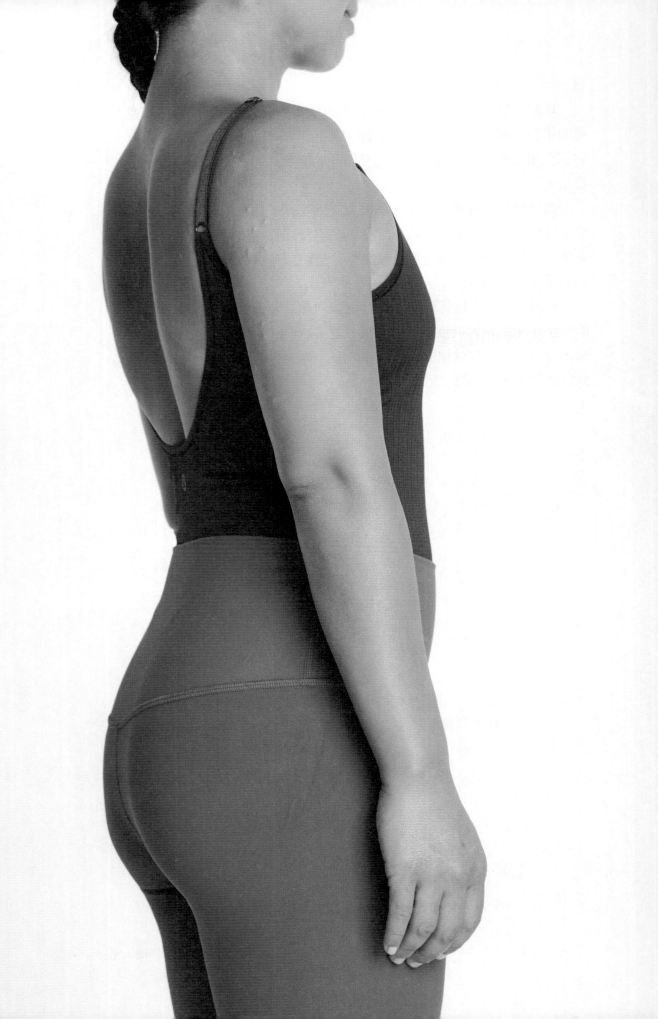

1

一切都與曲線有關

別再內捲你的尾骨

正常的脊椎曲線，可讓我們在運動的自由度與穩定的力量之間取得完美平衡。

　　知道何時該內捲與何時不該內捲尾骨，會改變你的生命。我並未言過其實，我從瑜伽學生那兒聽來無數的故事，他們說，當他們學習去愛自己的正常曲線，並在站立時讓這些曲線自然而然地展現出來，不僅減輕了他們的疼痛，也讓他們的精神為之一振。讓我從其中的一個故事說起。

　　我始終珍惜一個美好經驗的回憶，那次我為瑜伽老師們上了一堂課，主題是了解脊柱曲線，以及如何將這樣的理解應用到體位法的教學上。

　　學生們被請上前來。如果他們願意，可以走到教室前方，在友善支持的氛圍中跟大家分享自己的站姿，也讓我們能觀察到不同的體型。有位女性對我們展示了她的姿態，說她經常聽到老師們告訴她，她的腰椎（下背）過於彎拱，她應該要再往內捲一些，才能降低彎曲的幅度；因此多年來，她試了又試，但總覺得自己從來沒做對過這個姿勢。她花了許多氣力，試圖讓自己的脊柱保持平坦。

　　我請她以自己感覺最舒服的方式站立，然後在她的允許下，我把手放在她的骨盆上方，如此一來，我就能觸摸到「碗」狀的骨盆頂端；接著，我進行了幾個簡單的測試，結論是，她的骨盆很可能就位在中立位置（neutral position），並無偏移。

換句話說，就她的身體而言，她的脊柱一點兒也不會過於彎拱，更不必內捲。從我的觀察與觸診檢查來看，當她站立時，事實上她的下背並無過度彎拱，而是有她自己的中立曲線；這意味著對她的身體來說，她的下背曲線幅度剛剛好，並無過之、亦無不及。

當我輕聲地將這個訊息分享給她時，只見她眼中的淚水緩緩滑落臉頰；我詢問她為何潸然淚下，她回答：「我感覺像是，我終於被允許做回自己了。」我們所有看見這一幕的人，都被她的坦誠所感動；她終於捨棄了說她的脊柱必須平而直的瑜伽「迷思」。

事後回想，我意識到瑜伽練習的核心，其實就在於「做回自己」。所有瑜伽練習的重點就在於「回歸」已然存在的事物：我們本有的智慧、善良的本性，以及完整的靈性。與上述所提的那位學生在一起的時刻，就是她以一種純粹的方式記住她自己的一個「瑜伽」時刻。

我寫出這個故事只是因為，本書強調在你的練習中，不但要傾聽你的老師，同時也要信任你自己。如果我們在練習時只遵循他人的指示，會很難找出屬於我們自己的練習；但如果我們無法保持開放的心態去體驗某些新的事物，也很難學習與成長。因此，我希望你不論是在家裡或課堂上練習每個姿勢時，都能在這兩個極端之間找到平衡點。

我希望我們所有人都能以智慧與擇善固執的堅持來練習我們的瑜伽體位，發現我們真正的「自我」。當然，我也希望這樣的智慧與堅持，能被用於發現屬於我們自己的脊柱曲線，以及這樣的曲線在我們的生活與練習中所發揮的力量與重要性。

你為什麼必須了解這一點

簡單來說，人體的所有姿勢都會牽涉到脊柱，因此，所有的體位都會涉及脊柱，不論我們是站立、倒立、坐著、扭轉，或是躺下，脊柱都是我們身體、姿勢，以及整個練習的接收中心。

當寶寶第一次學會站立時，我們將其視為值得歡慶的大事，因為對每個人來說，這都是身為人類的一項重要里程碑。有趣的是在體位法的課程中，我們也往往以垂直站立來展開練習，這項體位被稱為「山式」，它有助於讓我們重新意識到嬰孩時期的站姿所展現的那一條相同垂直線。

人類以雙足站立，因此我們必須做對這件事，否則，不良的站姿

將會影響人體的所有系統，包括免疫系統、呼吸系統、心血管系統、消化系統、骨骼健康、肌肉功能、新陳代謝，以及其他正常機能。①姿勢會在相當程度上反映並影響我們的心情、他人如何看待並評斷我們、我們如何看待自己，以及我們對於活著有什麼樣的感受。②

　　總的來說，現代社會改變了我們每天使用自己身體的方式，在很大程度上使我們轉變成花更多時間坐著、更少時間在走路與移動；然而，唯有後者才能讓我們不斷變換各種不同的姿勢。這種減少活動的轉變所造成的後果之一，就是重複性勞損的發生率增加；當我們不斷重複同樣的動作，譬如坐在電腦前打字，就會造成這類傷害。

　　然而，社會並未大幅改變我們基本的人體結構以及這些結構運作的方式。如果我們想在瑜伽墊上保持安全、愉快，並年復一年地享受瑜伽練習的樂趣，那麼對我們來說，去關切並理解脊柱的功能與結構就很重要了。這個觀念是建立在這樣的前提上，亦即真正的自由來自自我意識與自知自覺，而這些原則並不只是哲學或心靈準則；我相信，它們也滲透在我們的身體之中，我們可以感受、理解並適應它們。但首先，我們必須了解身體的結構以及這些結構如何運作。

你的結構

　　脊柱最了不起的特點之一，就是它具備了適應各式各樣人體姿勢與動作的能力。而這一項特點，在相當程度上是由於脊柱被塑造成三段特定的曲線，加上底部的骶骨（sacrum），融合成一條固定的曲線並與骨盆相連。

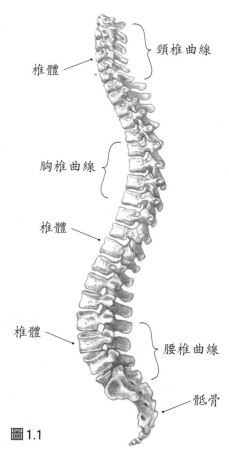

圖 1.1

（圖標示）頸椎曲線、椎體、胸椎曲線、椎體、椎體、腰椎曲線、骶骨

編按：○為原註

① 凱莉‧羅德里格斯‧凱羅（Kyli Rodriguez-Cayro），「姿勢影響健康的九種方式，會讓你大吃一驚」（9 Ways Posture Affects Your Health That Might Surprise You），Bustle 出版，2018 年 4 月 18 日，www.bustle.com/p/9-ways-posture-affects-your-health-that-might-surprise-you-8793625

② 埃絲特‧戈哈爾（Esther Gokhale），《八個步驟讓背痛遠離你：背、頸、肩、臀、膝蓋，以及足部疼痛的自然姿勢療法》（8 Steps to a Pain-Free Back: Natural Posture Solutions for Pain in the Back, Neck, Shoulder, Hip, Knee, and Foot）（Pendo 出版，2018 年），頁 21。

第一段曲線是頸椎曲線（cervical curve）（頸部），由從上到下被稱為C1到C7的七節椎骨組成；第二段曲線是胸椎曲線，由T1到T12的十二節椎骨組成，而每一節胸椎都與兩根肋骨相連；第三段可移動的曲線是腰椎曲線，由L1到L5的五結椎骨組成。

脊柱的最後一段、亦即脊柱與骨盆相連的部分，就是骶骨；人類的骶骨在大約二十五歲時會完全融合成堅實的彎曲骨骼。注意，頸椎與腰椎曲線的方向相同，而胸椎與骶骨曲線（sacral curve）的方向則與它們相反；因此，我常將脊柱曲線想像成蜿蜒流經平原的河流曲線。

大部分的椎骨之間都有椎間盤，它是一種結締組織，作用是承重、緩衝、保護椎體，並使各節椎體分隔開來，從而保有椎體之間的空間，使每一節椎體都能進行全方位的活動。

與椎體相連的椎間盤有一個較為柔軟的中心，亦即被纖維環圍繞的髓核。這樣的結構有助於椎間盤更有效率地承重，並適應脊柱在日常生活中不斷變換的各種姿勢。

此外，椎間盤宛如楔子般的形狀有助於形成正常曲線。注意觀察，頸腰部位的椎間盤前部較厚，並逐漸往後變薄，而在胸椎部位的椎間盤則相反，它的楔形是後部較厚、前部較薄。腰椎跟頸椎的椎間盤一樣，都是逐漸往後變薄。

也請注意觀察，椎間盤的位置接近脊椎神經穿出脊髓之處，如果你的椎間盤突出或移位，可能會壓迫到這些神經，造成身體的放射性神經疼痛，這可能會使人衰弱。

切記，我們在此討論的曲線是「正常的脊椎曲線」。有一種脊椎的彎曲被稱為脊椎側彎，然而這種側彎並不被視為是正常的曲線；脊椎側彎是往側邊彎曲，而非正常曲線的前後彎曲，但這種側彎的脊柱中也有旋轉的構件存在。

如果你懷疑自己有脊椎側彎，請務必找醫療照護的專業人士來為你檢查，他們可以提供許多資訊與運動，幫助你改善脊椎側彎的問題；我有幾個學生與朋友，也利用瑜伽練習來改善脊椎側彎。

脊椎曲線的兩大功能，一是提供有效率的活動，一是在需要時提供最大的穩定度。有人會覺得這一點似乎跟我們的直覺背道而馳，一條曲線竟跟一根柱子一樣，可以穩定?!在我們周遭，我們看到的所有穩固的建築都是以直線設計與建造。我住在一個會發生地震的國家，如果我置身於一棟牆壁彎彎曲曲的建築物中，肯定會對那樣的結構感

到不安，因為我會懷疑它的穩定度。

　　人體的矛盾之處在於，椎體與楔形椎間盤的彎曲解剖結構，在每一節脊柱都創造了一致性（congruence），這意味著當這些曲線處於中立狀態，亦即彎曲的幅度剛剛好、無過之亦無不及時，身體就會形成最穩定的「直線」，因為通過椎間盤與椎體的脊椎節段之間會產生最大的接觸面積。不論你的想法為何，在重力場中，讓你的脊椎保持一直線，對你的脊柱來說絕非最穩定的姿勢。

　　然而，脊柱的彎曲穩定度並非全由椎體與椎間盤發揮作用。椎骨不但藉由椎體與椎間盤在前方相連，也在後方相連；在每節椎骨的後側，下端有兩個、上端也有兩個稱為小面的構造。

　　在每節椎骨上，這些扁平小面的平坦面在椎骨的上方與下方連結在一起，形成小面關節，就像一個甜甜圈的兩半放在一起形成一個完整的甜甜圈，一個小面與另一個小面也是如此形成了一個完整的關節。切記，關節的定義就是兩塊骨頭結合在一起的位置。

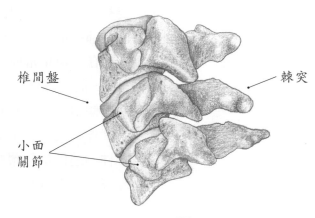

椎間盤

棘突

小面
關節

圖1.2

　　如此一來，即在脊柱兩側組成了由上到下一整串的小面關節，與前方的椎體一起，在每個節段的脊椎上形成一種「三腳凳」結構：小面作為兩隻「腳」，而椎體與椎間盤一起作為第三隻「腳」，結合成為承重的三腳「凳」；這樣的構造，讓你在站立時的脊柱可以產生最大的穩定度。

　　當這張凳子的三隻腳協調一致時，你的脊柱骨骼即可完美地承受重力，你的肌肉只需用上最少的氣力即可讓你保持直立；以自然曲線站立，你的韌帶與肌腱等軟組織所承受的壓力也會較小，因為每節脊椎都可以產生最大的穩定度，骨骼也可以適當地承受你的重量。

你的解剖結構如何運作

　　讀者須知：在嘗試本章這個單元所建議的簡單動作時，請留意你的身體，務必考慮到你的脊柱可能受到的任何限制或傷害；如果你不確定是否可以嘗試這些動作，就別去嘗試。在展開你的練習之前，你可能要先諮詢你的醫師或醫療照護者，以及有經驗的瑜伽教師。

本章要理解的原則是，脊柱的脊椎曲線是正常而且有功能的，在進行山式時把脊柱拉直或變平，儘管智識層面上或許得到了滿足，但這就像要求一個人站在一張只有一支腳著地的三腳凳上；在這種情況下，那「一支腳」就位於脊椎的前側，亦即椎體與椎間盤，因此脊柱屈曲時，後側會張開而使得小面部分鬆脫，從而導致連結較不穩固。

當你前彎、後彎，或旋轉脊柱時，你的曲線會隨之扭曲，這是我們健康而正常的移動方式；只有在我們習慣性地扭曲脊椎曲線的時候，才可能會出現問題。譬如，當我們大部分時間都保持著頭部前傾的姿勢；這種頸部扭曲的姿勢大幅增加了頸部結構的負荷，因為它為了使頭部抵抗重力並往上抬起，必須承受沉重的負擔。

卡在任何正常曲線受到扭曲的姿勢中，對於椎間盤、筋膜（結締組織）、肌肉等這類的軟組織都會造成問題。當頸椎在站立時因往身體前方傾斜、突伸的姿勢而扭曲時，頸部尤其容易受到壓迫。

當你在山式時將你的骨盆往內捲，更可能發生這類的情況，因為脊柱的運作是整體相連的。根據柯龐齊（A. I. Kapandji）在《關節生理學》（*The Physiology of the Joints*）一書中所說，「頭部前傾姿勢

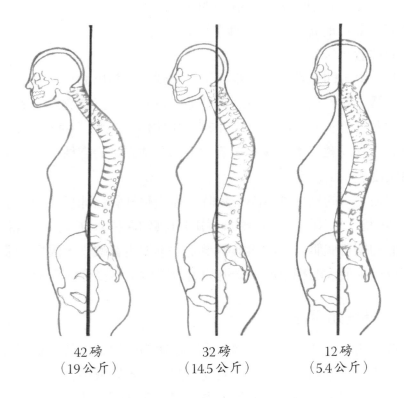

42磅
（19公斤）　　　32磅
（14.5公斤）　　　12磅
（5.4公斤）

圖1.3
你的頭有多重？

（Forward Head Posture）每往前傾一英吋（約二點五公分），脊柱所需支撐的頭部重量就會隨之增加十磅（四點五公斤）。」③

有時，學生將骨盆往內捲的同時，也會做出提起胸骨——一個拉平胸椎曲線的代償動作；這個動作可以把頭部擺回身體上方的正確位置，但代價是拉平了頸椎曲線。這麼一來，所有的脊椎曲線都被扭曲了。

這種扭曲持續下去，終將導致神經的功能失衡，以神經壓迫與疼痛的形式顯現出來，更別提肌肉緊繃與疼痛。習慣頭部前傾姿勢的人會抱怨頭痛以及肩膀頂端斜方肌（揹著肩背包的肩帶位置）的慢性疼痛。注意你在打電腦以及開車時，如何保持頭部與頸部的位置；你的頭部極有可能向前傾，亦即並未在你的身體正上方，也沒有在正常的頸椎曲線上。

這個部位的韌帶、筋膜，以及肌腱（軟組織）所承受的勞損或扭傷，也會帶來疼痛。切記，問題不在於做出頭部前傾的動作，而是在於慣性地保持這個頭部前傾的姿勢。對某些人來說，保持這種錯位的姿勢已經數年甚至數十年之久。

頭部前傾姿勢，事實上是由同時發生的向前彎屈以及向後彎屈兩個部分所組成；使C3到C7關節的下頸椎曲線前彎或拉平，以及使位於頭骨與C1關節以及C1與C2之間關節處的上頸椎曲線後彎。

如果你的頸部活動自如的話，不妨嘗試下列的動作。在一張穩固的椅子上坐好，讓你的下背部呈現出自然的曲線幅度，確定你的骨盆並未往後傾斜；如果你可以感覺到自己的坐骨粗隆（ischial tuberosity）（也就是坐骨）在椅子上的位置，會很有幫助。你的坐姿應該讓坐骨稍微往前，如果你感覺你大部分的重量都落在坐骨後方、臀部的軟組織上，那麼你極可能處於彎曲狀態，而且並未保持正常的腰椎曲線。

當你坐姿正確時，你會發現你的頭會自然而不費力地置於身體正上方。現在，低頭到大約一半高度，直到你可以注視前方一英呎（約三十公分）的距離。保持頸部前彎，只將頭顱往後仰，直到你的上頸部後彎、將視線帶到平行地平線的高度。你也可以藉著伸出下巴來做到這個姿勢；現在，你會注意到你的頭已經遠遠地拉伸至身體前方，

---

③ 柯龐齊，《關節生理學：脊柱、骨盆帶、以及頭部》（*The Physiology of the Joints: The Spinal Column, Pelvic Girdle and Head*）（蘇格蘭：Handspring出版，2019年）。

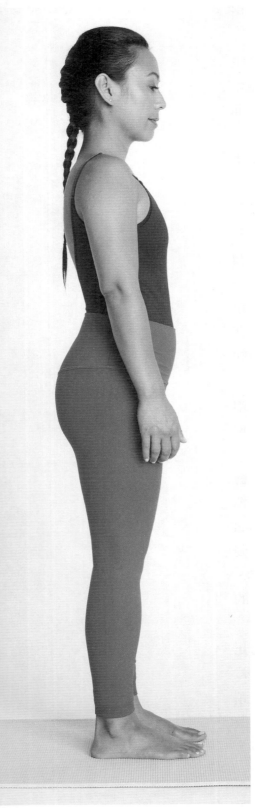

圖1.4

胸椎與腰椎曲線也都被扭曲了。理想狀態下的頭部位置，應可從耳朵的外耳廓往正下方拉出一條垂直線到肩膀的上方。注意這樣的姿勢如何產生漣漪效應：不僅你的頭部位置改變了，脊柱的其餘部位也會跟著做出調整。

在站立時，藉著「內捲尾骨」而扭曲腰椎曲線，這個動作之於腰骶脊椎就跟頭部前傾的姿勢之於頸部一樣，都會造成問題。在許多瑜伽課中，瑜伽老師經常要求學生內捲尾骨，尤其是在進行垂直站姿的山式時。

極少數人在站立時會有彎曲幅度過大的腰椎曲線，也就是骨盆前傾。但是以我數十年遍及六大洲的教學經驗來看，我發現一個幾乎沒有例外的事實：在西方國家中，雖然並非全然如此，但由於現代人坐著的時間大幅增加，導致骨盆後傾（tucked pelvis）的情況愈來愈常見。

然而，偶爾的確會有學生的腰椎曲線幅度過大，這也是一個很難維持的姿勢。一般而言，有這種情況的人，中腰到下腰部位會有一種受到擠壓的疼痛感；他們需要將髂前上棘（anterior superior iliac spine, ASIS）往上拉提，或稍微往內捲收。

你如何分辨你自己或是你學生的站姿是中立位置？除非你特別接受過這方面的訓練，否則很難判斷得出來，因為我們很容易被臀肉，以及從側面與後背看起來的一般體型所蒙騙。如果你不確定自己的腰椎曲線是否幅度過大，不妨諮詢一、兩位訓練有素的專業人士並聽取他們的意見；有時候，即便是醫師或物理治療師都可能忽略這一點。

有時，你可能會聽到瑜伽老師說「放下骶骨」或「延伸尾骨（coccyx）」，這就是我所謂的「暗地內捲」（sneaky tucking）。如果你聽從並試圖遵循這些指示或類似的指示，那麼你唯有在彎曲或拉平腰椎曲線時，才能做到這類動作。

但是當你這麼做時，不僅你的腰椎無法穩定，更危險的是，你的骶骨與髂骨（骨盆的一對大骨頭）之間的關節也無法穩定。在正常曲線完好的情況下（參見圖1.4），靜止不動的骶骨與垂直的直線大約成三十度角；讓我再解釋一次：三十度角這個平均值，是骶骨靜止不動時的正常角度；也就是說，在脊椎處於對齊的中立位置時，骶骨並不是一塊垂直的骨頭。

在山式中，如果你或是你學生的骶骨是垂直的，那你們極可能正在將尾骨往內捲；別被骶骨明顯的角度或是臀部的形狀所蒙騙，垂直的骶骨無法與髂骨保持充分的協調一致性，也較無法保持穩定。因此，內捲尾骨並無法讓脊柱更加穩固，而是更不穩固！此外，由於我們大部分人都坐得太久，我們實在不需要在瑜伽課上內捲尾骨了，我們需要的是回歸到讓我們能以正常曲線站立、自然的身體智慧。

內捲或彎折的站姿與坐姿，還有其他的不利之處。當你在山式內捲你的尾骨時，軀幹當下的重量就會落在「三腳凳」的前腿上，亦即椎體；如此一來，椎間盤就會受到擠壓，尤其是在腰椎部位。你的身體前側也會因而縮短。

這不僅特別不利於椎間盤已然受損的人，對於所有人的椎間盤也都可能造成問題。當椎間盤受到壓迫時，椎體會靠得更近，將椎間盤往後方外側的方向推擠出去。

短時間來說，這樣的擠壓並不成問題，但是當這個過程長期持續下去，譬如多年來每天都坐著不動好幾個小時，可能就會對椎間盤造成永久性的不良影響，往後方外側方向突出，擠壓到穿出脊柱的脊椎神經，造成放射痛、肌肉痙攣、潛在的肌肉疲軟等問題。

持續內捲不僅嚴重影響椎間盤，當我們的骨盆內收時，也會影響到深層的骨盆器官。在正常曲線下，骨盆內臟往下落的重量，會稍微往後、自然地倚靠著L4與L5椎體，因此有助於固定這些椎體，而內捲尾骨、拉平下背的動作則會阻礙這樣的過程。此外，當我們以拉平的下背站立時，器官的重量就會直接落在骨盆底，加重骨盆底肌肉的負擔；此時，器官在一條垂直線上直接往下落的力道，也會增加膀胱以及子宮或前列腺的重量負擔。

曾有人指出，這些器官細胞持續不斷地扭曲變形，會影響細胞膜的健全，從而改變這些細胞的功能。[4]或許這種拉平下背的慣性姿勢，不論是坐著或站著，都可能會影響膀胱與子宮的脫垂，以及這些器官整體性的功能失常，甚至導致前列腺的功能障礙。

內捲影響的不僅是個別的器官、頸部，以及下背，這一切都是共同運作的；脊柱有所謂的和諧曲線，由於頸椎與腰椎的曲線方向一

---

④史黛西・盧（Stacy Lu），「慢性壓力如何傷害我們的 DNA」（How Chronic Stress Is Harming Our DNA），《美國心理協會》（American Psychological Association）第45期，9月號（2014年10月）：28頁。

樣，因此移動起來和諧而一致。

　　試試這個：保持正常曲線坐著或站著。現在，抬頭看向天花板，注意你的頸部正在往後彎。再換個方式試試：讓你的下背部稍微前彎，注意到你的頸部也會往前彎。這就是曲線的和諧動作，它們會以相同的方式移動。

　　因此，尾骨內捲，你的頸部會跟著被拉平；腰椎後彎，你的頸椎也會跟著後彎；不論你先前彎脊椎的哪個部分，其他部分也會跟著頸椎與腰椎起舞。另一個別再內捲尾骨的原因是，這麼做可能也會拯救你的脖子。

本章要點

→ 當所有的自然曲線保持完好原狀時，脊柱在站立與坐著時最為穩定。

→ 別再內捲你的尾骨。

→ 移動任何部分的脊柱都會影響到其他部分的脊柱。

凝神練習

　　現在，是時候將你的所學整合到你的瑜伽練習當中了。當你開始時，請仔細閱讀注意事項與所有說明。

注意事項

　　練習本章姿勢所需注意的事項極少，然而，確定你緩慢地進行貓牛式，並用你的呼吸協調這些動作。這會讓你感覺愉快，並充分融入你正在進行的動作之中。隨著你的呼吸動作，將有助於防止你在做各種姿勢時受傷。

所需器材

• 防滑瑜伽墊
• 結實穩固的椅子

- 摺疊瑜伽毯（最好是棉製）
- 一扇門

山式（Mountain Pose, Tadasana）

練習山式時，在平坦的地面攤開你的瑜伽墊。首先，以你雙腳的距離來進行試驗。將雙腳併攏，注意你可能會感覺有點不穩，甚至有些搖擺傾斜，你身體中的能量似乎在往上流動；當雙腳靠得太近時，你可能很難意識到那股自然往下的平衡能量。

故意將雙腳的距離拉得很開，現在，你可能感覺你的能量與意識很容易往下接地，但較難感受到那股往上的能量。

我建議你將雙腳分開與臀部同寬，讓雙腳置於髖關節的正下方。再注意觀察一下圖1.4的示範者，雙腳如圖所示，就位於髖臼的正下方。如果你以這種方式練習，你可能會感受到能量經由腿部往下流動，同時也往上朝心臟的方向流動。

把腳的位置擺好，讓靠近小腳趾一側的外緣與瑜伽墊的邊緣或者與房間的牆壁完全平行。你可能覺得自己正以腳趾往內彎的內八姿勢站立，膝蓋也往內旋，但你或許是第一次在山式中以臀膝中立對齊的方式站立，所以感覺有點奇怪（第六章將詳述臀膝的對齊）。

別忘了，這個姿勢的名稱叫「山式」，一座山會穩固地往下紮根於大地，同時也會嚮往天空、往上伸展。當你的雙腿以正確姿勢站好時，你不僅會感覺更穩定，還會更專注於當下，更能靜心而不分心，而且與你自己以及你的周遭事物感覺更為緊密相連。

現在，讓你的大腿上方帶著你稍微往後移動；如果你感覺變高了，你可能正在內捲你的尾骨。確定你的雙腿略往內旋。

此時，不妨花點時間做個深呼吸；你的感覺應該是全然地自由順暢、毫無阻礙。如果你的尾骨現在略為內捲，或是骨盆略為前傾，那麼你在做深呼吸時，會發現你的姿勢會阻礙你吸氣；因為，橫膈膜與L1椎骨是相連的，當我們內捲尾骨的同時也拉平了腰椎，如此一來，我們就會干擾橫膈膜的運行，從而影響呼吸氣息的流動。

如圖1.5所示，你可以試試內捲尾骨或將大腿上方略往前推，注意骨盆底的感受。

骨盆底肌肉從恥骨延伸到尾骨以及坐骨粗隆之間。這就是你的骨盆底。你可能感覺這些肌肉是下垂的，像是尾骨往前推、後半部的骨

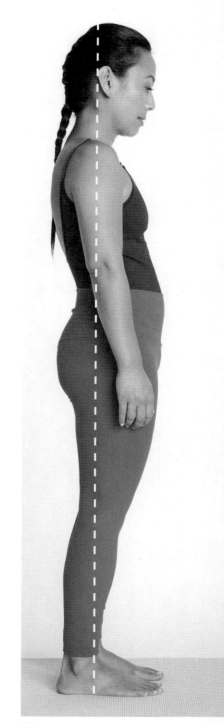

圖1.5

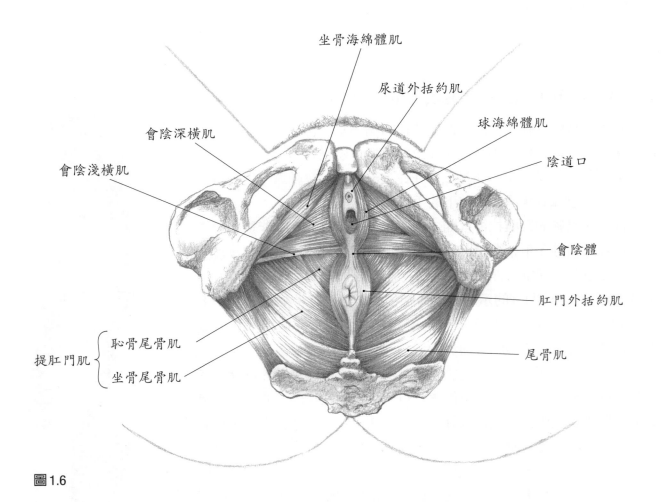

坐骨海綿體肌

尿道外括約肌

會陰深橫肌

球海綿體肌

會陰淺橫肌

陰道口

會陰體

肛門外括約肌

提肛門肌 { 恥骨尾骨肌
坐骨尾骨肌

尾骨肌

圖1.6

盆底肌肉也往前塌。

　　現在，將你的大腿上方往後移動，注意你的骨盆底也隨之出現了自然的空間並自發地往上提，支撐住骨盆的器官；你會感覺骨盆底不再受限，並能以最有效的形狀來運作。我認為骨盆底上提的這種自發性運動，就是瑜伽中所謂的根鎖（mula bandha, root lock）。

　　我不認為根鎖必須以鉗夾或緊縮的方式來練習，相反地，它是由雙腿、骨盆、脊柱對齊而自發性地產生；根鎖這項技巧是為了防止能量從軀幹底部流失，從而將其保存於體內以便用來達成靈性的目的。

　　我們被告知要內捲尾骨的其中一項理由是，許多人相信這個做法可以強化核心，也就是腹肌。事實上，完全不是這麼一回事。當你內捲尾骨並將大腿往前移，你的腹肌要用的力氣其實是更少、而非更多。試試內捲你的尾骨、將大腿上方往前推，然後注意你的肚子放鬆

了；在不移動脊柱或胸廓的情況下，試著收縮你的腹肌──你會發現，你就是無法這麼做。

　　現在，以山式站立，讓你的大腿上方略微往後，讓骨盆底完全不受拘束；同時，讓腿部最頂端略微往內轉。當你的大腿頂端往後移時，你會注意到腹肌自發性地略為收縮，尤其是你可以感覺到的、位於骨盆外前側的腹斜肌。

　　為了感受這一點，將你的雙手放在腰上，嘗試這兩個姿勢。以尾骨內捲、大腿頂端往後移的姿勢開始，你可以感覺腹肌開始運作，無須你的心智給予任何提示。你的腹肌比你聰明，知道何時與如何在站立時回應重力，並且總是用適當的動作來穩定你的骨盆與脊柱。

　　這種腹部動作不是你得去思考才會行動的事，也不是你有意識地去創造出來的動作；相反地，這是你身體的自然智慧，回應在重力情況下的完美對齊。當我們內捲尾骨時，反而是以一種對抗重力的方式在站立。

　　現在，請將你的注意力轉移到肩胛（肩胛骨）上；在山式中，肩胛骨必須是垂直的。注意當你彎腰駝背或內捲尾骨時，你的肩胛骨會以某個角度撐靠在你的背上；移動肩胛骨使其成垂直角度，也有助於將頭部與頸部帶回對齊的位置。

　　當你以山式站立時，你可能會希望你的瑜伽老師或某位朋友從側面觀察你的肩胛骨，就你的肩胛骨角度是否垂直給予你回饋意見。你也可以在站立時做出誇張的無精打采、低頭垂肩姿勢，自行加以觀察，感覺你的肩胛骨如何朝你軀幹的側邊移動而不再保持垂直。確定你並未藉著將肩胛骨的底端或下方角度往前推移太多，做出過度的代償動作。

　　在山式中，胸骨的位置也是傾斜的，胸骨最低的部分比上方的胸骨距離軀幹更遠；如果我們內捲骨盆，胸骨會隨之變得垂直，呼吸就會受到阻礙。讓你的雙臂自然地垂放在身體兩側。

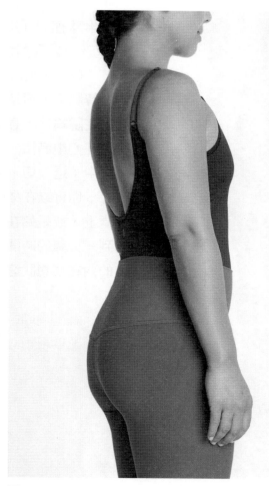

圖1.7

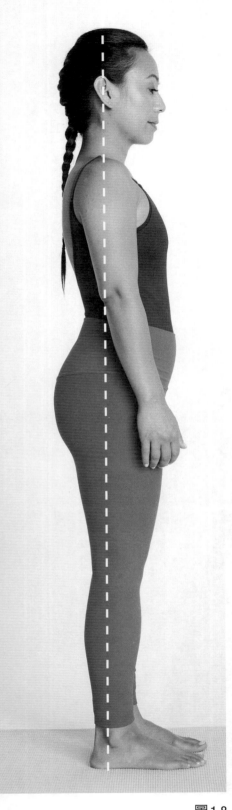

圖1.8

經過自然的對齊，你的頭頸現在應該完全穩定而平衡地在身體上方擺好，如果有人從側面觀察你的姿勢，你的耳朵開口處（即外耳道）與位於側肩頂端的肱骨頭（上臂骨）正中央，會完全成一直線。

如果這條想像的直線繼續往下延伸，將會精準地穿過你的側臀、側膝的前中線，以及外腳踝（外踝骨）。為正確做好這個姿勢，還需要你稍微收下巴，讓雙眼平行地平線，然後再略微往下，讓目光輕柔地凝視著下眼瞼。

將注意力帶往你左胸中心的心臟，想像心臟的前方打開了——但你的胸廓並未真的移動；現在，打開你心臟的後方，然後是心臟的兩側。接著，打開心臟頂端並接收所有的祝福；最後，打開心臟底端，讓這些祝福滿溢於你的心中。

把你的注意力轉移到大腦的正中心，注意大腦的兩個半球中哪一個似乎比另一個脹得更滿；然後就像氣球一樣，把更滿的那個半球裡的「空氣」放出來，感覺你大腦的兩側一樣滿、一樣空、一樣漂浮著。

現在，或許你很難確定，到底是你身體的對齊動作形成這種心智狀態，還是你的心智狀態造就了身體的完美對齊。彷彿你正站在隱喻性的意識中心：部分的你完全存在身體之中，部分的你存在心中滿溢的幸福裡，還有部分的你存在心智廣無邊際的寂靜之中；這一切，都在同一時間發生。這就是山式。

你可以在你的瑜伽墊上練習這個姿勢，而不論是在家、在課堂上，或是站在隊伍中等候的時候，也都可以練習。只要三十秒到一分鐘的時間，就足以提醒你脊椎曲線的自然完美，以及瑜伽的內在冥想狀態。

山式2
——對齊門的一角

　　不論一天當中的什麼時候，只要你想到，就可以在門的角落練習山式。

　　找一扇門，背對著門邊的一個角落，雙腳的擺位就如同我們在上一段的山式中所述；雙腳靠近小腳趾側的外緣，皆與你想像中的瑜伽墊邊緣平行。

　　將你的尾骨、中段的胸椎，以及後腦勺靠著門邊的直角。你或許需要摸索一下你的腳跟與門的距離，這取決於你的體型，尤其是胸廓的深度以及臀部的大小。務必讓你的下巴與地板平行，因為大多數人在這種情況下往往會抬高下巴；或許一位朋友或老師可以讓你知道，你頭部的位置是否正確。站在這裡做幾次呼吸。你可以在一天當中重複這麼做幾次，提醒自己山式的動作。

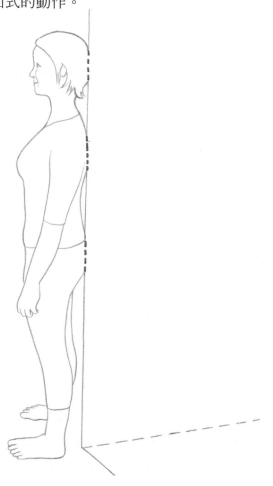

圖1.9
利用門來進行山式

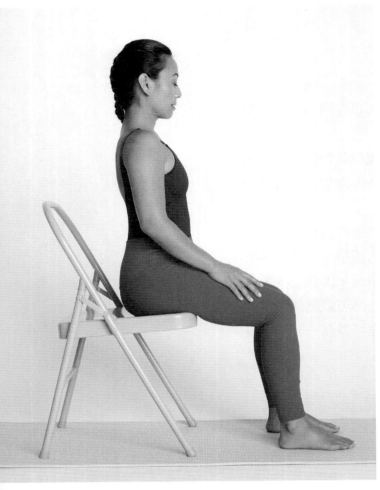

圖1.10

山式3
——端坐的時候

由於現代人習於久坐，在坐著時，要注意你的脊椎曲線。當然，坐姿的底部是骨盆而不是腳，但你也可以骨盆為基底來進行山式。

切記將你的恥骨往下捲，讓你的骨盆置於正中央，不會往後或往前傾，並讓坐骨略微往前。如果你正在工作，務必將你的電腦以及／或者桌上型電腦朝你的方向移動、擺好位置，而不是讓你自己去遷就電腦的位置。檢查一下，你的頭在身體上方擺正，你的肩膀自然下垂、肩胛骨保持垂直，你的呼吸順暢，你感覺身心輕鬆自在。不妨也放鬆你的下巴。

盡可能多採山式的坐姿：不論是在你的辦公桌前、用午餐時（山式坐姿將有助於消化與排泄）、開車、冥想等任何時候皆可。你的呼吸、消化、思考，以及心情都會得到改善。

貓牛式（Cat-Cow Pose）

貓牛式沒有特定的梵文名稱，而是屬於其他姿勢的一部分。貓式中拱起的部分屬於坐回英雄式的姿勢，牛式的部分則屬於進入上犬式的姿勢；這些姿勢對於放鬆你的背部極有幫助，同時也有助於讓你感受、從而理解背部的和諧曲線。展開你的瑜伽墊、四肢著地，開始練習貓牛式吧。

垂下頭來做幾次呼吸，注意當你垂下頭時，你馬上就會自然而然地往內彎。吸氣，然後在吐氣時，開始把肚腹朝背部方向推高並往內收你的下巴與尾骨，從而使你的背部變成圓拱狀，看起來就像貓咪拱

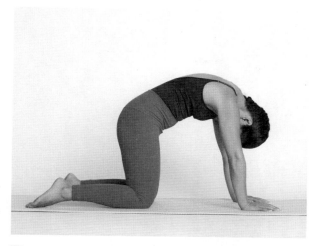

圖1.11

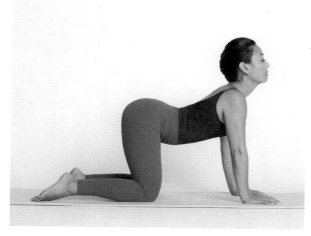

圖1.12

起的圓背。務必內收你的下巴。如此一來,整條脊柱皆呈現屈曲的狀態。

現在,當你吸氣時,緩慢地讓你的腹部往下,沉降到低於肋骨與腹股溝的高度,進入整個背部呈弓形、尾骨上揚、頸部後彎的牛式。

重複這兩個姿勢六到八次。務必讓你的呼吸與動作保持協調一致。

爲了感受和諧曲線,請像上面那樣從腹部中央開始運動;但這一次,試著以按照順序的方式來移動背部的每個部分,一節椎骨、一節椎骨地進行;讓最遠兩端的尾骨與頭部,最後再加入這項脊柱屈曲的連續動作。

現在,把這個過程倒過來進行,只有你身體中段進入拱起後彎,脊柱兩端以及骨盆仍維持往下內收。緩慢地動作,讓自己去感受每段脊柱從屈曲轉換成後彎的時刻。

當你進入後彎姿勢時,吸氣。當後彎動作完成時,你的脊柱會得到充分的伸展。注意,當腰椎開始伸展,頸椎也會隨之伸展,反之亦然。重複六到八次,你的下背部會感覺輕鬆而舒暢。你可以用這項練習做爲其他瑜伽姿勢的暖身動作,或是當作體位法練習結束時的動作,然後再躺下來進行大休息,或稱攤屍式。

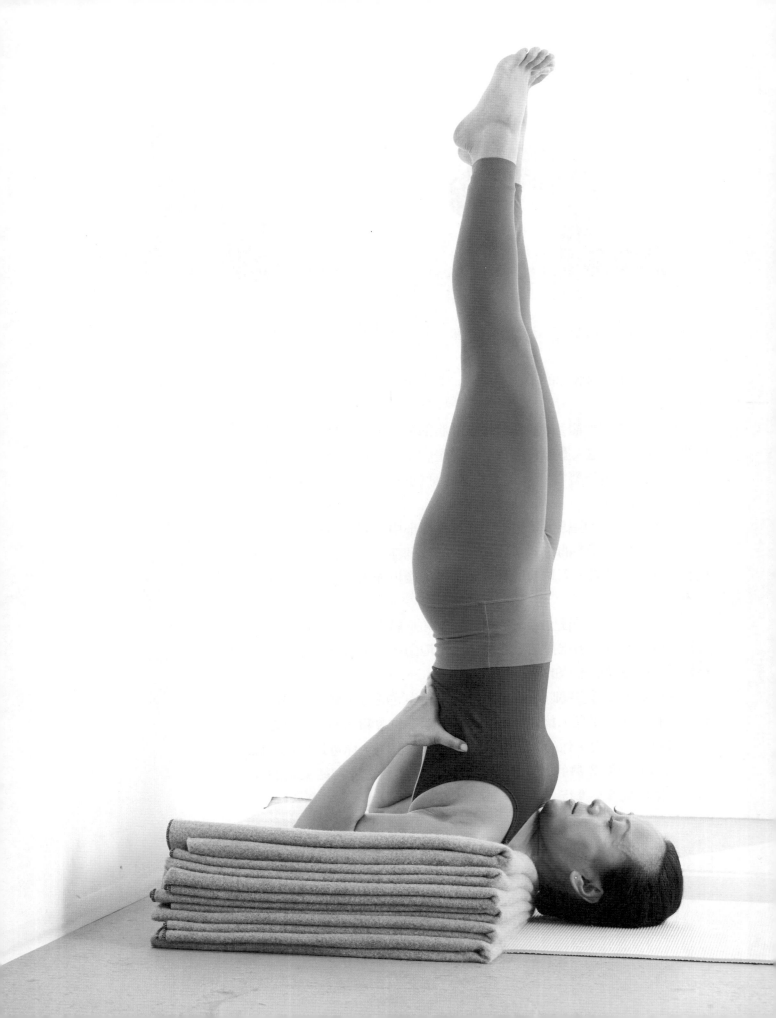

2

拯救你的脖子

為什麼你不需要做頸旋轉，但是需要用毯子來做肩立式？

站立時，頸部的姿勢即反應了下方脊柱的姿勢。

　　我過去經常練習頸旋轉，而且不只是在練習瑜伽體位法時；我總是讓脖子朝各個方向轉動，使它發出「喀喀聲響」。我還記得有一次去電影院看電影，有個坐在我後排的人朝前探過身來，請我別再一直轉動我的脖子，因為我這麼做會分散他觀賞電影的注意力。這些頸旋轉的動作本該「舒緩」我頸部的緊繃壓力，但是大部分時候，我的頸部還是有種揮之不去的緊繃感。

　　一九七四年，我開始跟著艾揚格（B. K. S. Iyengar）學習，他是我遇過的第一位明確表示不教頸旋轉動作的瑜伽老師。我遵循他的方式練習了沒多久，就感覺我的頸部緊繃感舒緩了許多；我發現自己自然而然、逐漸地放棄了頸旋轉的動作。一直到後來，我進了物理治療學校並鑽研了解剖學結構，才真正了解到，為什麼傳統瑜伽體位法中的頸旋轉對於頸椎來說，是非功能性的動作。

　　我的第二次關於頸部的頓悟，發生在我開始在肩立式中用毯子抬高並支撐我的肩膀；當我開始練習體位法時，我們是平躺在地板上進行肩立式，只在頭部與肩膀下墊個薄墊或小毯子。當時雖然感覺並不怎麼舒適，但我還年輕而且適應力強，所以沒有造成立即的不良影響。然而，我的確在最後一節頸椎C7位置的皮膚上長出一個繭；只是當時所有的學生都長了繭，所以我也並未多想。

我第一次接觸到用毯子抬高並支撐肩膀的點子，感覺十分驚慌；我當時所做的肩立式抬得更高了，而且感覺胸腔彷彿整個打開，一路延伸到鎖骨，同時雙腿宛如漂浮在空中。儘管以這種方式進行肩立式在各方面都令人深感愉快而舒暢，但是突然變輕的重量以及不熟悉的陌生感，讓我有點懼怕這麼輕鬆的感覺，也讓我無法信任這樣的方式。我用毯子練習了好幾次，才在這個姿勢中找到我的中心，並體驗到一種舒適而深沉的靜止感，那是我以前沒有用毯子練習肩立式時不曾感受過的。如今，我已感受到在肩立式中利用毯子練習不容置疑的好處了。

你為什麼必須了解這一點

　　打從我第一次使用毯子練習肩立式以來，我就一直用這個方式練習，並且也教學生這麼做，它不但是讓這個姿勢更容易進行的一項技巧，也是預防頸部在這個姿勢中受傷的一個方法，並避免多年來平躺在地板上練習這個動作所累積的有害影響。

　　但要真正了解為什麼毯子如此必要，以及為什麼頸旋轉是不必要的動作，首要之務是了解頸椎結構如何形成，以及頸椎結構在我們的身體與我們進行練習時如何運作。雖然我們可以在平坦的地面上練習肩立式，但認為這種練習方式對頸椎來說比較安全的想法，事實上是一種瑜伽迷思。而認為頸部可以像髖關節或肩關節一樣轉動，也是一種瑜伽迷思。

　　正如我們在第一章中討論過，對頸椎來說，最穩定的位置是在我們顧及它的自然曲線，並讓這樣的曲線自然呈現，尤其是在站立與坐著時。習慣讓頭部傾向身體前方的姿勢或是頸部受傷，往往會使頸部曲線變平；任何深受其苦的人都可以告訴你，拉平的頸椎既不舒服亦不合用，而且運作不良。

　　切記，在日常活動的正常動作中偶爾拉平頸部曲線並不成問題，但是數年來、甚至數十年來不斷拉平頸椎，才是問題所在，最終甚至會導致頸部的永久僵直以及隨之而來的各種問題，包括頭痛、顏面疼痛、手臂神經痛，以及頸部與肩部的活動範圍逐漸受限。

　　身為瑜伽體位法的實踐者，我們希望能相信自己練習的方法與自身的自然結構協調一致；而且我們不會經年累月地在瑜伽墊上練習可能傷害自己的肩立式，或是像頸旋轉之類的頸部動作。而要做到這一點，方法之一就是去了解頸椎如何形成以及如何運動，這樣的知識將

為我們的練習與教學提供堅實的基礎。

你的結構

頸椎由七節椎骨組成，當頸部處於中立位置時，椎骨會形成頸部曲線。大部分頸椎藉由椎體與椎間盤在頸部的前方相連，然而，第一節頸椎寰椎（atlas）並沒有椎體，它與下方椎骨融合的部分已成為第二節頸椎C2的一部分，形成了齒突（odontoid process / dens）。

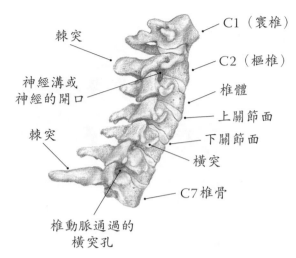

圖2.1

正如第一章所述，頸椎的椎體也會在椎骨後方的兩個扁平骨表面（稱為小面）連結在一起；當一節椎骨的上關節面與它下方椎體的下關節面相連，就形成了一個小面關節。

脊柱的每個可大幅度移動的部位，無論是頸椎、胸椎，還是腰椎，小面的表面角度都不一樣；這意味著頸椎小面的兩個表面相連的角度，跟胸椎小面的角度截然不同，而胸椎小面又與腰椎小面的角度截然不同（骶骨小面的表面只與第五節腰椎相連）。

切記，小面關節接合的角度決定了脊柱每個部位可運作、並進行令人滿意的運動，而不同部位的這些接合角度，又有著相當大的差異性。

如上述圖2.1所見，從側面觀察頸椎部位，這些角度大約是四十五度。頂端C1與C2兩節頸椎的關節面有些顯著的差異，但大多數頸椎的關節面都極為類似。

頸椎關節面這種特殊的四十五度角，讓我們知道頸部可以做到哪些動作呢？從解剖學的角度來看待這個問題所得到的答案，將明確釐清為什麼做頸旋轉並不是個好主意。

你的解剖結構如何運作

小面關節的角度可以預期並容許我們做出極為特定的動作。為了理解這項原則，我們可以從側面仔細觀察頸椎的小面關節，注意，再看一次這些關節面的角度。

當你的下巴低垂，頸部隨之屈曲，小面關節也會往前並往上移動，因此，「往前並往上」這句用語就是「屈曲」（flexion）的另一

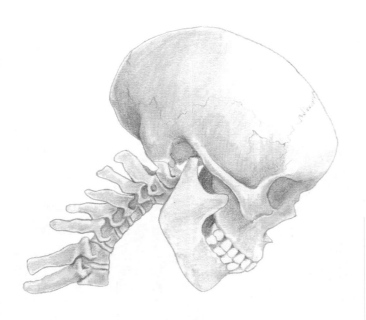

圖2.2
頸椎屈曲──小面關節往前並往上移動。

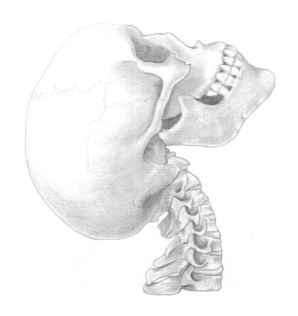

圖2.3
頸椎伸展──小面關節往後並往下移動。

種說法。

　　當你彎屈頸椎時，你給椎骨、椎體，以及椎間盤的前部結構施加了較大的壓力；現在，小面關節朝後方打開了，它們比垂直姿勢時所承受的重量要來得小。在屈曲的狀態下，大部分重量會往前轉移到頸椎的椎間盤上。

　　當你伸展頸椎時，小面關節會往後並往下移動，這個動作會發生在你伸展或後彎時，你會抬起下巴、脖子往後彎曲。

　　確定你不只是把你的頭往前移、伸出下巴往上看；相反地，你是確實地將整個頭頸部往後帶。當你這麼做時，務必小心動作；如果你覺得這麼做比較穩當的話，可以只嘗試小幅度的動作。

　　所以，當你往下看時，小面關節會在後方打開，重量則會加諸於前部的結構上，像是椎間盤；當你抬頭往後時，每個小面關節都往下並往後滑動，於是重量會從前部結構轉移到後側，增加小面關節的承重。這個動作有點像是收起一支單筒望遠鏡。

　　為了理解這一點，請往前伸出你的雙手，左手掌心向下、右手掌心向上。保持右手掌不動，左手往前並往上滑動；當我們進入屈曲或前彎時，這就是小面關節表面的動作。如果你同時彎曲你的脖子，可能有助於感受這個動作。

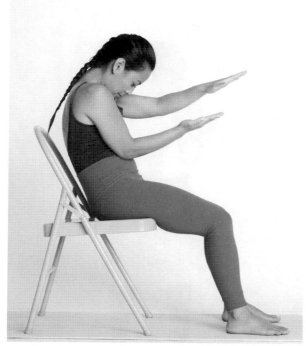

圖2.4

圖2.5

　　現在，反過來試試。讓你的左手往下並往後滑動，遠離你的右手掌；這就是小面關節表面在伸展或後彎時的動作。同時後彎你的脖子，這個動作會打開脊柱的所有前部結構。

　　理解了小面關節的往前與往上（屈曲）動作以及往後與往下（伸展）動作之後，你會發現，最有趣的一點就是：這就是頸椎的小面關節能做的所有事。

　　你解讀得沒錯。這就是頸椎的小面關節能做的所有事。你或許會問，那麼頸部旋轉又如何呢？當你想看身後的事物時，你當然會轉動你的脖子往後看。如果頸椎只能屈曲與伸展，那麼頸部旋轉的動作是如何做到的？

　　舉例來說，為了將頸部轉向右側，右側的小面關節往後與往下移動（後彎），而左側的小面關節往前與往上移動（前彎）；當它們如此移動時，你很容易就能轉動頸部。如果其中的一個小面關節位置不正確，當你試著轉動頸部時，你可能會感覺有個地方「卡卡的」，以及／或者不舒服，甚至有疼痛感；這是因為頸椎的動力鏈（kinetic chain）有一、兩節並未按照應有的方式移動。

　　試試這個：在一張椅子上坐直，讓你所有的脊椎曲線都處於中立位置。注意讓你所有的脊椎曲線都保持正常幅度，換句話說，不要特

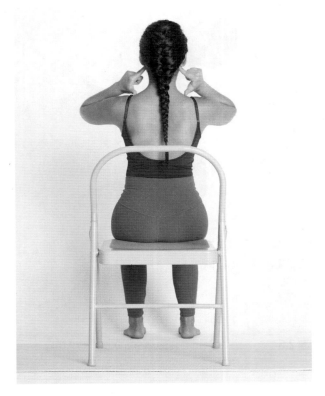
圖 2.6

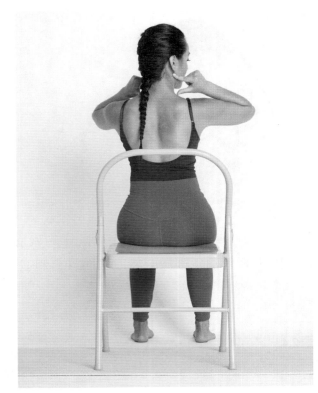
圖 2.7

意挺胸或拱起腰背;你的頭應該在身體上方擺正,你的眼睛與下巴應該平行地板。接著,將你的右手大拇指放在頸部右側與軀幹頂端交接的那個位置上,然後將右手食指往上延伸,按壓在耳垂正下方的頸部位置。左手亦如法炮製。現在,你雙手的掌心都往內朝向身體。

讓你的手指穩定地按壓著你的頭頸,然後緩慢地把頭轉向右側;別使勁地轉動,而是舒服地進行這個動作,同時在動作時,讓你的下巴保持與地板平行。你會注意到,按壓在頸部右側的兩根手指距離變短,而左側的手指距離變長了;這是因為當你轉向右側時,頸部右側的確會變短,而頸部左側的確會變長。

接著,把頭轉向左側,注意同樣的情況也發生在左側。試著從右側轉到左側、再從左側轉回右側,緩慢地持續來來回回幾次,速度適中;現在,你可以明顯看出頸部在短的一側後彎(伸展)、同時在長的一側前彎(屈曲)。

在往下與往後伸展的姿勢中,小面關節會緊密地擠在一起,就像你收起一只望遠鏡的可伸縮鏡筒;而當你拉開鏡筒時,望遠鏡就會變長。這就是頸椎屈曲時發生的事:往前與往上的動作會打開小面關

34

節，就像拉開一只望遠鏡的可伸縮鏡筒。

　　頸部也能進行耦合運動（coupled movement）。雖然頸椎的小面關節能做的只有往前與往上（屈曲）移動以及往後與往下（伸展）移動，但這種能力所產生的結果，卻會因參與其中的肌肉而異；關節也是如此，但配合關節動作的肌肉並不相同。因此，經過不同肌肉的運作，就可能產生屈曲、伸展、旋轉、側彎，或是某些結合上述動作的結果；然而就關節本身的運作來說，僅止於往前、往上、往後、往下的動作。

　　如果你現在已經明白箇中原由，那麼你就該知道，為什麼頸旋轉違反了頸椎的自然智慧。小面關節的表面看起來幾乎完全平坦，但實際上有著極其細微的彎曲，而且它們並不是球窩關節（ball-and-socket joint）。

　　舉例來說，我們可以用圓周運動般的方式來移動我們的髖關節，因為髖關節即屬於球窩關節；但是當我們做頸旋轉的動作時，我們就像是把非球窩關節（頸椎的小面關節）當成球窩關節來使用。事實上，它們是平面關節或說滑動關節。在做頸旋轉的過程中，我們要頸椎去做與其結構設計不符的動作，如此一來就可能為我們帶來不適感，並導致潛在的軟組織問題。

　　在此，我謹建議你不妨試試放棄頸旋轉，然後看看結果如何。在本章的「凝神練習」單元，我將提供你若干簡單的頸部運動，可以在遵循並顧及身體固有結構的前提下，幫助你伸展緊繃的頸部。

　　我希望你能「從頸椎的角度去看」的第二個姿勢，就是肩立式。在這個常見的瑜伽體位中，我們有重要的理由去尊重頸椎與生俱來的智慧，以下將詳細說明。

　　一般的情況下，在練習這個姿勢時，學生的頸部幾乎是平放在瑜伽墊上，頸椎彎曲，下方頸椎直接置放於堅硬的平面上。當學生們以這個姿勢倒立時，經常可以看到他們的胸骨下垂、胸部塌陷、身體的重量都壓在頸部。

　　有趣的是，這個姿勢雖然被稱為肩立式，但是許多人在做這個姿勢時，卻像是靠著他們的頸部在支撐。讓我們來探討一下，為什麼這個典型的姿勢不利於頸部的健康，以及我們可以做些什麼來保護頸部，同時還能學會如實地去享受這個姿勢。為了更深入地理解肩立式並以正確的知識來練習，我們必須先了解頸椎的正常活動範圍。

　　人體中每個可移動的關節都有其正常的活動範圍，這個範圍會因

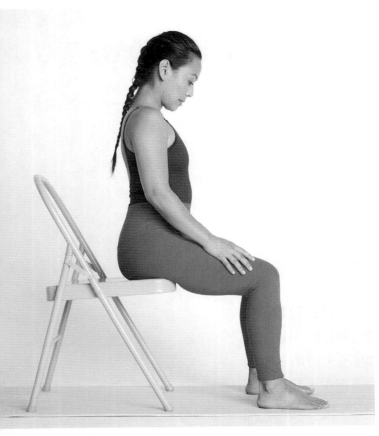

圖2.8

關節的形狀以及韌帶、肌腱、關節囊等軟組織而受限；上述這些結構可能會較爲緊繃或者較爲鬆弛，也可能會以某種方式受傷或生病，但總的來說，還是會有一個可接受以及可測量的數值，反映出每個關節的正常活動範圍。

頸部屈曲（前彎）的正常活動範圍大約是五十五度。要感受這種屈曲的程度，坐在椅子前端，雙腳平踏在地板上，讓你所有的曲線都保持正常幅度。確定你的腰椎曲線並未拱起，也就是說，你並未彎腰駝背，而是將重量略微移往坐骨的前方。務必讓你的頭在身體上方擺正。

現在，彎曲你的頸部，輕鬆地將你的下巴收往胸口方向，但不能讓上方胸椎加入任何動作，換句話說，不要扭曲你原本的胸椎曲線或是拱起你的背，把這個動作完全侷限在頸部。你會赫然發現，你的下巴無法觸及你的胸部，因爲頸部屈曲的真正角度不是九十度或是接近九十度。許多人得知這個事實時都十分驚訝。

現在，抬起你的頭，讓頸部回復到中立位置。在不強迫動作或者造成任何不適或疼痛的情況下，試著輕柔地移動你的下巴去碰觸你的胸口；你只有在彎曲或拱起上背時，才能做到這個動作。而當你這麼做時，注意你的整條脊椎塌陷了些，你的肩膀也往前拱起了些。

幾乎你身體所有的重量都壓在你的下頸椎，尤其是在C7與T1區域，這就是你想要的肩立式嗎？當你坐著或站著時，輕輕地將你的手指放在頸背根部，感覺下頸椎與上胸椎是多麼凸出；如果我們在沒有支撐的情況下練習肩立式，這就是要支撐你身體重量的部位。注意圖2.9中的這個部位。

避免這種情況的一個方法，就是把毯子放在肩膀下方來練習肩立式，即可解決這個問題。

在這個姿勢中，抬高肩膀會帶來三個好處。首先，正常的活動範圍得以被保留；注意圖2.10中示範者頸部彎曲的角度大約是五十五度，以這樣的姿勢練習，頸背摸起來是柔軟的；有些學生若是將腳放

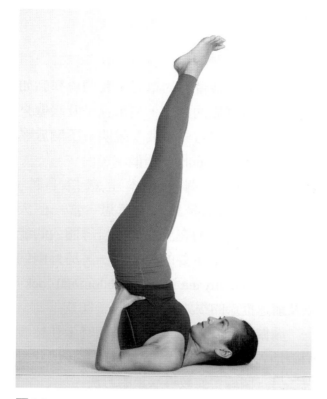

圖2.9

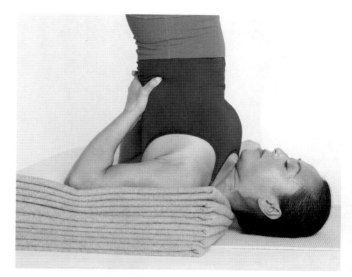

圖2.10

在牆上，移開大部分壓在頸部的重量，甚至可以將脖子稍微抬離地板。頸椎的組織可以輕快地「移動」，因為關節與軟組織並未被拉伸到活動範圍的極限。

其次，有了毯子的支撐，頸部所承受的重量，即便有的話也是極少，身體的重量會由肩膀來承受，而這不就是「肩立式」這個名稱的意思嗎？以肩膀來承重時，重量會分布在一個更寬廣的支撐基礎上，而且有更大塊的肌肉來保護該部位。

再者，當我們用毯子練習時，上胸椎曲線與椎骨較不致於受到影響；胸部不會因姿勢而塌陷、呼吸也較順暢，整體來說，練習者會較為輕鬆自在。在《瑜伽經》第二品第四十六頌中，作者將體位法定義為：「安住自在中即體位。」由此可知，根據《瑜伽經》，一個體位必須具備兩項特質：定止（stillness）與自在（ease）。

當頸椎與胸椎輕鬆自在地運作，並未被強迫去超越它們的正常活動範圍，或被要求以不穩定的危險方式承重，同時呼吸也很順暢時，人就更可能「定止與自在」。

請仔細觀察圖2.10中的示範者，注意胸部與頸部的形狀與圖2.9中截然不同。以毯子來練習肩立式是一種預防性措施：不但能使扭傷與傷害發生的機會降至最低，還能讓你感覺最自在並充分融入當下的

狀態。

在「凝神練習」的單元，我們會學到如何以安全且舒服的方式，利用毯子及牆壁來練習肩立式。但首先，我要說明一下關於喉鎖（jalandhara bandha）這個字。

Jalandhara這個字基本上意指「網」（net），bandha則是鎖印的意思。當一個人練習鎖印時，目的在於保持或引導體內的能量；喉鎖是三個主要的鎖印之一，另外兩個是臍鎖（uddihyana bandha, abdominal lock）以及前述提過的根鎖。

瑜伽老師在肩立式教導喉鎖時，往往會明確地告訴學生將下巴壓在胸口上，但我發現了另一個練習並教導喉鎖的方法。

請再次坐下，讓你所有的脊椎曲線都保持正常幅度，頭部在身體上方擺正。現在，謹慎專注而輕柔地將下巴帶往胸口，你會注意到，你的頸椎與胸椎都拱起，喉嚨感覺緊

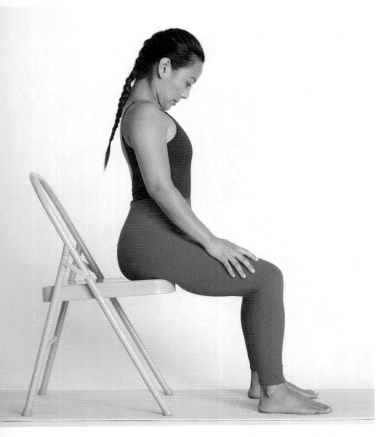

圖2.11

繃而且閉合了起來；這不是練習鎖印的方式，因為鎖印旨在導引能量，而不單只是一個身體的動作。你會注意到，如果你試著在這種姿勢下說話，你的聲音聽起來會像是被悶住了，而且感覺很緊繃。

抬起你的頭，回到一開始的姿勢。這一次，只要低垂你的頭部，讓頸部的彎曲幅度不超過五十五度角，然後，讓你的中背稍微後彎，挺起你的胸骨。

現在，你是將胸部帶往下巴方向，而非讓下巴去遷就胸部；這兩者帶給你的感覺與意識是截然不同的。在頭頸處於這樣的位置下，如果你試著說話，聲音可能會有些微改變，但不會有任何緊繃或需要使勁的感覺。此外，胸骨靠近下巴的較高部分也會感覺開闊，那個部位的皮膚似乎會被拉往身體的兩側，而心智也會融入寂靜安止的狀態中。這才是喉鎖（再觀察一次圖2.10）。

我的建議是，進行肩立式時，將胸部帶往下巴是舒適地練習喉鎖的最佳方式，而你可以藉著把毯子放在肩膀下方，讓頸部輕鬆地屈曲於五十五度的正常活動範圍內，並讓胸部保持開闊地朝下巴方向移動。你可以很容易就做到這一點。

凝神練習

切記，頸椎是脊柱所有區域當中最靈活、也是最脆弱的部分。帶著對頸部的敬意，並對它如何巧妙地移動以承擔頭部重量之好奇心，來進行以下建議的練習。

注意事項

在嘗試這些頸部動作時，如果你感受到任何疼痛或不適，不妨考慮在展開練習前先諮詢你的醫療照護者。如果你的頸部、肩膀，或手臂有放射痛的症狀，或是頸部有受傷（舉例來說，如果你頸部扭傷而正在復原中），最好避免這些頸部動作。

有些方法可以舒適地伸展你的頸部，不會帶來疼痛、也不需要做頸旋轉；在此，主要的原則就是一次只朝一個方向做一個動作，而且只在你不會感覺疼痛的範圍中移動。

換句話說，下列所提供的伸展動作都是單向的，務必緩慢地移動並專注於練習動作的過程，而非只關心你可以移動得多遠。切記，專注在你對這些動作的感覺上，並且緩慢而有意識地移動。

請注意，除了這些一般性的注意事項外，以下還提供了肩立式的特別注意事項。請仔細遵循這些注意事項的說明。

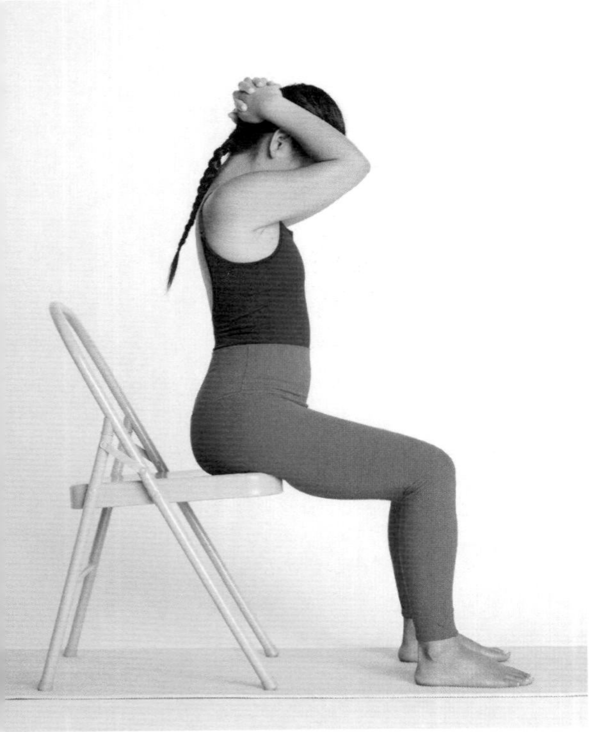

頸部伸展 1（Neck Stretch 1）
—— 屈曲

坐在瑜伽墊上或是座椅的前半部，雙腳平踏地板。確定脊椎保持直立，所有的脊椎曲線都保持正常幅度，並讓下巴完全平行地板。

吸氣，呼氣時讓下巴垂下，隨著讓臉完全平行地板；當下巴垂下到達活動範圍的極限時，停下來呼吸。

接著，十指交扣放在後腦勺，讓雙手手肘也自然垂下。

逐漸讓雙手與前臂的重量略微加深頸部的伸展，記得在進行動作時要同時呼氣。這是一種被動式的伸展，所以不必將頭部往下拉，只要讓地心引力與手臂的重量自行運作即可。做幾次呼吸之後，放下雙手，抬起頭來。注意頸背肌肉的放鬆感。在任何情況下都不要強行彎曲你的頸部，切記，動作要隨時保持輕柔。

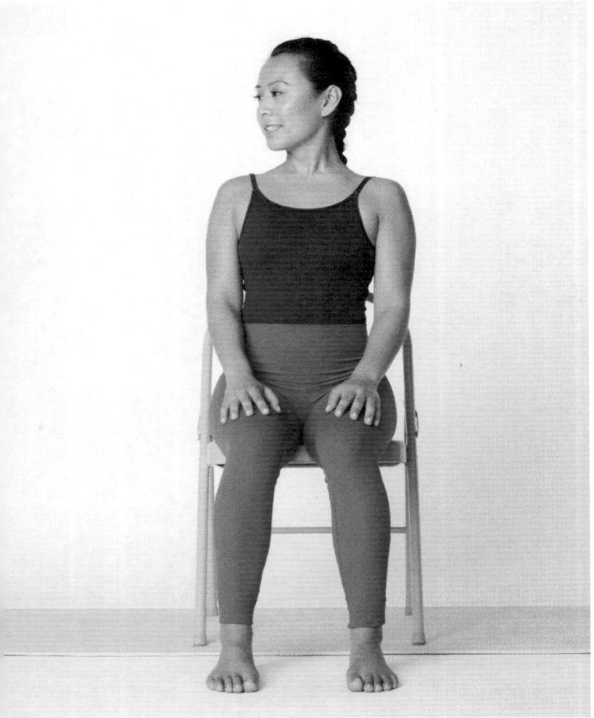

圖 2.12

頸部伸展 2
—— 旋轉

坐在瑜伽墊上或是座椅的前半部，雙腳平踏地板。確定脊椎保持直立，所有的脊椎曲線都保持正常幅度，並讓下巴完全平行地板。

吸氣，呼氣時緩慢地轉向右側，直到你感覺動作有點受到「阻礙」，停下來做個完整的呼吸；然後，試著在下一次呼氣時再轉得遠一點，並且停在那裡做個呼吸。小心別強迫你的頸部使勁動作，也別讓下巴抬高，讓它與地板保持絕對地平行。接著，讓左側也重複同樣的動作。

圖 2.13

頸部伸展 3

—— 側彎

　　坐在瑜伽墊上或是座椅的前半部，雙腳平踏地板。確定脊椎保持直立，所有的脊椎曲線都保持正常幅度，並讓下巴完全平行地板。

　　吸氣，呼氣時讓右耳彎向右肩，同時讓下巴隨著這個側彎動作慢慢往下放。

　　側彎時，你會稍微看向地板，停下來做至少兩次呼吸，然後呼氣。確定你的臉並未保持往前看的方向，而是往下轉。接著，讓左側也重複同樣的伸展動作。

頸部伸展 4

—— 觀想

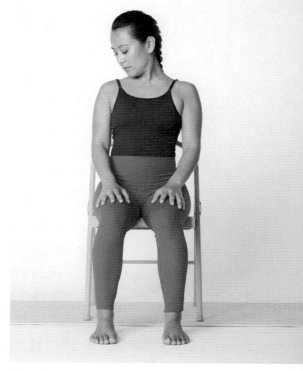

圖 2.14

　　坐在瑜伽墊上或是座椅的前半部，雙腳平踏地板。確定脊椎保持直立，所有的脊椎曲線都保持正常幅度，並讓下巴完全平行地板。

　　如前所述，將你的頭轉向右側，直到你感覺舒適的正常活動範圍極限；這時，用你的視線標示出牆上的某處或是某件傢俱，以便讓自己記得頸部旋轉到多遠的位置。

　　現在，回到起始點，讓下巴依舊平行地板，保持好頭部的位置並閉上雙眼。這一次，你完全不用真的去移動你的頭頸，只要想像你在移動它們。開始緩慢地從一數到二十，每數一次，就想像你的頭轉向右側，實際上你的頭一直保持靜止不動。

　　當你結束觀想時，當你的頭頸仍保持在起始點的位置，張開眼睛。現在，開始真的把你的頭轉向右側；你會驚訝在想像了二十次的轉頭動作之後，你的頭可以轉得更遠了。接著，讓左側也重複同樣的動作。

支撐肩立式（Supported Shoulder Stand Pose）

在所有的瑜伽體位法練習當中，肩立式是最經典、也是最有趣的姿勢之一。仔細地安排你的布置，你可能會深深愛上並享受這個姿勢對你的身心帶來的好處。

肩立式的特別注意事項

如果你的頸部、肩膀，或手臂有放射痛的症狀，或是頸部有受傷（舉例來說，如果你頸部扭傷而正在復原中），最好避免這個體位；如果可能的話，請在有合格瑜伽老師在場的情況下學習這個姿勢。如果你的喉嚨或耳朵受到感染或是正在復原當中，或是你正值月經來潮或孕期中，或是患有胃食道逆流、青光眼、視網膜剝離、高血壓，請勿練習這個姿勢。如果你對於倒立有任何顧慮與考量，請在練習這個姿勢之前先諮詢你的醫療專業人士。這個姿勢適用於健康且有經驗的瑜伽學生。

肩立式需要的額外器材

用毯子來練習肩立式得花些時間學習，你會需要用上下列器材：

• 防滑瑜伽墊
• 一面平坦的空牆
• 至少五條（甚至更多）嚴實的瑜伽毯。由於瑜伽毯的厚薄不一，你的姿勢會用上幾條毯子可能無法精準預測，但有些學生不管怎樣都會用上六到九條。我偏好採用結實的墨西哥棉質瑜伽毯，羊毛製的瑜伽毯也可以。如果你對羊毛過敏，只要在一疊羊毛瑜伽毯頂端放一條棉製的瑜伽毯即可。關鍵在於，你使用的毯子不能是毛絨蓬鬆的，而是要相當結實。

先將你的瑜伽墊靠著一面平坦的空牆放好，並將瑜伽毯摺好、也靠牆放好，如圖2.15所示，確保你的瑜伽毯每一條都疊好放在另一條上頭，讓一整疊瑜伽毯的邊緣完全對齊。你可能要一、兩次經驗才能琢磨出適用於你的毯子高度，以及適合你身材比例的牆壁距離。

現在，檢視下圖，你可以看到示範者翻滾到瑜伽毯上，靠著牆壁

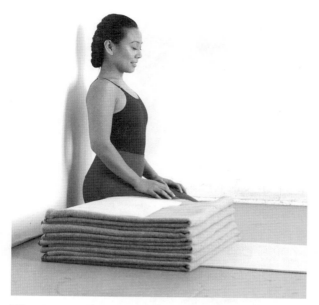

圖2.15

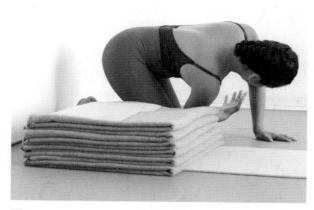

圖2.16

就定位，以便進行肩立式。你嘗試這個姿勢的頭一、兩次，可能得從牆上下來調整你與牆面的距離、移動你的瑜伽毯，使其更接近或更遠離牆面。請保持耐心。你很快就會知道最適合自己的距離為何。

一旦你在瑜伽毯上安頓好了，務必讓你的肩膀頂端與毯子邊緣保持大約三到四英吋（約八至十公分）的距離；這段距離會因人而異，但需要保留若干空間的理由是，你會慢慢地滾到肩膀上方，屆時，你會想要在瑜伽毯上進行這個動作。

把雙腳放在牆上，保持十到十二英吋（約二十五至三十公分）的距離。吸氣，慢慢開始撐起身軀；以下的說明很重要：學生們在用腿推牆時往往太過用力，以致於把自己推離了瑜伽墊、滑到房間中央。小心避免這種情況發生。當你撐起身子時，讓肩膀牢牢地壓住瑜伽毯保持不動。

用腹肌的力量緩慢撐起身軀，而非用腳

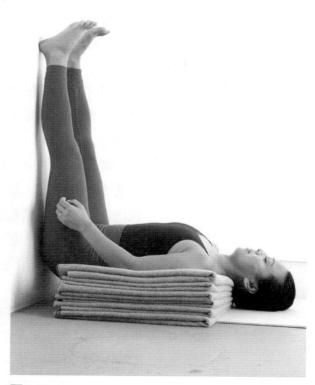

圖2.17

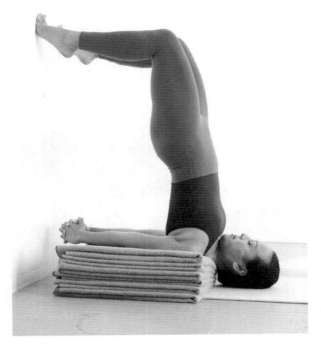

圖2.18

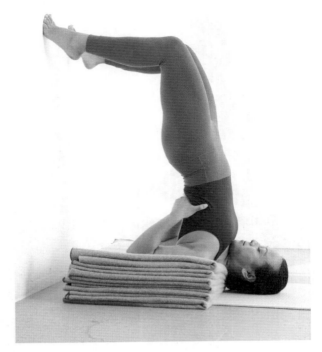

圖2.19

推牆的力氣。如果你使勁用腳推牆,只會把你自己推離牆壁。這不是你想要的結果,你想要的是讓所有動作都成為一股推動雙腿、骨盆、以及胸部往上的力量。在背後十指交扣,伸直手肘,抬起身體時手臂用力往下推。

讓你的上臂往外轉,亦即外旋。你可能會想將上臂的外側往你身體的下方內收一點,你可以藉由一步步地、輕輕地左右擺動來做到這一點。

當你的身體完全撐起於你的肩膀頂端時,做一、兩次呼吸。慢慢將雙手放在背部,讓大拇指指向身體前方,雙手平行肋骨,大拇指與食指之間的空間則壓在胸廓上。

想像肋骨是一把「梯子」,而你的雙手正在盡可能地往下爬。當你的雙手將你穩定地撐起時,上臂要用力往下壓。切記,徐緩地呼吸。

你的老師是否曾經告訴你,如果你的小腿垂直牆壁、膝蓋彎曲成九十度,你的胸骨會呈垂直,你的喉嚨也會感覺輕鬆而無壓迫感。至關緊要的一點是,頭的位置要低於肩膀,如此一來,頸部就會呈五十五度,感覺毫無拘束。

停留在這裡做五次呼吸。每當你在牆上練習這個姿勢時，保持姿勢並同時多做幾次呼吸。等到你的腳靠在牆上練習的次數夠多，也逐漸感覺熟練與舒適時，你就可以準備進行讓雙腳離開牆壁的肩立式了。你可以請你的老師在旁協助你，先將一腿從牆上移開，然後另一腿；這也是你在動作結束後回到牆上的方式，先是一腿，再另一腿。

不論你是往上立起還是往下躺平，除非你用雙手穩定地撐住背部，否則別去移動雙腿。務必透過前腳掌撐起，大腿內旋，並保持雙腿伸直。在這個姿勢中，視線始終朝下看往心臟方向，並將你的專注力往內集中；此外，胸骨在肩立式中始終是往上抬起而不會往下塌陷。如果你無法在雙腳離開牆壁的情況下進行肩立式，試著在肩膀下多放一條瑜伽毯。

如果你的健康狀態良好而且頸部沒有任何問題，你可以逐漸做到在支撐肩立式中停留五分鐘之久。你可以不時讓一位有經驗的瑜伽老師為你校準你在肩立式中的姿勢，並給予你若干回饋與建議。當你準備解開這個姿勢回到瑜伽墊上時，你可以鬆開雙手，讓手臂往側邊張開些往下壓，以便控制將軀幹往下放的速度，然後緩緩地滾落下來。等到你回到瑜伽毯上時，輕輕地從瑜伽墊上移開、往房間中央方向移動，直到你的肩膀可以平放在地板上。

停在這裡，膝蓋彎曲、雙腳踩地，做幾個呼吸。注意你腦海中的平靜感以及胸腔中的開闊感。當你準備好時，再滾向側邊，慢慢坐起。許多學生做完肩立式後會接著做大休息，或者是支撐前彎式。

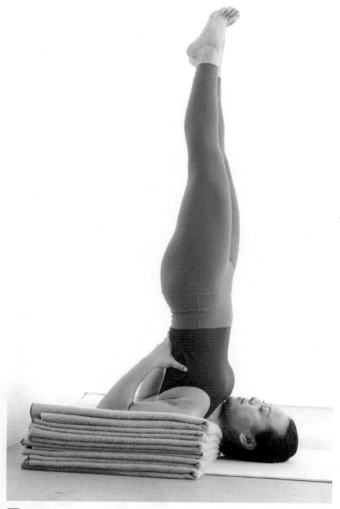

圖 2.20

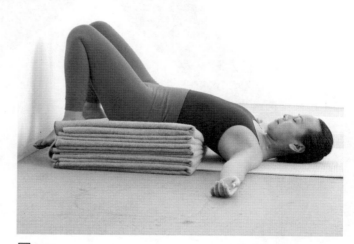

圖 2.21

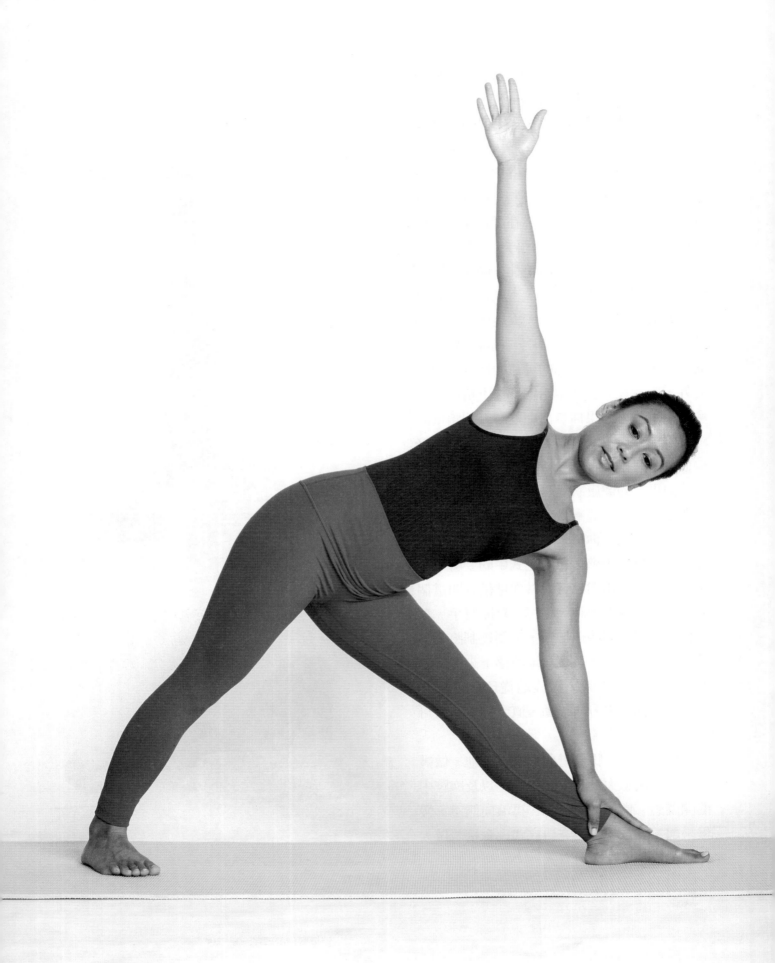

3

解放你的骨盆與脊椎，第一部

站姿與後彎

骨盆就是長出脊柱的花盆

　　在物理治療學校學習的那段期間，同學和我會花時間觀察彼此走路的方式與細節，作為一種訓練的方式，訓練我們的眼睛去觀察肌肉與關節如何一起運作，以創造出和諧的動作。當我們愈來愈嫻熟於此，光是從這種視覺步態分析中，我們就可以清楚觀察出誰的小腿肌肉緊繃、誰的骶髂關節移動不對稱，以及誰的骨盆太過僵硬。我們把它當成一個好玩的遊戲。

　　幾年之後，我第一次前往印度學習瑜伽，我的文化與印度文化之間的鮮明差異深深震撼了我；我從經常觀察人們的習慣當中，發現了這些差異中最顯著的一點：讓我特別入迷的一件事，就是看著走在街上的人們，尤其是女人；許多女人頭上都頂著籃簍或壺罐，她們毫不費力的優雅姿態與流暢的動作，讓我深深著迷。

　　從非正式的跨文化步態分析當中，令我深感震驚的是看到這些印度女人是多麼容易地從她們的骨盆開始跨出步伐，而不是從她們的雙腿。骨盆不僅是她們步行的移動源頭，更是往上蔓延而形成脊椎的根源，使她們的頭部可以輕盈而分毫不差地在身軀上方擺正。她們看起來就像是在跳舞，而不是在行走。

　　在印度待了五個星期之後，我返回家鄉美國，開始用不一樣的眼光觀察大部分人的行走方式；我注意到，他們不是從骨盆開始跨步，

而是從腿部，所以行走的動作往往看起來像是十分費力，沒有那種我在許多印度人身上觀察到的自然優雅。

我愈來愈著迷於骨盆在走、站、坐，以及幾乎我們一天當中所有動作的重要性；我將這項意識帶到瑜伽墊上，也改變了我的體位法練習。我學到一個簡單的事實：骨盆是每個體位的關鍵，尤其是脊柱的位置。試圖將脊柱與骨盆的運動分開，不啻是一個瑜伽迷思。

你為什麼必須了解這一點

我在印度看到的那種步行方式，關鍵顯然在於骨盆。骨盆不僅位於人體的中心，是許多重要生理功能的位置，也是新生命的搖籃，更是上半身與下半身的交會處。骨盆是我們的運動力量源起之真正所在。

任何時候，你的骨盆位置都會形成並影響你的脊柱位置，尤其是頸部與頭部。試試這個：無論你在閱讀這本書時的坐姿如何，將你的骨盆往任何方向移動一英吋（約二點五公分），注意你的脊柱如何立即隨之調整；這就是為什麼骨盆的位置在冥想姿勢中如此重要，但它的位置在你站著與坐著時也同樣重要。

此外，骨盆的位置也決定了雙腿、膝蓋，以及足部的位置。在流暢的行走動作中，骨盆移動，雙腿與脊椎才跟著移動。我常常告訴我的學生要想像自己的步伐是從骨盆開始啟動，然後讓其他的部位跟著移動；我會這麼說是因為，在我們的日常生活中以及瑜伽墊上，幾乎所有的動作都是從骨盆開始啟動。

在本章中，我們會專注在瑜伽中的站立與後彎動作中的骨盆位置；在做這些類型的姿勢時，學著從骨盆開始移動不僅有益於脊柱的健康，也會使站姿與後彎姿勢做起來更加輕鬆愉快。但我們需要先回顧一下解剖學。

你的結構

骨盆是由三塊緊密連接的骨頭所組成，亦即髂骨、坐骨，以及恥骨，這三塊骨頭形成一個骨環，宛如一體般地運作。其中，坐骨以及恥骨都有兩支（ramus），或說兩臂。

你可以在腰部以下的兩側感覺到你的髂骨，它是一塊寬闊的彎曲骨骼，也是三塊組成骨盆的骨頭當中最大的一塊。恥骨從腹部的最下方部位連接另外兩塊骨頭，它的兩支在恥骨聯合處相連，由韌帶與軟

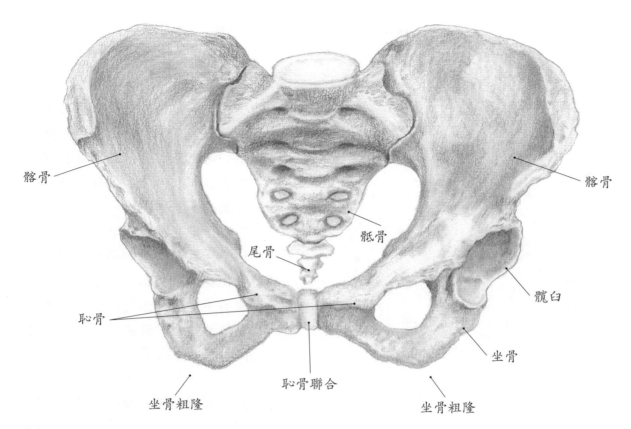

髂骨

髂骨

骶骨

尾骨

髖臼

恥骨

坐骨

恥骨聯合

坐骨粗隆

坐骨粗隆

圖3.1

骨牢牢地固定在一起。第三塊骨頭是坐骨,當你在不習慣的情況下騎馬,就會明顯感覺到坐骨的存在,坐骨的最尖端是四股大腿後肌(hamstring)之中的三股附著連結處。

　　骨盆這個字的意思就是「盆」。在某種程度上,骨盆的作用就是一個支撐並保護腹部深層器官的盆;這個盆的後部,有一部分是由骶骨,也就是脊柱最末端的彎曲骨骼所形成,也是脊柱將重量轉移到骨盆、再往下轉移到下肢的所在。在所有的日常活動以及瑜伽姿勢中,骨盆與脊柱始終合作無間地一起運作。

　　骨盆除了與骶骨之間有這層共生的關係,也與下方的股骨(大腿骨)頂端一起形成髖關節。骨盆的三塊骨頭一起形成了髖臼,一個凹形的容納或說承窩,也就是髖關節的一部分。髂骨構成了三分之二的髖臼,恥骨與坐骨則構成了剩下的三分之一。

　　骨盆將髖關節的運動轉移到脊椎、軀幹、上肢以及頭部,反之亦然,脊柱及其上方結構的重量與運動,也直接透過骨盆轉移到大腿、小腿以及足部。

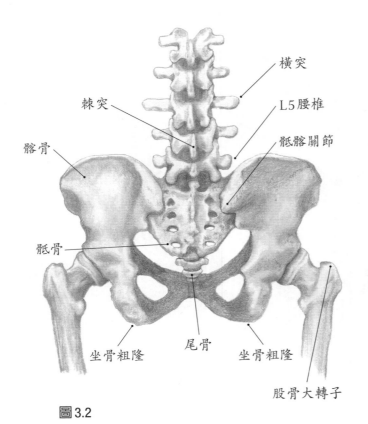

横突

棘突

L5腰椎

髂骨

骶髂關節

骶骨

坐骨粗隆

尾骨

坐骨粗隆

股骨大轉子

圖3.2

你的解剖結構如何運作

當我們開始練習體位法時，我們所學習的最常見姿勢之一，就是被稱為「站姿」的姿勢類型；這一點不但符合直覺，而且也很合理。與幾乎所有其他的哺乳動物不同，人類只靠兩條腿站立與行走；專注在這類最接近日常生活動作的瑜伽姿勢，伸展並強化腿部、臀部、下半身肌肉，激發平衡感並讓脊柱不受束縛，諸如此類，的確值得我們花費時間與精力去練習。

我想說的是，「如果你能走路，你就能做瑜伽的站姿。」然而在一生當中的不同時期，有些學生或是我們之中的許多人可能會需要利用一面牆、一張椅子，或是瑜伽磚來練習我們的站姿。即使我們有時在練習時需要一些額外的協助，站姿仍然是瑜伽練習不可或缺的基礎。

圖3.3示範了最基本的站姿之一：站姿前彎式。這個姿勢看似簡單，卻需要我們真正去了解下肢、髖關節，以及脊柱之間的關係，因為它們的共同運作才讓我們得以前彎。

就像脊柱是一體連動的動力鏈，下肢也是如此，每個部位都會影響其他部位。當你做站姿前彎式時，為了在身體中感受這一點，攤開你的瑜伽墊並踏上它，你可能會想要用一塊、甚至兩塊瑜伽磚來支撐你的雙手；雙腳分開約十到十四英吋寬（約二十五至三十五點五公分）並往外轉，兩腳腳趾分別指向左上方與右上方。

保持膝蓋伸直並試著前彎，你可能會覺得受到阻礙；起身，再試一次這個姿勢，但這一次腳趾往內轉，腳跟稍微往外轉。現在，同樣的姿勢變得容易多了。原因如下：大部分的瑜伽學生並不知道髖臼略微面向前方，而非指向身體的橫向兩側；髖關節實際的向前角度大約十五度，稱之為前傾角。這意味著你的髖關節窩略微朝前，跟股骨大

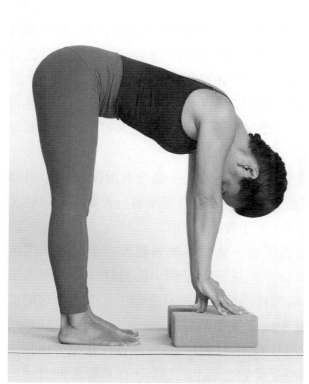

圖3.3

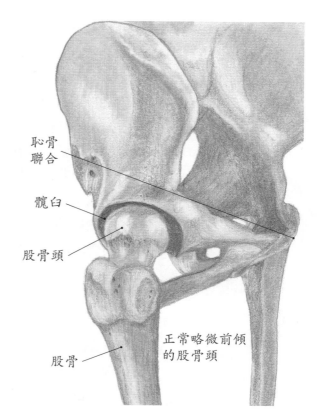

恥骨
聯合

髖臼

股骨頭

股骨

正常略微前傾
的股骨頭

圖3.4

轉子一樣；這種略微前傾的角度是正常的，而且會因人而異。髖關節
的形狀與深度，可能會因族群而有相當大的差異，通常也會因性別而
異。

　　我們在站立時，爲了要讓腳往外轉，股骨也必須外旋；外旋你的
大腿是唯一可以讓你的腳往外轉的方法，沒有其他方法可以做到這一
點。當髖關節中的股骨頭外旋時，髖臼要做到在股骨頂端往前與往下
移動、帶動髖關節產生屈曲的動作，會較爲困難。

　　在練習站姿前彎式以及所有的坐姿前彎時，我建議你保持股骨內
旋以利屈曲。你可以用其他的前彎式來進行實驗，譬如坐姿前彎式；
注意股骨內旋會如何影響你前彎的能力。限制這個動作的部位不僅僅
是你的大腿後肌而已。

　　然而，在站姿前彎這個體位中，除了髖關節之外，我們的身體中
還有許多部位會參與動作，讓我們得以完成最後的姿勢；不僅髖關節
要能不費力地在股骨頭上移動，整個骨盆也必須往前傾。雙腳往內轉
或往外轉的位置，是由股骨內旋或外旋所造成，這種旋轉也會直接影

響到骨盆的位置。

在雙腳往外轉、大腿外旋的情況下，髖關節的動作是不完整而且受阻的，因此骨盆無法完全向前與向下移動，導致胸椎與腰椎就在這些部位的肌肉與椎間盤承受最大壓力的那個角度上屈曲（拱起）；股骨內旋與腳趾往內轉則有助於髖關節屈曲，進而讓骨盆移動、脊柱的壓力也得以減輕。我們必須學著去練習，並教導他人如何從髖部與骨盆前彎，而非從脊柱前彎。

嘗試這個實驗。拿著你的瑜伽墊，找一面沒有阻礙物的平坦牆壁，將瑜伽墊的短邊靠牆置放；你可能也會想準備一、兩塊瑜伽磚，在你前彎時用來支撐你的雙手與手臂。

現在，讓你的尾骨靠著牆面，雙腳距離牆面大約十二到十四英吋（約三十至三十五點五公分）並分開十到十四英吋（約二十五至三十五點五公分），腳趾略微往內轉。往後靠在牆上，讓你確切知道尾骨在牆上的位置。將雙手放在大腿兩側，下巴往下放，呼氣的同時，向前彎，專注將尾骨壓往牆上並將其抬高，彷彿你正拖著尾骨往上；移動的過程中，持續感受尾骨在牆上的壓力，保持膝蓋伸直。

當你的尾骨無法再往上移動時，立即停下來。如果你的骨盆後方與骶骨的位置並未低於九十度角，這意味著你的腰椎與椎間盤正承受著地心引力的巨大剪切力，尤其是在下腰椎部位。這不是一種有益於健康的前彎，即使你成功地碰觸到地板；前彎的動作需要從骨盆出發，而非下背。

在圖3.5 B中，示範者示範了如何完成站姿前彎式。當一個大腿後肌較為放鬆的瑜伽學生在前彎時，因為腿後肌肉的拉伸空間更大，骨盆更容易前傾，從而減輕了下背結構的緊繃壓力。

如果你在練習這個姿勢時，你的動作就如圖3.5中所示般拱起，請練習以下的替代姿勢：面對牆壁，雙腳分開如前所述，大腿內旋，腳跟略微外旋，保持膝蓋伸直，務必讓骨盆的位置在雙腳的正上方；雙手扶牆並與肩同高，雙手分開比肩膀略寬，手指朝上並略微張開，將大拇指與食指比手掌其他部分略微用力地按壓在牆上。現在，藉著慢慢往後走來做到前彎，走到你感覺腿後中央舒適地被伸展開來為止。

你的身體或許可以前彎至與地板呈九十度角，但這不是最重要的一點；在這個姿勢中，保持安全與愉快最重要的一點是，讓骨盆得以向前旋轉，從而讓骶骨可以平行地板；這個替代姿勢的變化版本，可

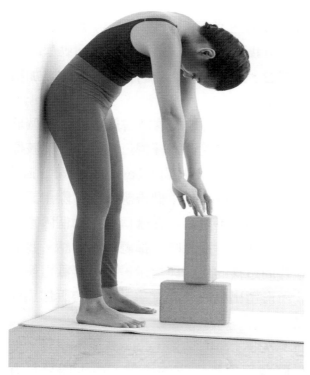

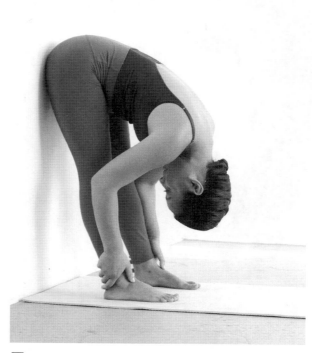

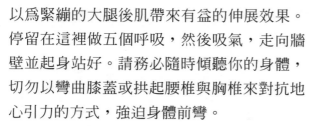
圖 3.5

圖 3.5B

以為緊繃的大腿後肌帶來有益的伸展效果。
停留在這裡做五個呼吸，然後吸氣，走向牆
壁並起身站好。請務必隨時傾聽你的身體，
切勿以彎曲膝蓋或拱起腰椎與胸椎來對抗地
心引力的方式，強迫身體前彎。

在站姿前彎式中，如果在骨盆靠牆的情
況下，你的背部可以前彎到水平線以下（如
圖 3.5 B 中的示範者），那麼就讓你的手臂自
然垂下，手指碰地或者放在瑜伽磚上，保持
下巴放鬆，起身前做五到十次的呼吸，把注
意力放在你的大腿後肌。起身時，雙手保持
在身體兩側，務必留心身體是否保持著正常
曲線。

另一個可以幫助我們了解髖關節、骨盆
以及脊柱自然運動的常見姿勢，就是三角
式。

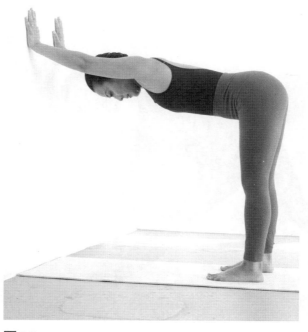

圖 3.6

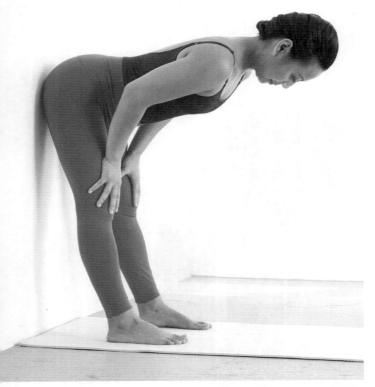

圖 3.7

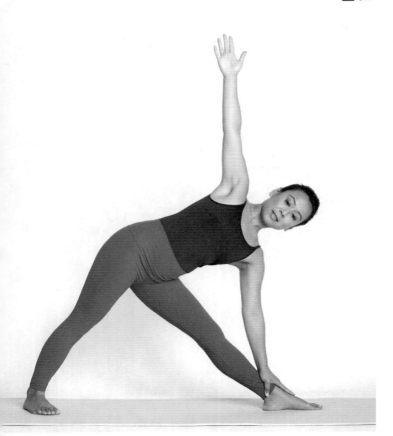

圖 3.8

　　大概每個曾在西方學習現代體位法的人都被教過三角式。我也會教初學者這個姿勢，但我發現，從解剖學與人體運動學的角度來看，三角式遠比我們普遍的認知更加精微而複雜。

　　我在世界各地授課時曾經遇過的一個瑜伽迷思，就是我們在練習三角式時，應該像是在「兩片窗玻璃間」（two panes of glass）移動——這就是學生們告訴我的實際用語，一字不漏；不論我是在哪個州、哪個國家，或是哪個大陸授課時，都聽過這句話。我並不贊同這樣的比喻與指示，也不喜歡這個比喻所形塑出來的姿勢意象，讓我告訴你為什麼。

　　就像所有的站姿，三角式原本就是一個以髖關節運動為主的姿勢，而不僅只是脊椎的運動；如果學生用上述的指示來練習三角式，她可能會在骨盆不動的情況下試圖側彎，這樣的姿勢幾乎不涉及任何髖關節的運動。

　　宛如平面般地在兩片窗玻璃間移動的前提，並未考慮到髖關節的表面是圓形而非平面。不僅髖臼有圓凹的表面，股骨頭也是圓形的；因此，髖關節的運動是一種弧形的運動，而非直線的運動。

　　再者，這種「兩片窗玻璃」的指示也並未考量到一個事實：骨盆基本上是一個骨環。如前所述，骨盆的三塊骨頭連接於身體前方的恥骨聯合處以及身體後方的骶髂關節處；當我們走路以及從坐到站、從站到坐時，兩處的移動細微到只能以毫米來計算，尤其是我們蹲下時的恥骨聯合。而在懷孕、分娩，以及哺乳期間，骶髂關節與恥骨關節的活動度會比平常大得多。

基本上，骶髂關節的功能是穩定而非活動。事實上，骶髂關節疼痛往往是因為關節周圍的組織過於鬆弛，這或許是由於該部位的支撐韌帶受到過度拉伸以及／或者損傷；過度鬆弛會讓關節過度活動，如此一來，關節面就無法提供相當的穩定性，因為它們無法協調一致，即在所需移動的範圍內盡可能地輕微碰觸；因此，就會造成關節周遭諸如韌帶之類的軟組織，藉著設法將關節固定在一起而幫忙施力。這種代償作用可能導致軟組織長期受壓與發炎，最終更導致關節疼痛與功能障礙。

在三角式中，我們無法像打開一本書一樣，將右側骨盆往右移，同時又將左側骨盆往左移；身體不是這麼運作的，這就有點像是要把一個碗的右半邊往右移，同時把它的左半邊往左移，結果這個碗只會裂成兩半。

我們的骨盆不會被打破，但是在做這個姿勢時，如果在後方的臀部往「後」退的同時，我們又努力將前方的骨盆轉向相反的方向，極可能會導致受傷。當我們試圖做出這

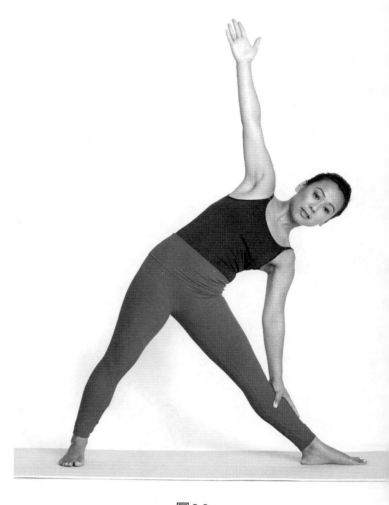

圖 3.9

種不自然的動作，身體的某些部位就必須加入代償，而首當其衝的部位，往往是骶髂關節的韌帶、腰椎，以及／或者髖關節本身。在以下「凝神練習」的單元中，我們會教你另一種在三角式中移動骨盆的方法。

骨盆與髖關節也在後彎姿勢中扮演了重要角色。骨盆後彎時的位置可以改變腰骶脊椎移動的方式，從而影響脊柱、肩關節，以及頸部的其他部位。

瑜伽體位法中，學生們極常接收到的一個指示是，後彎時要「內捲尾骨」以「保護背部」；這顯然是考慮到內捲尾骨會改變骨盆的位置，從而改變脊柱的位置。當我們改變骨盆的位置時，也直接地影響到背部的功能。

關於這一點，你或許可以重讀第一章的第一個部分，尤其是文中所轉述的故事；切記，故事中的學生發現她在站立時，若可以將骨盆

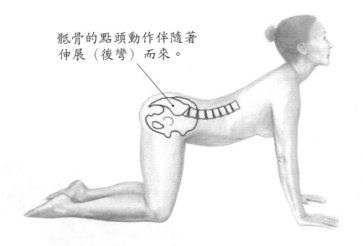

骶骨的點頭動作伴隨著
伸展（後彎）而來。

圖 3.10

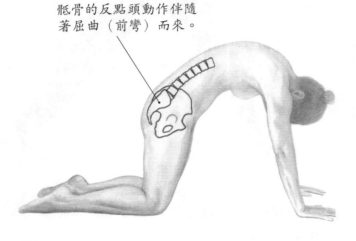

骶骨的反點頭動作伴隨
著屈曲（前彎）而來。

圖 3.11

帶往中立位置，就能使整根脊柱保持在正常的位置，從而提高站姿的穩定性。

骨盆與脊柱在後彎中的運作同樣合作無間。但因為我們可以更容易地看見、感受，並理解骨盆的運動，在此，我們將把重點放在後彎中的骨盆。

當尾骨朝天花板方向往上移時，骶骨頂端（骶骨的第一節脊椎 S1）就會朝地板方向往下移；這個動作被稱為「點頭」（nutation），來自拉丁文的 nutare，意思就是「點頭」（to nod）。骶骨頂端朝身體前方向前點頭，這是骶骨的自然運動，是跟隨著腰椎的伸展或後彎的被動動作。

上述尾骨與骶骨的這兩個動作，在你的身體中始終是同時發生的，除非你故意以人為方式去改變。如果你坐在一張椅子上，讓恥骨壓往椅面的前半部、腰椎後彎，骶骨頂端必然會跟著往前點頭；如果你的背拱起屈曲，那麼骨盆就會後傾、腹部下陷，這稱之為「反點頭」（counternutation）或內捲尾骨。反點頭始終伴隨著屈曲，這是讓下背屈曲而非伸展的一種自然而健康的動作。

隨著腰椎與骨盆在人體中各種位置的改變，包括垂直、水平，或者介於這兩者之間，骶骨會出現點頭與反點頭的動作。如果你在瑜伽體位法練習以及日常生活的動作中多加留意，你會開始愈來愈頻繁地注意到這種被動的運動。

點頭動作隨著腰椎伸展而來，反點頭動作則伴隨著腰椎屈曲而來。這些運動沒有任何肌肉的參與，點頭與反點頭的動作也不會在腰椎伸展與屈曲未發生的情況下單獨出現，除非你有意識地加以干預；因此，這些運動就是我們所稱的「被動關節運動」，骶骨被動地跟隨

著腰椎動作——除非你故意去改變這樣的動作。

請記住，你的身體比你聰明。在沒有疼痛也不會受傷的情況下動作，遵循身體的自然法則後彎，讓骶骨自然而然地點頭。你的腰椎與骶髂關節都會為此而感謝你。

本章要點

→ 任何時候，你的骨盆位置都會形成並影響你的脊柱位置，反之亦然。

→ 骨盆是一個骨環，以整體的方式移動：當一側移動時，另一側也必然會跟著移動。

→ 讓你的骶骨與腰椎以它們的自然節奏移動，不要在後彎時內捲。

凝神練習

不論是在體位法練習或是日常生活中，試著想像所有的站立動作都是從骨盆開始啟動，脊柱始終跟隨著骨盆移動。

注意事項

如果你進行這些姿勢時感到疼痛，尤其是膝蓋、腳踝，或是背部等處，不妨先停止，在繼續練習之前找一位訓練有素的老師。切記，對於關節來說，沒有所謂健康的疼痛；在繼續練習之前，不妨考慮先諮詢你的醫療照護者。

所需器材

• 防滑瑜伽墊
• 兩塊瑜伽磚
• 摺疊瑜伽毯

三角伸展式
（Extended Triangle Pose, Utthita Trikonasana）

展開你的瑜伽墊踏上去，做一、兩個呼吸。

現在，雙腳分開如圖3.12所示。將右腳腳趾轉向自己，腳趾朝內；將左腳向外轉到比九十度多一點，腳趾略微指向你身後的牆壁方向。

如果你有瑜伽磚，將你的磚放在左腳外側；對初學者來說，這是一個好方法。如果你用了兩塊瑜伽磚，把下面的磚放低，這樣會較爲穩固，上面的磚可以中間或最高的高度立起。

當你的左腳向外轉時，注意是你的整條左腿往外轉，要從左側髖關節處開始轉動整條大腿，膝蓋與脛骨也是如此。務必盡可能地讓你的左膝蓋骨朝向後方牆壁，而不是向前超過你的大腳趾；你的左膝蓋骨與左腳完全對齊。

當你進入這個姿勢，你的雙腳與雙腿如上所述調整對齊，你的骨盆也必須跟著一起轉動：左側骨盆完全轉向左側，右側骨盆則被動地隨著你的動作移動。但別強迫右側骨盆使勁轉動，否則你可能會做過了頭；相反地，你只要允許骨盆的自然智慧自行展現與發揮，你的骨盆就會適如其分地轉動，你的軀幹也會略爲轉向左側。

在這個位置，你不用試圖將左側骨盆拉回原位，也不用想像要在兩片窗玻璃之間移動，更不用設法以你的骨盆去完成不可能的任務；你只要讓股骨頭上方的髖臼以健康而自然的方式移動，亦即你進入這個姿勢時它本該如此運作的方式來移動即可。

我曾經遇過一位經驗豐富的學生，她在課堂上熱淚盈眶地告訴我，當她在做三角式時，依據我的建議讓骨盆自然地移動而非使力讓它前傾，那是她十年以來頭一回在練習這個姿勢時，感覺髖關節前側不會疼痛。當我們違反身體的自然智慧時，總是得承受痛苦；你的髖關節比你聰明。

現在，將雙臂從身體兩側舉起並平行地板，往身體相反方向伸展。從肩胛骨開始往外伸展。保持雙腿完全打直，吸氣，協調呼吸與動作；吐氣，再逐漸更進一步地往外伸展。此時，稍微收回並開始往下伸展，讓右側骨盆朝右腿擺回，左手則置放在腳踝或是瑜伽磚上。

如果你使用一塊瑜伽磚，用指尖壓住磚即可，不要用手掌去壓。

只用指尖會提醒你，這個動作的重點在於將右臂的能量往上移，而非讓左臂往下垂，或是肩膀往下塌以碰觸到地板或瑜伽磚。

不必使勁往下伸展，這不但完全沒問題，而且往往更有效且更令人愉快；確定你的瑜伽磚提供了足夠的高度，讓你得以待在這個姿勢中做幾次呼吸，並且樂在其中。若非如此，不妨起身並調整瑜伽磚的高度。

在這個姿勢中，切記要直視前方，別抬頭或低頭，並且自然地呼吸，手腳宛如星形般向四面八方伸展開來：後腳向下壓，尤其是左腳跟前方、足弓的起點，雙臂分開、左右肩胛骨亦伸展開來，左側軀幹往下拉伸，讓肩胛骨與耳朵保持距離。

在這個姿勢中，你的右側骨盆會略微前傾。再看一下圖 3.13 中示範者的後臀位置。當你處於這個位置時，你的肚臍會略微朝下。將右大腿頂端稍微向後、收往你的身體，感受那股接地的能量，尤其均等地分布於後腳的外內側。別扭曲你的腳踝。

現在，吸氣，然後呼氣，保持軀幹不動。這意味著你在保持肩帶（shoulder girdle）與骨盆不動的情況下，將柔軟的腹部、心臟，以及肺部轉向左側並往上打開。

關於這個姿勢的另一幅意象是，想像骨骼保持不動，你的柔軟身軀將從背部與側腰向前旋轉並捲向天空，從而打開你的身體前側，你的胸部也會跟隨腹部這種充滿能量的運動。這就是三角伸展式的真正開展。吸氣，起身，讓另一側也重複同樣的動作。

在這個位置，當你用骨盆轉動柔軟的身軀，你不會拉傷或傷害你的腰骶椎。然而，你可能會開始愛上這個姿勢並希望更頻繁地練習它。

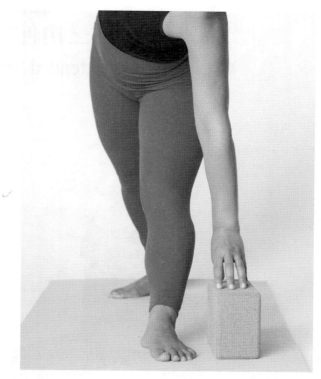

圖 3.12

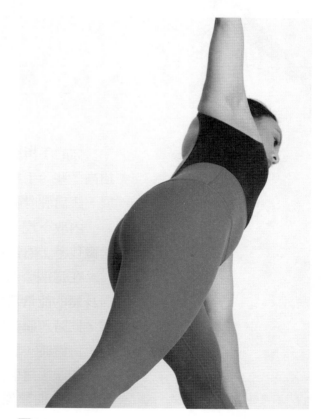

圖 3.13

側三角伸展式
(Extended Side Angle Pose, Utthita Parsvakonasana)

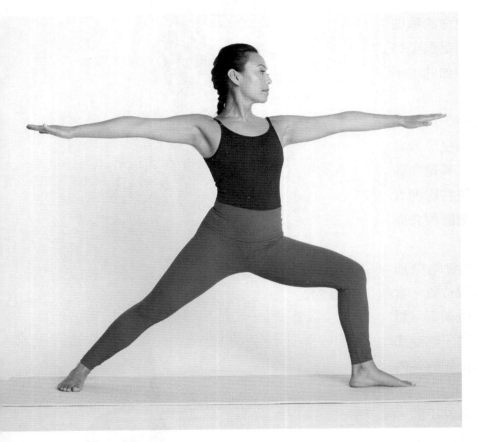

圖3.14

踏上你的瑜伽墊，雙腳分開比三角式更寬，大約三英呎半（約一一〇公分）或者稍微再寬一些。在右腳外側放一塊瑜伽磚，調整到你認為自己可能需要的高度；左腳外轉略微大於九十度，右腳則位於大約一半的角度。將重量放在後腳外側，大部分放在前腳後半部；左腳腳掌可以承受若干重量，但腳趾相對地輕放在地板上。雙臂往身體兩側抬起。

先吸氣，呼氣時，左膝彎曲至左腳小腳趾正上方，左大腿在無緊繃壓迫感的情況下，隨之彎曲至盡可能與地板平行的位置。

在這個位置暫停一下，雙腿保持不動，呼氣時，伸展左臂並將手指放在瑜伽磚上作為支撐。

你的手指應保持穩定；別用整個手掌撐住瑜伽磚。想像自己往上抬高了些、手指也離開了瑜伽磚。將您的右手臂以對角線越過頭部伸展，讓肩胛骨隨著手臂一起延伸出去，不要鎖住它，讓它自由伸展。

內收下巴，轉頭直視前方，讓右臂從耳朵後方伸展出去，視線稍微往下，看往你的下眼皮方向。

在這個姿勢中，你的心智焦點（mental focus）在於往內收攝，而身體的能量藉由雙腳與雙腿往下，並藉由雙臂與雙手往外及往上擴展，同時，軀幹的旋轉動作會帶動肚腹與胸部轉往天花板方向。當你往上旋轉時，注意別讓左膝往前移至超過左腳。

切記，這個姿勢的第一個部分類似勇士二式（Warrior II Pose），第二部分則類似三角式。當你往上伸展時，讓骨盆略微轉往左腳方向，就像你在三角式中往下時移動骨盆；不必收回你的骨盆或讓它保

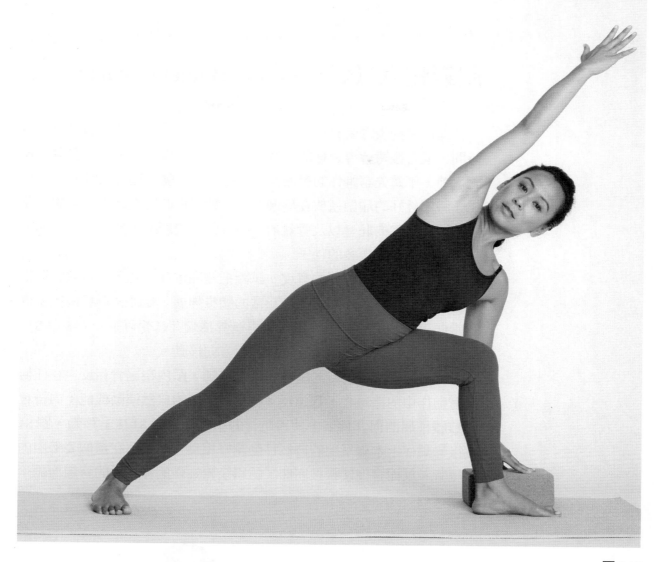

圖3.15

持不動，它必須略微往前並往下轉，讓整個脊椎與軀幹得以形成一條和諧的對角線。

你會注意到，你的右側骨盆比左側骨盆略微往前，而左側骨盆則略往後移。這是骨盆正常的排列方式。切記，骨盆是一個骨環，如果左側骨盆往後移，那麼右側骨盆就必須往前移；這樣的動作並非某種塌陷狀態，而是一種健康的運動。此時，雙腿應向外旋轉並外展。

你的背部應保持正常曲線而不內捲，如果內捲，你就會阻礙骨盆在髖關節上方自然移動的能力。保持正常呼吸。

解開動作時，讓右掌往上，朝向天花板方向，舉起手掌與手臂並往後上方壓下，順勢抬高身體回到起始的位置。起身後呼吸，再換邊進行。

眼鏡蛇式（Cobra Pose, Bhujangasana）

　　進行這些後彎姿勢時的特別注意事項：如果你懷孕三個月或更長時間，或者後彎會導致你的下背部疼痛，避免做這些姿勢。在開始練習之前，不妨先諮詢你的醫療照護者以及有經驗的瑜伽老師。

　　將摺疊好的瑜伽毯放在瑜伽墊上，就在你的肚腹趴下的位置。花點時間確定你的恥骨以及骨盆前方的骨頭感覺舒適，倘若不是，你或許可考慮再放上更多的毯子。

　　雙腿分開到你想要的寬度。試圖把雙腿併在一起，只會讓腰骶椎更難以自然地移動。切記，在正常的腰椎伸展（後彎）過程中，腰椎正常曲線的幅度會加大，從而牽引骶骨頂端（骶骨的第一節脊椎S1）被動地跟著移動，並略微往下朝地板方向移動。

　　當這種情況發生時，尾骨會往上移動，跟內捲尾骨相反。在任何後彎動作中內捲尾骨，都違反了腰椎與骶骨的自然運動機能；內捲會導致腰椎屈曲而非伸展，使得骶骨的第一節脊椎S1往上移動，跟S1在後彎動作中本應呈現的自然移動剛好相反。如果你在這個姿勢中內捲尾骨，反而會促使腰椎屈曲，這跟後彎動作的伸展目的背道而馳。

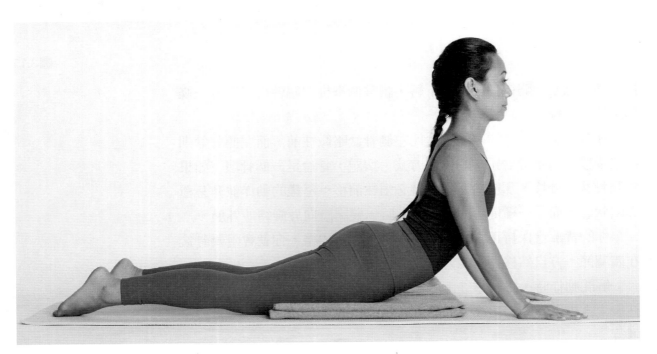

圖 3.16

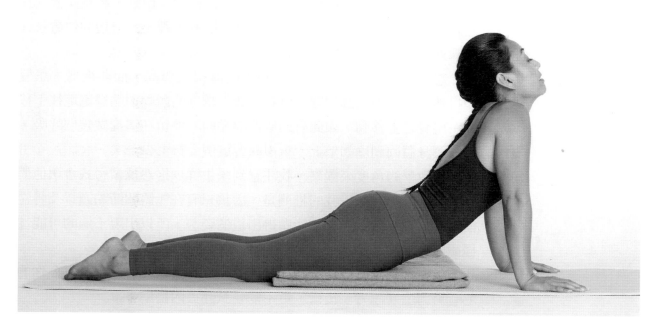

圖 3.17

眼鏡蛇式是一種後彎，注意圖 3.17 中的示範者如何內捲尾骨、壓平腰椎、聳起肩關節。

練習後彎的眼鏡蛇式時，先將雙手置於肩膀下方，將肩胛骨朝後腰方向往下拉；吸氣，呼氣時身體往上抬起，進入眼鏡蛇式。讓尾骨自然抬起，這跟內捲是完全相反的動作，而且也是背部的自然運動——如果你允許骶骨自然移動的話，它會「想要」這麼做。想像你的身體往上抬起時，骶骨的最頂端正朝瑜伽墊方向往下壓，並務使你的後腦勺略微往後並往上拉，同時讓下巴保持與地板平行。

注意，當你的雙腿自然打開、尾骨自然往上移動，使得上方骶骨隨之垂下或說點頭時，留心體會這個姿勢所帶來的美好感受；停留在這裡做幾個呼吸，然後讓身體往下回到瑜伽墊上。暫停一下，然後再重複這個姿勢。

弓式（Bow Pose, Dhanurasana）

　　把摺疊好的瑜伽毯放在瑜伽墊上作為襯墊。俯臥，將襯墊置放在肚腹下，彎曲膝蓋，雙手從外側握住雙腳的腳踝，大拇指的位置就在腳踝外側。呼氣，身體往上抬起。

　　想像你是在一條從肩膀到膝蓋的直線上舉高，而非後彎。讓雙腿自然分開，別試圖把雙腿併在一起；讓你的骶骨頂端穩定地往下移動，尾骨往上移動，如此有助於促成點頭。停留在這裡做幾個呼吸，然後讓身體回到瑜伽墊上。重複練習這個姿勢至少一次。

　　從教學的角度來觀察，我注意到學生鮮少抱怨練習弓式會讓他們的下背部疼痛；所以我的推測是，因為只有在骶髂關節點頭以及骨盆前傾的情況下，我們才可能做得出這個姿勢，所以出現不適的可能性極微。

　　這些都是身體的自然動作，因此，練習這個姿勢幾乎不需要你的心智努力去「思考」後彎，更不需要試圖去內捲尾骨。

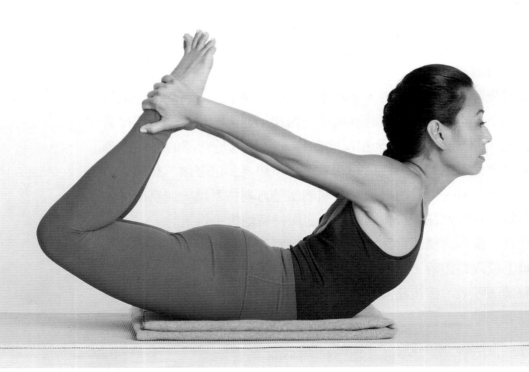

圖3.18

駱駝式
（Camel Pose, Ustrasana）

把摺疊好的瑜伽毯放在瑜伽墊上，再取來兩塊瑜伽磚。跪下，雙腿自然分開即可。

將兩塊瑜伽磚皆以最高的高度立起，置於雙腳腳踝外側。呼氣，雙臂往後伸，將雙手穩定地放在瑜伽磚上。在這個姿勢中，不去內捲尾骨極為重要；相反，想像你的骨盆正在往前移動、恥骨正在往下移動，從而帶動骨盆前傾、骶骨點頭，以及腰椎的伸展。

同時，想像把大腿的最頂端往後拉，從而使得骨盆往後並往下移動，大腿也跟著往後移動。實際的效應是，你會感覺中背有力地上提，其餘的胸椎與腰椎部分則呈現美好的弓形。

如果你感覺舒適，可以讓你的頭完全往後垂放。如果你沒辦法這麼做，就讓頭部保持往上抬起。切記，停留在這裡做幾個呼吸，然後才結束動作。再重複練習一次。仔細思忖你的背部有什麼樣的感覺。

注意圖3.19中示範者的上背部。因為她讓骨盆往前移動並讓恥骨往下傾斜（這是與內捲相反的動作），使她的上背形成完美的弓形。當你做後彎動作時，後彎就好，別在進行腰椎伸展的過程中試圖內捲尾骨，反而導致腰椎屈曲。

認為我們應該在後彎時內捲尾骨，只是一個瑜伽迷思，這麼做會使身體產生混淆並無視其與生俱來的智慧。你的身體比你聰明，聽它的準沒錯。

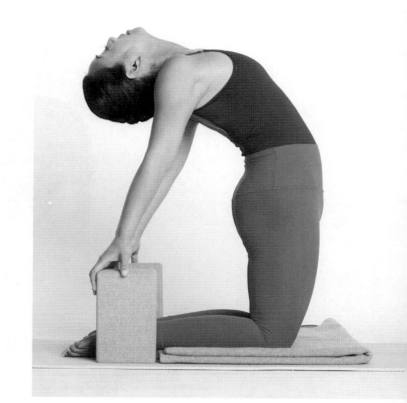

圖3.19

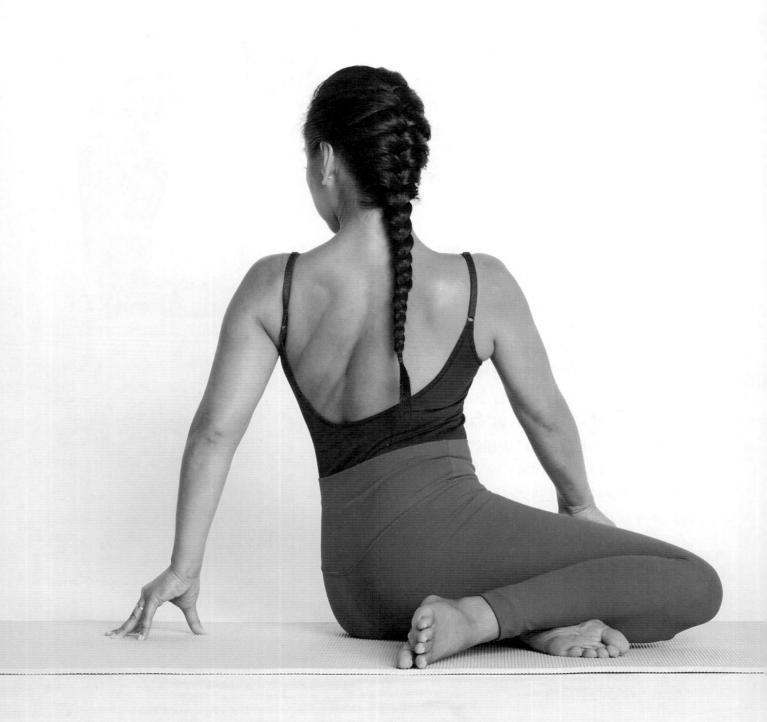

4

解放你的骨盆與脊椎，第二部

扭轉與坐姿前彎

骨盆就是一切。

　　有天我在練習坐姿寬腿前彎式（Wide-Angle Seated Forward Bend, Upavistha Konasana）時，我決定往一側伸展；於是，我遵循以往老師的教導，穩定地固定好我的骨盆，讓我的坐骨保持在地板上，然後身體朝我的左腿扭轉，同時雙手也伸往我的左腳方向。

　　突然間，我聽見一聲響亮而不祥的「啪」！於是我馬上結束了練習。但是接下來幾天，我注意到右側的骶髂關節部位感覺愈來愈不舒服，使我無法進行坐姿與站姿的扭轉練習，而進行前彎姿勢時也同樣不適。

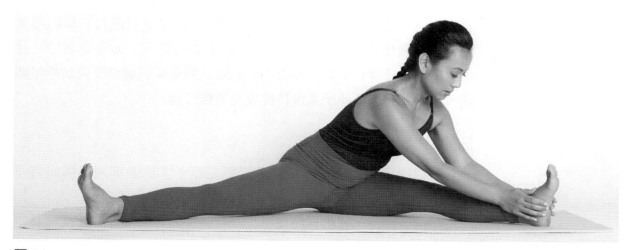

圖 4.1

最後，我終於安排去一位骨科醫師那裡看診。但是，當我示範給他看我是做什麼動作受傷的時候，他的反應是對我說：「你沒有背痛。」然後他請護士進房間來看我是多麼地靈活。事後回想起來，我猜他不常有這類筋骨柔軟的病人，也不熟悉瑜伽體位法中骶骨與骨盆的生物力學。因此，當我離開他的診間時，我還是不知道自己發生了什麼事、為什麼會發生，以及同樣重要的是，如何預防這種情況再次發生。

疼痛並未消退，因此，我只能靠自己搞清楚我的背到底是怎麼回事；接下來的這個禮拜，我每天只練習一種姿勢。在我只練習坐姿扭轉的那一天，第二天早晨我會疼痛異常，而且幾乎無法起床；這個經驗使我印象深刻，我顯然是以一種我的身體並不喜歡的方式在練習扭轉。我逐漸發現了扭轉的解剖學現實，也了解我是在什麼地方誤入歧途。

你為什麼必須了解這一點

當瑜伽老師在指導扭轉姿勢時，尤其是坐姿扭轉，往往會教學生要「固定坐骨」，而這正是我受傷時所做的事。我希望讓你了解，為什麼練習扭轉時，固定坐骨是一種不符合解剖學與功能性的方式，讓你不會重蹈我的覆轍。

我從吃過的苦頭中所汲取的教訓是，扭轉必須在骨盆與骶骨一起移動的情況下進行，而非使骨盆固定不動。固定骨盆同時扭轉脊柱，實際上會脫離骶髂關節，並拉傷關節周圍的韌帶結構；在我開始用這個新方法來練習扭轉之後，我的疼痛消失了，而且再也沒有復發。

在本章中，你會了解為什麼我練習扭轉的新方法對我行得通、對你也行得通，而且你這麼做還可以防止自己受到跟我一樣的運動傷害；這種傷害在瑜伽學生中，可說是太常見了，而它是基於一種誤解——對於骨盆的髂骨與脊柱的骶骨之間真正的解剖學與功能性關係，以及關節需要什麼來保持健康並遠離疼痛。

你的結構

在繼續讀下去之前，請先重溫第三章中「你的解剖結構如何運作」這個部分，它將有助於讓你了解本章的內容。

在這個部分，我們會將重點放在骨盆與骶骨的關係。這兩塊骨頭相連之處稱為骶髂關節（參見第50頁圖3.2），由骨盆兩側的髂骨與

髂骨組合而成。

關於骶髂關節，在練習瑜伽體位法時務必切記的最重要一點是：
它是一個為了穩定而非活動而設計的關節。雖然這個關節可以容許少
量的活動，以方便我們行走並從站姿到坐姿、再回到站姿的移動變
換，但這種活動範圍僅止於二到四公分而已。

與肩關節、髖關節，或是膝關節等其他主要關節比較起來，這並
不是很大的活動量，因為骶髂關節的設計是為了在骨盆與脊柱之間發
揮穩定的功能，因此，當你練習瑜伽體位法時，尊重這樣的穩定性，
就成了讓骶髂關節保持健康快樂並免於疼痛的關鍵。

注意圖4.2與4.3中有許多韌帶，它們的功能是將骶骨與骨盆連結
在一起。這些韌帶不僅為數眾多，更是寬闊有力。

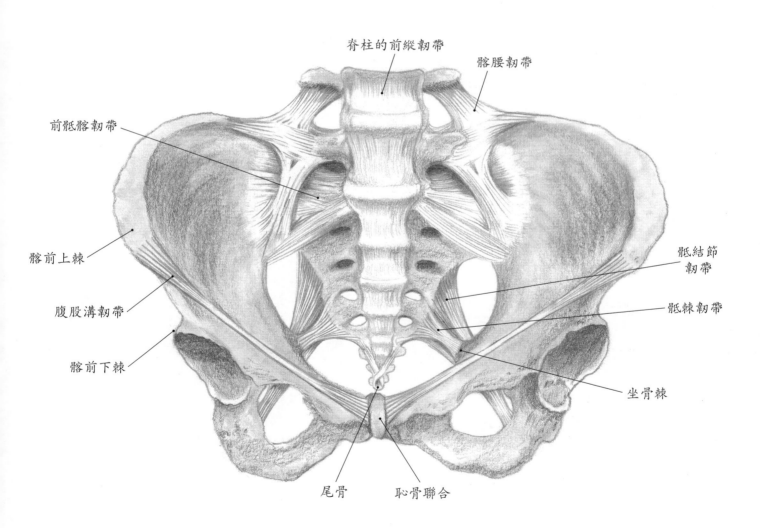

脊柱的前縱韌帶

髂腰韌帶

前骶髂韌帶

髂前上棘

腹股溝韌帶

髂前下棘

骶結節
韌帶

骶棘韌帶

坐骨棘

尾骨　恥骨聯合

圖4.2

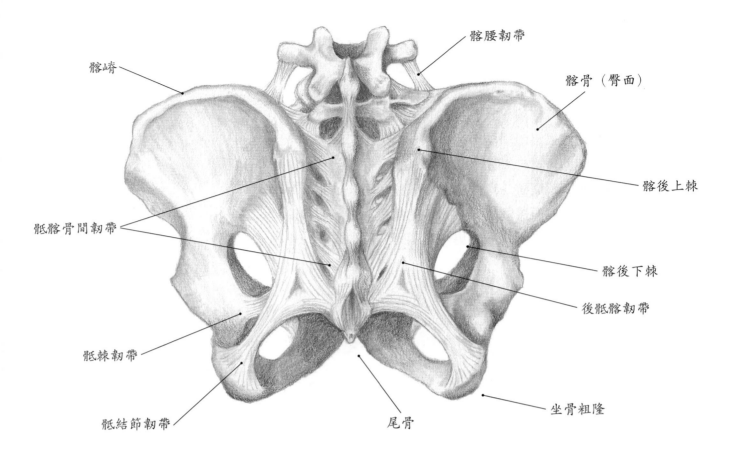

髂腰韌帶

髂骨（臀面）

髂峰

髂後上棘

骶髂骨間韌帶

髂後下棘

後骶髂韌帶

骶棘韌帶

坐骨粗隆

骶結節韌帶

尾骨

圖4.3

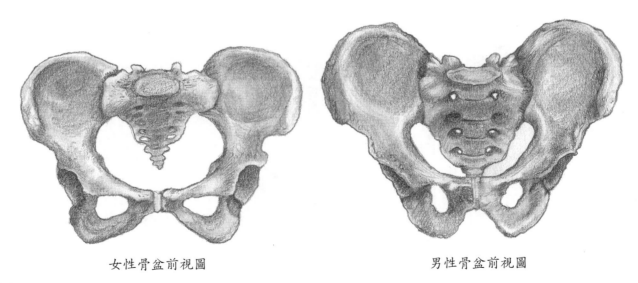

女性骨盆前視圖

男性骨盆前視圖

圖4.4

這些韌帶的完整性，對於我們保持直立的姿勢，以及維持行走、蹲踞、提舉、坐下、彎俯、展臂等日常活動來說，至關緊要。

除了骶髂韌帶的強度與數量，還有其他會影響骶髂關節穩定度的因素。有趣的是，這些因素與性別有關；女性骨盆的結構適合分娩，與男性骨盆的結構截然不同。

男性的骨盆在形狀上窄小得多，骶骨更窄長而彎曲；而女性的骨盆頂端則寬得多，骶骨更短、更寬、更平，也更趨向於垂直。

男性骨盆與女性骨盆的另一個結構上的差異是，女性的骶髂關節本身較淺。當關節面比較深時，關節兩塊骨頭間會較為吻合，或說接觸面積較大。舉例來說，髖關節是一個較深的關節，髖臼提供了圓滑且寬敞充足的表面積以容納大而圓的股骨頭；關節的深度強化了髖關節在站立與行走時所需的穩定性。換句話說，髖關節表面有許多吻合處。

然而，女性的骶髂關節並非如此。對女性來說，這些關節面往往淺了些；這一點對於站立至關緊要，因為在站立時，骶骨會藉由它所承受的軀幹、頭部、手臂重量，自然地「楔」入並抵住髂骨，地心引力會將這些較大的身體部位往下拉，幫助骶骨保持「鎖」在倚靠著髂骨表面的更穩定位置上。

當骶骨成大約三十到四十度角並在一條對角線上時，這種「楔入」的穩定性最大。

這意味著，當你內捲尾骨使骶骨垂直或趨近垂直時，你會解開關節的「鎖」、反點頭、減少吻合度，從而降低穩定性。在站立時內捲尾骨並不會提升下背的穩定性，反而會摧毀這種穩定性，這樣的動作對於女性的下背、髖部，以及骶髂部位尤其棘手，因為女性的骶骨本來就比男性的骶骨來得更為垂直。為了站立時的穩定而內捲尾骨是一個瑜伽迷思（參見第21頁圖1.5）。

即便有上述提及由地心引力造成的楔入機制之助，還有另一個結構上的原因會導致女性的骶髂關節較不穩定：女性的骶骨連結骨盆處的關節表面積較小。將男女的骨盆加以比較，男性通常有三節骶骨與骨盆相連，而女性可能只有兩節。別忘了，男性的骶骨比女性長。

比之男性，女性骶髂關節較不穩定的第三個結構上的原因，則與髖關節之間的距離有關：以比例來說，女性的髖臼距離比男性寬。當一個女人的右腿踏出往前走時，她扭轉右側骨盆向前、左側骨盆向後，這跟男人的步行動作並無二致；但因為她的左右髖臼相距較遠，

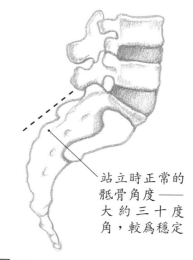

站立時正常的骶骨角度——大約三十度角，較為穩定

圖4.5
站立時正常的腰椎曲線

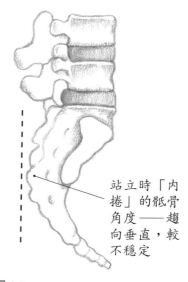

站立時「內捲」的骶骨角度——趨向垂直，較不穩定

圖4.6
站立時「內捲」（屈曲）的腰椎曲線

比之一個身高與骨骼結構跟她如出一轍的男人，施加於她的骶髂關節上的扭轉力會比那個男人更大。而由於槓桿臂更長，當她的右腿往前踏時，從右側骨盆前方斜跨到左側骶髂關節的槓桿力只會更強；當然，當她的左腿往前跨時也是如此，右側的骶髂關節也會略微扭轉。

最後，女性還得經歷月經、懷孕、哺乳的荷爾蒙變化以及生產的挑戰，這些都會影響骶髂韌帶的功能。大體來說，女性的荷爾蒙會使全身的韌帶都較為鬆弛，部分原因是為了讓恥骨聯合在分娩時得以擴張；當恥骨聯合稍微打開時，也會壓迫將骶髂關節固定於骨盆後壁上的韌帶。

女性發生骶髂關節問題的原因，大約有百分之八十五是由於男女骨盆結構上的差異加上女性荷爾蒙的變化。在接下來的段落中，我們將學到骶髂關節可以如何在扭轉與前彎中，以一種健康的方式來移動。

你的解剖結構如何運作

骶髂關節的作用在於固定骨盆，同時提供我們所需的些微滑移，尤其是在走路和從坐姿轉為站姿時的姿勢變換，反之亦然。當我們移動時，我們骨盆的骶骨與髂骨也幾乎毫無例外、協調一致地移動。

正如第三章所述，當我們後彎時，骶骨的第一節脊椎S1會朝肚腹的方向往前擺動（點頭）；而當我們前彎時，S1節脊椎則會朝後方牆壁的方向往後移動（反點頭）。切記，這些移動雖然極微但絕對必要，不但讓我們得以從站姿變換到坐姿、再從坐姿變換到站姿，也讓我們得以行走。

舉例來說，當我們伸出右腳、往前邁步時，右側骨盆會略微向前或向左側骨盆前方扭轉，而左側骨盆會略微向後；當左腳往前邁步時，則反過來由左側骨盆引導同樣的過程。這些動作雖然微細，卻影響我們的移動甚鉅。

在我們嘗試坐在椅子上時，也需要用上這些動作。當我們開始坐的動作，骶骨的S1節隨之點頭；而當我們坐上椅子，腰椎屈曲或拱起，S1節隨之反點頭。你可以自行加以感受：站在一張穩固的椅子前，開始慢慢坐下，注意你如何欠身往前傾以及腰椎如何後彎；當你的骨盆來到椅座時，你開始讓腰椎屈曲，S1節隨之往後移動，事實上是整個骶骨從頂端開始往後移動，或說反點頭。這些動作，都是隨著腰椎的位置而改變的正常被動運動。

當你站起時,動作剛好相反。當你開始站起時,你通常會朝椅子的座位前方移動並同時前傾,帶動腰椎的伸展;你的身體會將骨盆移往雙腿與雙腳上方,以便承受身體的重量。試著站起時保持腰椎屈曲,你會發現這麼做是行不通的。

讓我們將骶骨的作用是穩定關節的這項認識,運用在瑜伽體位法的扭轉練習上。先嘗試這個姿勢:坐在你的瑜伽墊上進入巴拉瓦伽扭轉式(Bharadvaja's Twist, Bharadvajasana),你基本上是坐在你的左大腿及左臀上,膝蓋彎曲、雙腿擺向右側,如圖4.7所示。

現在,固定你的坐骨與骨盆不動。右手越過大腿、伸往左腿方向,並置放在左腿外側、左膝上方。呼氣時,嘗試在骨盆不動、坐骨固定的情況下扭轉;你會發現你扭轉的幅度十分有限,或是無法讓大部分的脊椎跟著扭轉。扭轉的部分主要是下段的胸椎,最好的狀況是你只感覺這個姿勢不怎麼令人愉快,最糟的狀況是你可能感覺疼痛;理由很簡單:當你固定了骨盆,然後用手臂去拉動並扭轉脊椎,你是在讓骨盆保持不動的情況下去扭轉整條脊椎——包括骶骨。

在骨盆保持固定不動的情況下,你事實上是朝一個方向扭轉你的脊椎,同時朝另一個方向扭轉你的骨盆。這時,你正對骶骨韌帶施加壓力,而且極可能在試圖扭轉更多的情況下過度拉伸這些韌帶,同時處於一個不甚舒服的姿勢。解開你的動作。

現在,再試一次,但想像你固定不動的位置不在骨盆以及/或者坐骨,而是右

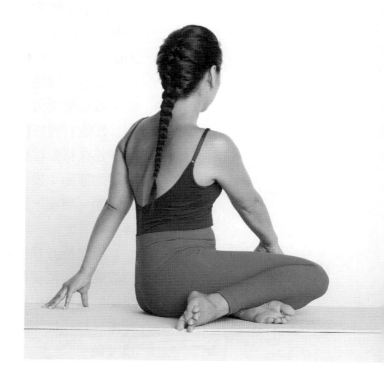

圖4.7

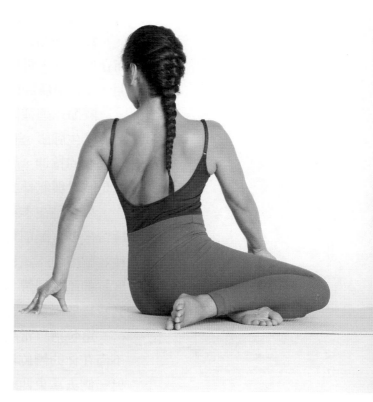

圖4.8

大腿的最頂端部位，也就是大腿連接腹部的所在。專注在這個部位並使其保持固定，呼氣時，嘗試扭轉，藉著移動位於髖關節上方的骨盆來啟動扭轉；右大腿保持往下壓，即便它會略微往上抬起也無所謂。

你也可以這麼想像：你的右大腿正強而有力地往外伸展，距離骨盆與髖臼愈來愈遠而且變得愈來愈長。

你的右臀可能會略微往上抬起，但實際上這是姿勢的一部分，只要你正在移動位於股骨頭周圍及上方的骨盆髖臼，從而產生從髖關節啟動的運動；換句話說，骨盆是與脊柱一起移動，而不是往相反的方向移動。現在，試著在巴拉瓦伽扭轉式中，用這個新方法往另一側扭轉。

以這種方式扭轉，你所做的只是改變你的觀念：你認為該在什麼位置固定這個姿勢。你固定的是你的腿，而非坐骨與骨盆；切記，你是從髖關節帶出這許多姿勢，尤其是所有的前彎與站姿。而在這些姿勢中，你是從你的腿出發，並且以你的腿在固定。在扭轉的姿勢中也這麼做。

為什麼用這個方法扭轉可以保護骶髂關節呢？因為這個方法可以使骨盆與骶骨一起移動。在瑜伽體位法練習以及日常生活中，健康的扭轉運動關鍵很簡單：從你的骨盆開始移動。

當你在扭轉中固定骨盆，事實上你等於是將骨盆移出扭轉；然而在此之際，你的骶骨卻被脊椎拉進扭轉的動作中。將骶骨與髂骨分開，正是骶髂關節功能障礙的定義。

關節以這種方式「分開」的結果，導致了關節周圍疼痛，有時甚至會產生腫脹。在體位法練習中，骶骨韌帶的這種慣性伸展往往會造成過度的拉伸，導致關節鬆弛，讓你處於一種慢性錯位的狀態下，也就是髂骨與骶骨並未以穩定方式正確地就定位，導致骶髂關節疼痛。

那正是在本章一開始所述說的故事中，我對自己所做的事。我在練習坐姿寬腿前彎式時固定了骨盆，然後用手臂將我的骶骨與脊椎拉往右腿方向；這種作法不但會使骶髂關節周圍的軟組織受傷，更會過度拉伸骶髂韌帶。無怪乎這種疼痛的症狀讓我長久以來深感苦惱，直到我終於學會，在任何時候都讓我的骨盆與骶骨一起移動。

這包括日常生活的所有活動。開始留心你的骶骨與骨盆的關係，不僅在你的體位法練習中，更在你的日常活動中。當你伸手到身體的另一側去拿東西時，你會讓你的骨盆跟著脊椎移動嗎？當你側睡時，會讓骶骨與髂骨保持協調一致嗎？或者，你是以一種把脊椎往前拉、

把骨盆留在原處的方式躺下？

如果你將這項原則──在骨盆與骶骨之間創造並保持穩定──帶入你的瑜伽練習與日常生活中，便不太可能會有骶骼關節的問題。就這麼簡單。

本章要點

→ 骶骼關節是一個為了穩定而非活動而設計的關節。

→ 移動骶骼關節兩毫米（〇點二公分），我們就可以行走、彎腰和移動。

→ 骶骨和骨盆一定要一起移動，尤其是在扭轉和前彎時。

凝神練習

骶骼關節其實很容易理解。重要的是，當你練習這個章節中的姿勢時，切記骶骨與骨盆要一起移動，讓你得以跟隨著身體的自然智慧，同時還可以防止自己受傷。

注意事項

如果你有下背疼痛的問題，尤其是你已被診斷出有椎間盤疾病、骶骼關節功能障礙，或是對於扭轉或前彎有任何顧慮，請避免這些姿勢。

所需器材

• 防滑瑜伽墊
• 一或兩條瑜伽毯
• 一或兩塊瑜伽磚

反轉三角式
（Revolved Triangle Pose, Parivrtta Trikonasana）

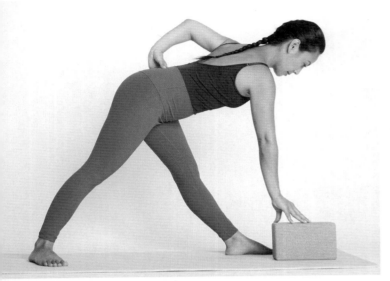

圖 4.9

這是第三章中討論到的三角伸展式之扭轉版本。首先，踏上你的瑜伽墊，雙腳分開兩英呎半到三英呎半（約七十六至一〇六公分）的寬度；將瑜伽磚放在左腳的腳弓側（內側），先與腳弓對齊，但需要的話可將磚往前移。當你進入這個姿勢時，瑜伽磚需放得多遠，部分取決於你的軀幹有多長；嘗試把磚放在幾個不同的位置，來找出一個對你來說最舒適的距離。

轉身面向你的左腿，將左腳轉往左側，略微超過九十度角；將右腳往內轉，朝前約四十五度角。現在，你的右腳腳趾與左腳腳趾幾乎都朝向同一方向；你或許也想將左腳往右移動幾英吋，讓自己在這個姿勢中踏得更穩。多試幾次，找出對你來說最適合的距離。

現在，將骨盆轉向前腳，亦即讓軀幹面向左腳；吸氣時，將手臂往上舉過頭頂，前彎，將右手手指穩定置放於磚上，並在呼氣時將左手手肘朝天花板方向上提。讓整個軀幹隨骨盆一起扭轉，慢慢地朝天花板方向伸直手臂，視線往前而非往上看，你的頸部會感覺比較輕鬆。

隨著幾次緩慢而自然的呼氣，輕柔地將骨盆與軀幹往前朝右臂方向移動。左手臂往上舉，同時右手臂往下伸展並下壓；別讓你的大部分重量落在瑜伽磚上，而是想像你正同時往兩個方向伸展，重點是往上抬，而非讓重量往下垂落到下方的手臂。

從骨盆帶出扭轉的動作，在你的股骨頭

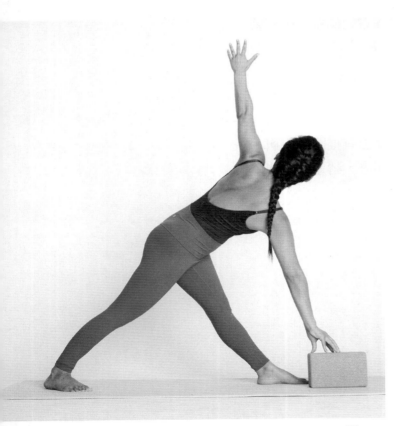

圖 4.10

上方往前移動。務必讓你的右側骨盆比左側骨盆更接近地面，但並不是在左側骨盆之前或之後。也別讓你的骶骨平行地面，如果你這麼做，你會因為固定了骨盆並將脊椎拉離骨盆而施壓於骶髂關節上。從骨盆開始移動，會讓扭轉更為深入、輕鬆、容易，而且更令人感到滿足。

接著，想像你的腰椎後彎、胸椎扭轉，使你的左肩胛骨與右肩胛骨連成一條垂直線；胸椎的中段也略微後彎。

當你停在這個姿勢中時，嘗試這麼呼吸（但如果你已懷孕應避免這麼做）：吸氣，然後完全呼氣，從骨盆深處啟動扭轉，彷彿下腹部的器官引導著這個扭轉的動作，然後再次吸氣，想像將你的腹部器官從面對地板轉向面對天花板方向；在進行這個小幅度的扭轉動作時，把氣完全吐出。一旦你處於扭轉姿勢時，徐緩地呼吸，再試一次將氣完全吐出後進行扭轉。

當你從骨盆開始啟動扭轉，讓骶骨與骨盆保持協調一致時，這樣的動作最有益於健康。讓骨盆可以繞著髖關節旋轉並且完全參與這樣的運動，你的扭轉會更深入、更令你感到滿足。

解開姿勢時，呼氣，放下左手，然後將骨盆帶回水平的位置，就像在前彎姿勢一樣，雙手放在地板或腳踝上。起身時吸氣，同時保持脊柱的正常曲線。然後換邊練習。

切記，在反轉三角式中，別試圖讓你的骶骨與骨盆保持水平，否則你的骶骨被這個姿勢往後拉的同時，你脊椎的其餘部分卻在將它往前拉；如果你用這種方式扭轉，肯定會覺得動作完全不到位，而且腹部器官承受不到任何壓力；然而，這種壓力是我認為扭轉動作中最重要的部分之一。

無論是站姿或坐姿的扭轉，扭轉所帶來的壓力會擠壓器官；而當你解開扭轉時，器官會恢復到原來的自然形狀。確定你是從器官而非僅是從脊椎來啟動扭轉練習的方法之一，就是你在進入這個姿勢以及／或者結束姿勢時會感覺發熱；扭轉之所以會讓人暖和起來，是因為我相信扭轉有助於刺激並移動腹部的阿帕納（apana）能量。

如果你在骶骨與後骨盆保持與地板平行的狀態下練習扭轉的姿勢，你將無法為腹部器官帶來這種健康的壓力；而且在我看來，你也無法獲得練習扭轉姿勢的完整好處。此外，若是讓骶骨與後骨盆與地板保持平行，你等於是在固定骨盆的情況下，同時把骶骨往前拉，而這麼做只會壓迫到骶髂關節。

坐姿扭轉聖者馬里奇第三式
（Seated Twist, Marichyasana III）

這是現代瑜伽體位法中最常教授的扭轉姿勢之一。首先，坐在你的瑜伽墊上並彎曲左膝，讓左腳跟左側坐骨完全對齊，而左腳與腹股溝之間則可以留出些空間。

如果你把左腳放在觸及右大腿內側的位置，你的左膝就會略微往外，從而改變了股骨與髖關節的相對位置，增加了扭轉的難度。你的脛骨應該保持垂直，因此，只要適度彎曲你的膝蓋就好，讓你的脛骨不會離左大腿太近或太遠。

如果你感覺自己往後倒，試著把你的腳跟移遠一點，以及／或者坐在一、兩條摺疊起來的瑜伽毯一角；坐在毯子的一角會墊高你的骨盆，你的雙腿會落在毯子的邊緣外。

下一步是這個姿勢中最重要的一個步驟。呼氣，讓你的右腿與右側骨盆往前滑。現在，你的右側坐骨將位於左側坐骨前方幾英吋處。這是一個從髖關節產生的動作。

注意，你現在已經略微扭轉了，甚至可能正對著你的左大腿內側。務使你的骨盆跟著脊椎一起扭轉，這意味著你的骨盆與骶骨一起扭轉了，而這正是一個可保護骶髂關節的動作。

用你的右臂抱住左腿，保持呼吸順暢無阻，呼氣時，進行所有的動作。將你大約百分之九十或更多的重量轉移到左側的坐骨上，讓右臀幾乎碰不到地板。

用身後的左手把自己往前推，藉由將恥骨往下轉往地板方向，讓胸廓水平地前移。確定你的重量仍落在左側坐骨上，右臀幾乎不碰地板。右腿持續往外伸展，確定自己沒有移動左腳，將重量透過左腿脛骨往下壓到左腳上。

吸氣，然後完全呼氣，讓大部分空氣排出肺部並讓腹部肌肉收縮（如果你懷孕了，別使用這項呼吸技巧）。呼氣之後，當肺部排空時，從骨盆開始扭轉；想像移動並扭轉脊椎周圍的腹部器官，就像你在反轉三角式中所做。當你持續往同一方向扭轉時，重複做幾次這樣的呼吸。

你可能會發現，你想讓右上臂繞過左膝或左大腿，但這並非必要之舉；如果你真的讓右手肘繞過左大腿，讓手肘保持略彎，以避免肘

關節過度伸展。你也可以抱著左腿以幫助你完成這個姿勢，就像示範者在下圖4.11中所示範的動作。

　　每當你嘗試增加扭轉的幅度時，確定你是以骨盆來啟動這樣的動作，同時重量仍然落在左側的坐骨上；左腳用力往下踩壓，彷彿你就要用左腳站起身來。切記，左腿的脛骨才是固定這個姿勢的錨點，而非坐骨。

　　在扭轉姿勢中做幾個呼吸，然後慢慢解開動作。務必讓右側也重複同樣的練習。

　　你極可能比平常扭轉得更遠、幅度更大，而且感覺更滿足，也可能在身體的中段或胸部與臉部有發熱的感覺。我相信，正如我之前所述，發熱是腹部器官被擠壓而產生的效應；而正如我前述所提，這種發熱的反應，代表那股散布於整個胸腹部位的阿帕納能量已被釋放出來。有些學生在練習了左右側的扭轉後，都非常想躺下來休息；沒有問題，你當然可以這麼做，這會讓腹部器官經過擠壓作用後伸展恢復。

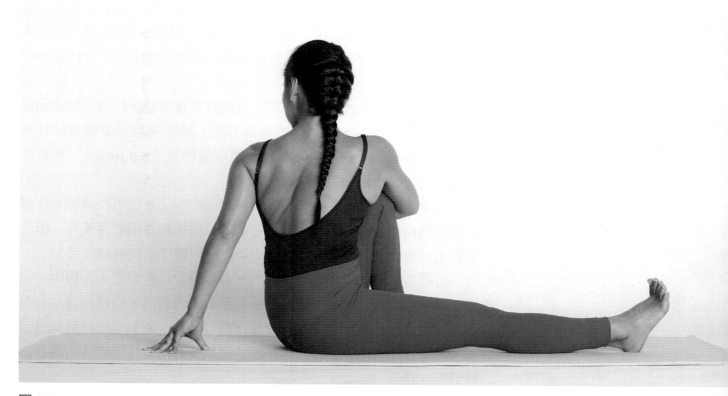

圖4.11

頭碰膝前彎式
（Head-to-Knee Pose, Janu Sirsasana）

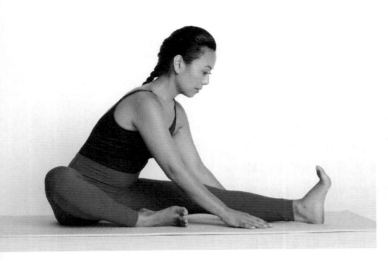

圖 4.12

這個前彎姿勢很受歡迎，但這並不代表它很容易。我很少教剛開始學習瑜伽的學生這個動作，因為他們腿部伸展得不夠，下背卻伸展得過多。如果你的大腿後肌（大腿後側的肌肉）與臀部過於緊繃，或是下背部會疼痛，那麼我建議你不妨略過這個姿勢，以練習傳統的站立姿勢來取代，直到你的狀況有所改善。

練習時，坐在你的瑜伽墊上，雙腳在前方伸直。吸氣，呼氣時，將右腳帶往腹股溝方向，但稍微向外呈對角線。

要觀察的第一件事是你的右大腿與右膝離地板多高。為了進行後續動作，你的右大腿與右膝必須非常接近地板；如果它們已經快要碰到地板了，你或許可以用一條毛毯來支撐你的膝蓋，但高度不能超過三英吋（約七點六公分）。如果你的膝蓋離地很高，進行這個姿勢時要很小心。

此外，為了保護你的下背並從這個姿勢獲得最多好處，你必須能夠坐在坐骨的前方。如果你做不到的話，請略過這個姿勢並練習站姿，尤其是可以讓你的大腿後肌與髖部旋轉肌（hip rotator）更有彈性的站立前彎式。

如果你的右膝已經碰到地板或者接近地板了，你可以繼續。注意這個姿勢也是一種扭轉。你右側骨盆的位置遠在左側骨盆後方，因此事實上，當你坐著時，其實呈現的是一種略微往右旋轉的坐姿。

這個姿勢的挑戰在於，將你的左右側骨盆均等地帶入前彎中；這意味著，右側骨盆的動作比左側骨盆更多，因為為了保持骨盆左右對等，右側骨盆必須比左側骨盆往前移動得更遠。如果徑直向前伸展而並未專注於讓右側骨盆跟著你一起往前，那麼當你往下彎時，將會扭轉到骶髂關節。

在這個姿勢中，雖然右腿是彎曲的，它仍是採取主動的腿，左腿則是接受由右腿與骨盆所產生的前彎動作。當你穩定地往下壓住右髖

關節的根部，右腿固定了這個姿勢；同時，右側骨盆藉由提起並翻往固定不動的右股骨根部而產生了這個動作。如果你在前彎時，沒能比起左側骨盆更專注於右側骨盆上、並將其移往股骨的位置，你也會壓迫到骶髂關節。

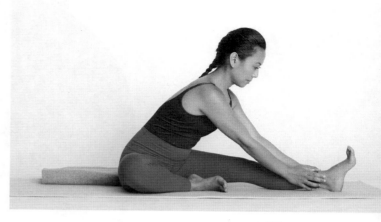

圖4.13

　　吸氣，然後呼氣，從骨盆開始動作，讓你的軀幹轉向左側；在這個略微扭轉的動作中，讓右側的骨盆跟著你一起轉動。右手前伸並抓住左腳膝蓋或腳踝外側，藉著讓骨盆前傾來完成這個動作，否則你的下背結構將承受極大壓力。

　　有時，坐在一、兩張摺疊瑜伽毯的一角，有助於讓你的骨盆往前傾。注意圖中示範者的骨盆位置。專注於姿勢是否成一直線對齊，至於前彎的幅度遠近，將會隨著時間而增加；正位比活動幅度更重要，如果你將重點放在正位、其次才是活動幅度，那麼你拉傷肌肉或以其他方式受傷的可能性就會小得多。

　　如果你可以往下彎得很遠，而且仍然可從骨盆啟動這樣的動作，那麼你可以伸出雙手、往下越過你的左腳，然後用左手握住右手腕；這種握法可以幫助你保持手臂與膝蓋伸直。

　　讓你的胸骨與左大腿內側對齊，但是別讓胸骨超過大腿。以這種方式練習或許有助於充分而美好地伸展你的右後腰。我喜愛這種練習方式，讓我的右大腿後肌以及右後腰都能感受得到這樣的伸展。

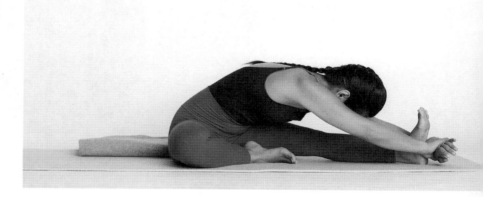

圖4.14

　　保持呼吸輕柔而徐緩，讓你的頭自然垂下、對齊脊椎，並停留在這裡做十個呼吸。用你的手臂幫助你慢慢坐起，並換邊練習。重要的是切記，當你慢慢俯身進入前彎的姿勢，你的動作主要是由身體的右側來主導：右髖關節以及右側骨盆，讓骨盆來引導動作。當你以這個方式來練習時，如前所述，你的大腿後肌以及右後腰或許都會感覺到被伸展開來。當你讓骶骨與骨盆一起移動時，你的骶髂關節就會一直是你的好朋友。

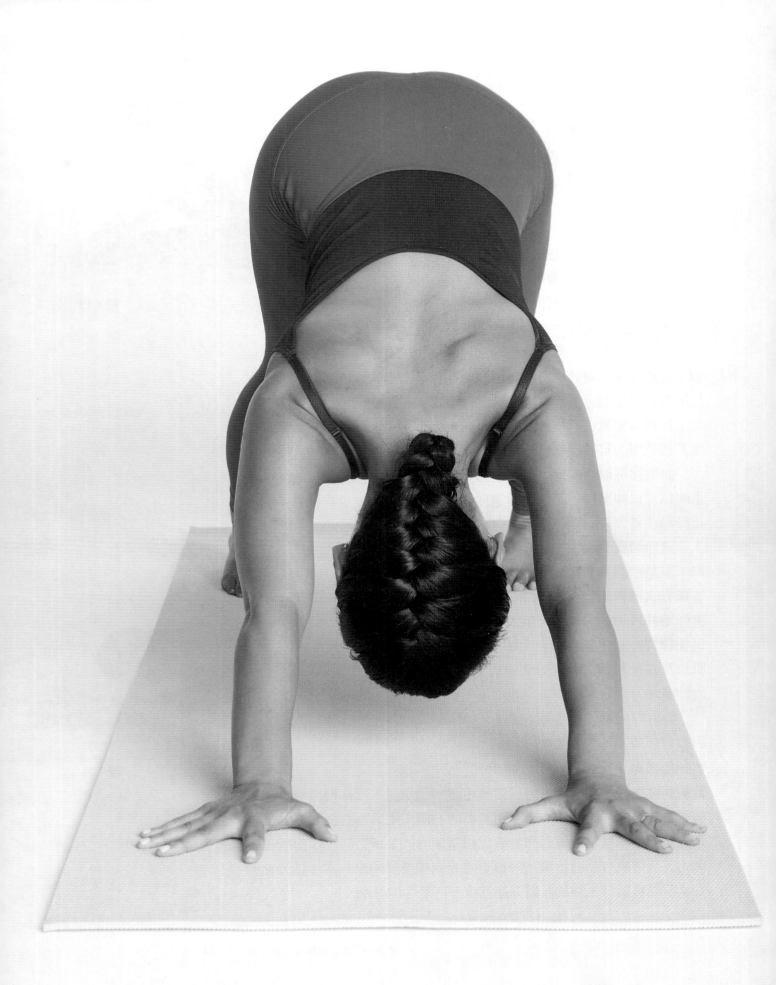

5

展開你的翅膀飛翔

你的肩胛骨何時該移動、何時不該移動

肩胛骨是肩關節的源頭。

　　多年前，我帶過一個為瑜伽老師所開設的研討會，會中的內容特別聚焦於肩關節的解剖結構。研討會的部分目的也在於讓學生們學會如何以實用的方式來運用這項解剖學知識，以便在下犬式以及其他涉及肩關節的常見姿勢中進行健康的肩部運動。

　　我不知道的是，其中有一位參加這堂課的老師，她在進行下犬式時，肩部一直有疼痛的毛病。她運用肩關節的方式與關節解剖結構所呈現的使用方式完全相反，因為一直以來，她都被教導在下犬式中要這麼做；但是多年來，她進行下犬式時肩膀始終感覺疼痛，而當我檢視她的姿勢時，雖然她什麼也沒說，我也猜得出來她正在忍受著疼痛。

　　因此，我建議她以習慣的相反方向來旋轉上臂、鬆開肩胛骨，讓肩胛骨旋轉並朝雙手方向移動。當她這麼做時，困擾她多年的疼痛幾乎立刻就消失了。後來她告訴我，她的慢性疼痛不僅在上課的當下立即消失，而且在她後來練習下犬式時也沒有再出現過 —— 因為她遵循了我給她的建議；回家之後，她跟家人分享了肩膀不再疼痛的好消息，對她來說，這不啻是一個充滿戲劇性又令她欣喜萬分的結果。我們很快就成了同事與朋友，部分原因亦可歸功於在那次研討會上發生的這件事；而她也為這本書撰寫了前言。

　　多年來，我不斷聽到許多其他學生述說類似的故事。此外，就我

從個人練習、成為物理治療師的訓練，以及數十年的教學經驗中所學，使我深信對於肩關節的結構與功能之理解與知識，不僅能預防受傷，還能減輕不適。

對於身為讀者的你，我的要求是當你讀完這一章之後，能在下犬式以及其他涉及這些關節的體位法之中，開始嘗試這種使用肩關節的新方法。

你為什麼必須了解這一點

我相信許多瑜伽老師與學生對於肩關節在體位法中到底如何移動，普遍抱持著一種根本性的錯誤理解。這也是為什麼我經常在研討會中，專門教授有關肩關節的自然與健康的運動。

我深切希望瑜伽老師在指導肩部運動時，能夠以解剖學的現實基礎去「親身實踐」並教導學生；也希望身為學生的你，能夠了解這一點，如此一來，你就能在所有瑜伽課堂上安全地練習而不會受傷。

與解剖學的現實和諧共處，意味著當我們在授課以及練習時，會讓肩部運動的健康生物力學自然地發生，遵循肩關節的自然運動，不會將任何看似充滿智慧的知識之語強行加諸於我們的肩部運動上。事實上，在瑜伽體位法中，我們需要「傾聽我們的肩關節說什麼」而非「告訴我們的肩關節該做什麼」。切記，你的身體比你聰明。

在本章中，我們將學到肩關節的特定解剖學結構與正常運動。我尤其希望你能好好研究「你的結構」與「你的解剖結構如何運作」這兩個單元。舉例來說，你會在這裡學到的內容之一，就是在下犬式中屈曲的最末端部位，將上臂往外旋同時將肩胛骨往下壓，往往會撞擊肩胛骨與肱骨（humerus）頭之間的棘上肌肌腱（supraspinatus tendon），造成疼痛、棘上肌肌腱炎（supraspinatus tendonitis），以及肌腱的撕裂傷。（稍後會詳細介紹）

學習這種移動肩關節，並尊重身體自然結構與智慧的新方法，將使你的下犬式以及其他涉及肩關節的姿勢不再受到肩關節的束縛。毫無疑問，這種移動肩關節的新方式也將使你的練習更安全，同時也更令你感到滿足。

你的結構

正如本章開頭的引言所暗示，要了解肩關節，我們必須先認識肩胛骨；肩胛骨是我們如何移動整個上肢的關鍵，而上肢則是由肱骨、

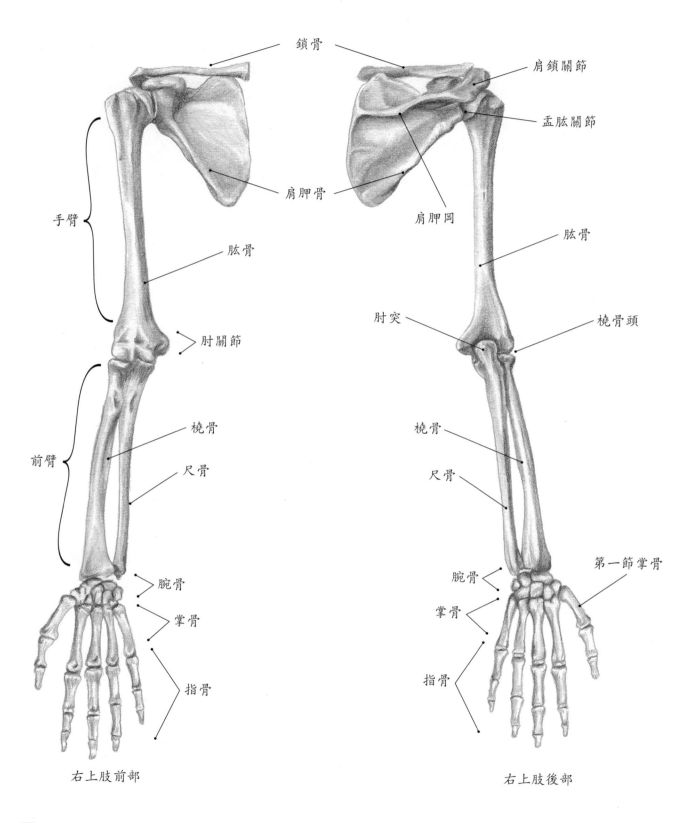

鎖骨

肩鎖關節

盂肱關節

肩胛骨

肩胛岡

手臂

肱骨

肱骨

肘關節

肘突

橈骨頭

橈骨

橈骨

尺骨

尺骨

前臂

腕骨

掌骨

第一節掌骨

腕骨

掌骨

指骨

指骨

右上肢前部

右上肢後部

圖5.1

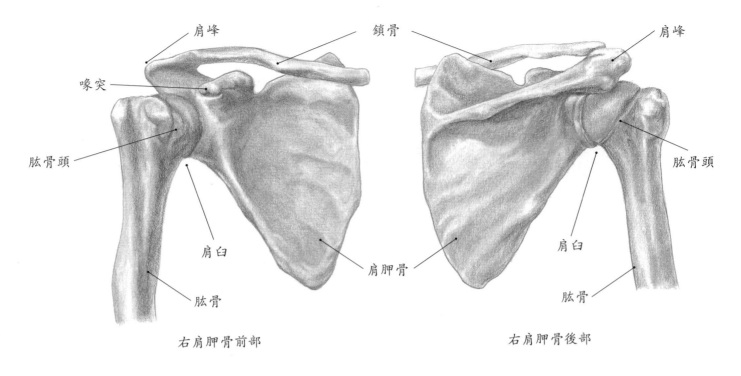

肩峰　　　　　　　鎖骨　　　　　　　　肩峰

喙突

肱骨頭　　　　　　　　　　　　　　　　　肱骨頭

肩臼　　　　　　　　　　　　　　　肩臼

肱骨　　　　　　　肩胛骨　　　　　　肱骨

右肩胛骨前部　　　　　　　　右肩胛骨後部

圖5.2　　　　　　　　　　　　圖5.3

鎖骨、胸骨、橈骨、尺骨（前臂骨）、腕骨、掌骨（手骨），以及指骨組成。

　　肩胛骨呈現倒金字塔形狀，彎曲的幅度剛好完美地貼合肋骨。事實上，肩胛骨是一個關節，被稱爲肩胛胸廓關節（scapulothoracic joint）。請注意圖5.2與圖5.3，標示出肩胛骨與肱骨的各種代表性骨骼部位與結構。肩胛骨與肱骨的連接處，就是我們所謂的「眞正肩關節」，此處是關節的球窩部位，也被稱爲盂肱關節（以形成肩關節窩的外側肩胛骨盂腔與塞入該關節窩的臂骨頭而命名）。

　　除了連接肱骨，肩胛骨也連接了位於身體前部的鎖骨，而鎖骨的另一端則連接了胸骨。這組關節必須一起協調運作，才能讓肩關節的運動正常而不致產生疼痛。

　　注意圖5.4中棘上肌肌腱與肱骨頭之間的關係。

　　我們可能以某種使肌腱卡陷（entrapment）於肩峰與肱骨頭之間的方式去移動肱骨（見圖5.5）。這種卡陷的狀況將在下一個章節中進一步說明，但基本上它發生的部分原因是，肱骨在屈曲與外展（abduction）的最末端部位外旋而非內旋；它也會在肩胛骨在屈曲與外展時，特意被制止而無法自由移動的情況下發生。

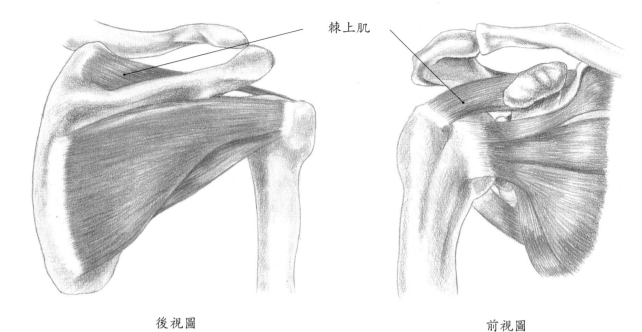

棘上肌

後視圖　　　　　　　　　　　　　　　前視圖

圖5.4

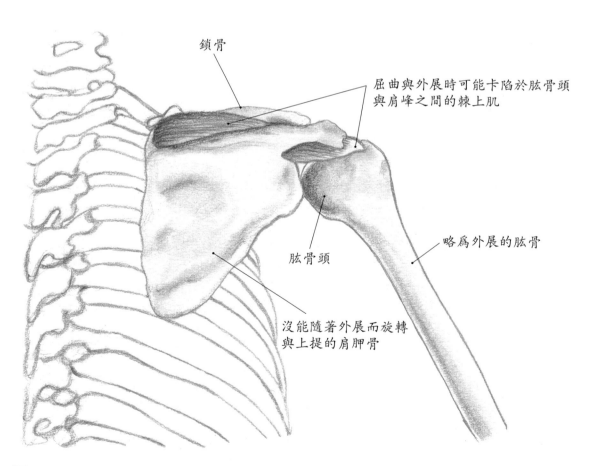

鎖骨

屈曲與外展時可能卡陷於肱骨頭
與肩峰之間的棘上肌

略爲外展的肱骨

肱骨頭

沒能隨著外展而旋轉
與上提的肩胛骨

圖5.5

你的解剖結構如何運作

在練習瑜伽時，我們如何避免棘上肌的肌腱卡陷？在讓上肢充分屈曲與外展的情況下，我們可以讓肩胛骨自由地移動來避免這種情況發生。

注意下頁圖中的示範者。在圖 5.6 中，她讓肩胛骨保持不動，甚至將它朝腰部方向下壓，就像許多學生將手臂高舉過頭時被指導要這麼做。但在圖 5.7 中，當她將手臂高舉過頭時，她讓肩胛骨往外轉離脊椎方向，從而將肩胛骨下角朝外轉至身體側邊。注意她在兩張照片中肩胛骨的位置不同。

如果你的肩膀運作正常而且沒有任何疼痛症狀，那麼試試這個姿勢。站起身來，將一隻手臂外展到距離身體側邊大約一英呎（約三十點五公分）處。慢慢移動，注意你的肩胛骨在動作開始時移動的幅度並不大；繼續將手臂往上舉，你會立刻感覺到肩胛骨開始旋轉並上提——如果你並未有意識地去制止它的動作。

旋轉與上提，都是肩胛骨屈曲（手臂移往身體前方並持續高舉）與外展的正常運動；而這種自然發生的肩胛骨運動，也是出自身體在外展與屈曲時與生俱來的智慧。事實上，肩胛骨在外展與屈曲時所產生的這種旋轉與上提，對於預防肩關節受傷至關緊要。如果你的肩膀狀況許可，試試看在保持肩胛骨不動的情況下，讓手臂外展並逐漸往上、高舉過頭。

你做不到。毫無疑問的是，如果你阻止肩胛骨旋轉，那麼你的手臂大概上舉到一半就會感覺卡住了。現在，再試一次手臂外展，注意你的肩胛骨從哪裡開始移動；讓它旋轉，讓它上提，這就是肩胛骨被「設計」來在外展與屈曲時所產生的運動。這就是解剖學的現實。

肩胛骨在屈曲與外展時的旋轉與上提動作，是所謂的盂肱或肩胛肱骨節律（scapulohumeral rhythm）的一部分。肩胛骨的移動有賴數組肌肉的幫助，包括前鋸肌（serratus anterior muscle）以及上斜方肌。此外，肱骨頭也藉由四組肌肉在肩胛窩中移動：棘上肌、棘下肌、小圓肌，以及肩胛下肌。這四組肌肉在肩胛肱骨節律中，協助將臂骨頭定位於肩胛窩，並促成屈曲與外展的運動。

以另一種方式來感受正常的肩胛骨運動：想像你伸手去拿某件你真的很想要的東西，它放在一個很高的架子上；專注在你想要的那件東西上，然後真的就伸手去拿而不去「思考」該怎麼動作。讓你的肩

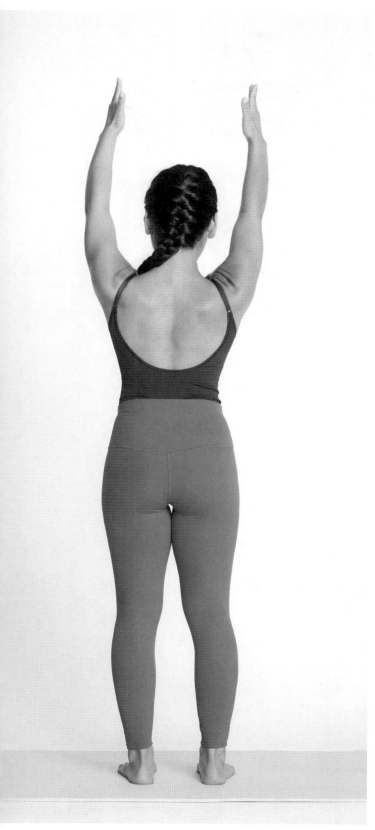

圖 5.6

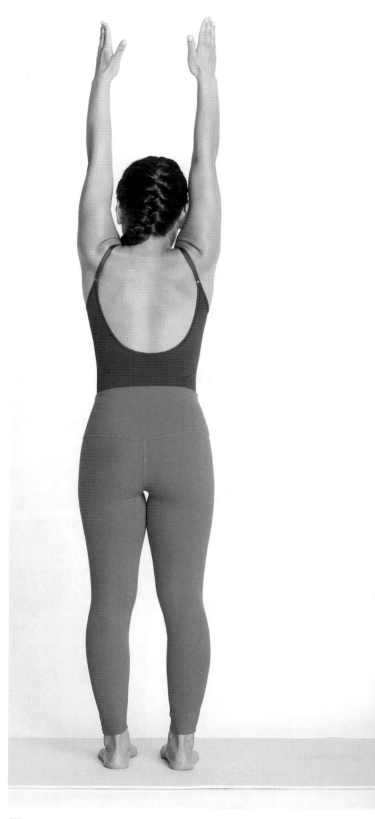

圖 5.7

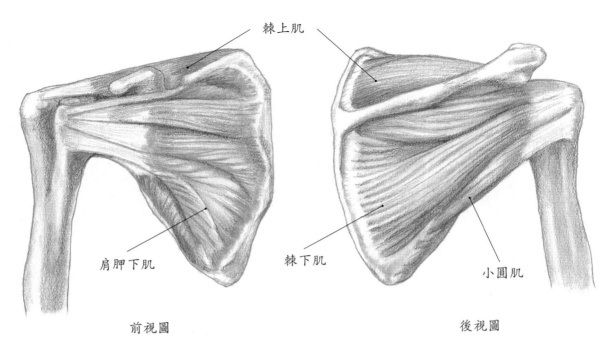

棘上肌

棘上肌

肩胛下肌

棘下肌

小圓肌

前視圖

後視圖

圖5.8
肩旋轉肌袖

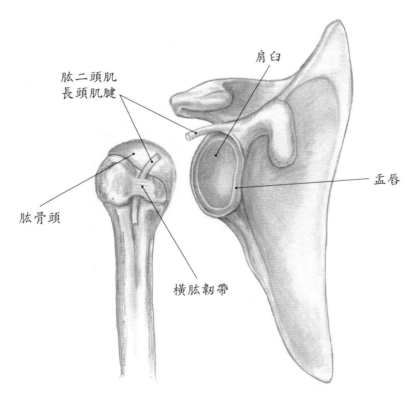

肱二頭肌
長頭肌腱

肩臼

肱骨頭

盂唇

橫肱韌帶

圖5.9

90

胛骨上提，讓它的外緣或側邊確實往上移動；感受你的心智不去干涉你的肩胛骨自然「想要」怎麼做時，你的肩關節可以多麼自由地移動。

為什麼以這種方式移動，會如此輕鬆容易而且感覺更好？檢視圖5.9。注意肩臼，即外側肩胛骨上一處彎曲凹陷，肱骨頭在此與肩胛骨連接，形成真正的肩關節。

當你的肩胛骨往外轉離脊椎方向，並在屈曲與外展時上提，你的肩臼也會旋轉成面朝上，就像你握著杯子時，杯口是朝上的。當你的手臂垂在身側時，肩臼會面向側邊；但是當肩胛骨自由地旋轉與上提時，不僅會將肩臼帶往朝上的位置，也會讓肱骨頭從肩峰下移出，使肱骨不致於卡陷、夾擠棘上肌的肌腱。

我將肩峰稱為肩關節的「屋頂」。讓你的肩胛骨外旋並上移、肩臼也隨之轉而朝上，對於棘上肌肌腱的健全完好至關緊要；棘上肌的肌腱從肩峰下方穿過，並附繫於肱骨頭上。因此肩胛骨旋轉，在肩關節的「屋頂」與肱骨頭之間，為棘上肌肌腱保留自由活動的空間；如果你不去干預這項動作，它就會自然而然地發生。

為了讓外展與屈曲能夠正常運作，肱骨頭外旋也是必要的一環。然而，當我們進入完全的肩膀屈曲時，就像在下犬式與勇士二式中的姿勢，這時，繼續外旋反而會使肩關節逐漸受限。在屈曲的最末段，就是內旋至中立位置的時候，你會在這裡找到最大的關節配置。我們將在下個章節「凝神練習」中練習這項原則。

最後，除了肱骨的旋轉以及肩胛骨的旋轉與上提，盂肱節律（glenohumeral rhythm）還包括了兩個部分，亦即鎖骨的縱向旋轉以及胸椎的伸展或後彎，皆為完整而充分的屈曲與外展所必須。

為了感受鎖骨的旋轉，讓你的左臂自然垂在身側，用右手的兩根手指輕扶鎖骨，也就是放在你感覺身體前方鎖骨最突出的位置上。

現在，外展你的左臂，感覺鎖骨如何內旋，或說朝你的身體方向旋轉。因為鎖骨在肩峰處直接與肩胛骨相連，所以當肩胛骨移動時，鎖骨就會從橫向或外側被拉起，被動地配合旋轉。換句話說，沒有任何肌肉參與鎖骨的旋轉，肩胛骨的旋轉與上提，會使鎖骨被動地從側邊往上拉起。

有趣的是，有些學生無法完全地屈曲或外展他們的肩關節是因為上背過於僵硬，而不是因為盂肱節律功能失調。為了讓肩胛骨可以移過胸廓，胸椎正常的圓拱形必須反轉成輕微的擴展，也就是後彎；因

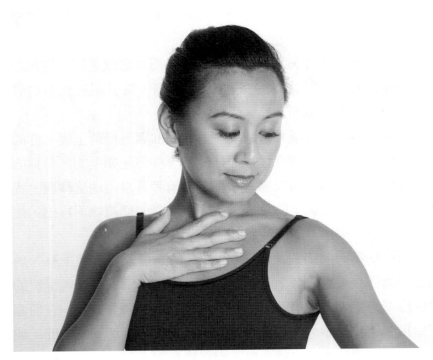

圖 5.10

此，當我們屈曲或外展手臂時，胸椎會影響肩胛骨旋轉與上提的運動。如果從 T1 到 T4 的上方胸椎無法後彎，那麼屈曲與外展就無法如常運作。

　　嘗試最後一項實驗，請緩慢、小心地進行。讓你的上背宛如駝背般往前拱，保持這種駝背的姿勢，然後試著讓肩關節外展或屈曲；緩慢而小心地動作，但別強迫進行。當你嘗試去做這兩個動作時，極可能會感覺受到限制，而這項限制感覺起來，可能像是肩關節的一塊「骨骼障礙物」（bony block）；沒錯，那就是肩關節的一塊骨骼障礙物──肱骨頭撞上了肩峰。這不是肩關節「想要」做的事。

　　現在，當你將手臂高舉過頭時，讓上背自然且自由地拱起，然後試試外展與屈曲的動作；這是你的身體在結構與功能上設計來運作的方式，以這種方式移動，才能展現你對身體固有智慧的尊重。

　　如果你嘗試與解剖學的現實共存，讓你的肩胛骨完全外展與充分屈曲，我認為你會更快樂，而且你的肩關節也會自由而愉快地移動。

　　然而，在體位法的練習中，我們不只需要肩膀能自由移動，有時我們也需要肩關節能保持不動以維持穩定。舉例來說，當我們做某些

手臂負重的姿勢時；在這些姿勢中，我們跟地心引力的關係，與我們在站立時讓手臂高舉過頭或者往側邊伸展的時候截然不同。

　　當我們進行某些需要肩膀力量與穩定性的姿勢時，肩胛骨必須穩定地緊靠著肋骨與軀幹。在平板式（這類的姿勢中，我們不會去移動或旋轉肩胛骨。我們將在「凝神練習」的章節中試驗這項原則。

本章要點

→ 肩胛骨的位置以及移動方式，是所有涉及上半身的體位法練習之優先重點。

→ 讓肩胛骨在肩關節的屈曲與外展中自然地上提與旋轉。

→ 肩胛骨必須穩定地緊靠著胸廓與背部，並且在某些以手臂承受你全部或絕大部分體重的姿勢中，絕不能旋轉。

凝神練習

　　肩膀或許是人體中最複雜的關節。在這些練習中小心移動，與你的肩膀友好相處。

注意事項

　　練習這些肩部動作時要小心，尤其你如果已經有肩關節疼痛的毛病，這類的疼痛並不健康；如果某個動作會導致肩關節不適，在繼續練習之前，不妨考慮先諮詢你的醫療照護者。

所需器材

• 防滑瑜伽墊
• 兩英吋（約五公分）寬、至少四英呎（約一二〇公分）長的瑜伽繩

勇士一式（Warrior I Pose, Virabhadrasana I）

踏上你的瑜伽墊，雙腳分開約三英呎半（約一〇七公分）寬。這個距離可視你的腿長而定，別擔心，你可以在開始練習時加以調整。

練習左側時，將右腳內轉約四十五度，同時左腳略微外轉，因此左腿也跟著外旋。確定你的骨盆亦轉往左腿方向。

吸氣，雙臂往兩側舉起並持續往上舉高，同時確定手臂往上舉時，肩胛骨也跟著上提。為了讓你的手臂可以往上伸直，你的肩胛骨必須旋轉並提起。

以下是關於這個動作的重要注意事項：你可能特別被諄諄教導過，在這個姿勢中要保持肩胛骨往下，以便「放鬆頸部」。然而，正如我們在上述章節中學到，肩胛骨必須上提，我們才能完全屈曲；肩胛上提肌肉包括了提肩胛肌以及斜方肌的上束纖維，這兩組肌肉一起運作，使肩胛骨在屈曲的最末段上提，就像你在這個姿勢中所做的那樣（切記，這種上提也會發生於外展時）。

利用肩胛上提肌肉來使肩胛骨上提很正常，然而，我們想避免的是在進行這種上提動作時，會使喉嚨前方變得緊繃。從身體前部來「上提」，對肩胛骨來說並不是一種健康的上提方式。

確定你是使用身體後部的肌肉來使肩胛骨上提與旋轉，從而使肩關節充分屈曲。判斷你有做到這一點的一個方法是，注意這個姿勢帶給你什麼樣的感覺。當你的手臂往上伸向天花板方向，你覺得你可以一直保持延伸嗎？你覺得你的手臂正從腹部與骨盆「長」出來嗎？你的腹部是否有拉伸的感覺？你是否感受到讓身體真正接管這項動作的喜悅？若是如此，你極可能尊重並遵從了身體的自然智慧，讓你的肩胛骨做它們最拿手的事：在屈曲與外展時旋轉並上提。

當你往上伸展時，別忘了呼吸。現在，彎曲左膝至左腳的小腳趾上方。想像你的下半身與大地相連、上半身正飛往天際，停留在這兩個相反方向之間的當下。

務必使你的左大腿盡可能與地板平行，右腿則主動向後及往下壓，腳跟與右腳後方外緣穩固地接地。讓你的下背彎拱如圖 5.11 中的示範者所示。

當你讓背部自然彎曲時，你的骨盆會前傾。切記，讓手臂進入完全伸直的狀態；你的胸椎必須後彎，腰椎也必須彎拱。

如果你想要這麼做，同時你的頸部許可，你也可以讓頭部往後垂。將雙臂帶往靠近頭部的前方，輕柔呼吸並讓雙掌合十。注意你的上胸肌如何積極運作。

保持雙臂完全垂直。或許一位瑜伽老師或同學可以告訴你，你的手臂是否確實保持垂直。別讓手臂往後伸或是往後倒，而是垂直而穩定地保持在靠近胸部與頭部的前方；想像你的雙臂被往上拉並相對互拉，在這個姿勢中，雙臂就是你的「生命線」。繃緊你的右腿以穩固撐住自己，呼氣時，讓頭頸往後仰。

確定你在進行這個動作時，是整個脖子先動作，然後頭部才跟著動作。有時，我看到嘗試這個動作的學生會先把下巴往前推，然後將後腦勺硬壓在脖子上，再看往天花板方向。當你藉著將下巴往前推來開始動作，你實際上屈曲了頸椎，唯一後彎的部位是頸部上的頭蓋骨；你用上的，只有上頸椎。你所做的這個動作，類似頭部前傾姿勢（參見第16頁圖1.3）的動力學，是應該避免的動作。如果你後彎頸部，應讓頭部從頸部自然垂下，彷彿你在完全伸展時可以輕易地注視著身後的地板。保持雙臂往上與往內移動，同時保持呼吸。

讓目光往下歇息在你的下眼瞼上，別抬眼向上看。放鬆下巴、雙頰，以及舌頭。你同時往下方的大地與上方的天空移動，創造出一個可平衡柔順彎曲的胸背與腿臂力量的美好形體。你是一名「勇士」，屈服於一切你所擁有的力量。

在這個姿勢中做幾次呼吸，然後抬起你的頭，吸氣時伸直膝蓋，呼氣時再放下雙臂。準備好時，換右側也重複同樣動作。

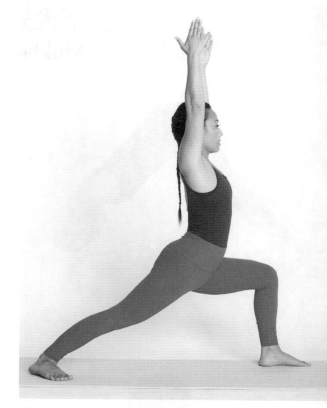

圖5.11

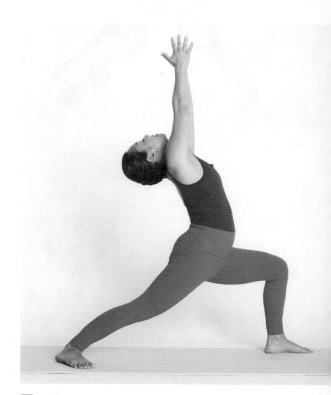

圖5.12

下犬式（Downward-Facing Dog Pose, Adho Mukha Svanasana）

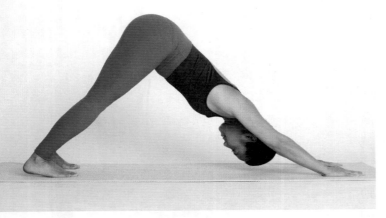

圖 5.13

踏上你的瑜伽墊，雙手與雙膝著地，頭自然下垂，花點時間把雙手的位置擺好，讓中指指向正前方。

雙手的大拇指與食指牢牢地壓往地板方向，在這個姿勢中，你的拇指與食指組成了「手的大腦」；保持這種大拇指側邊與瑜伽墊之間的緊密連結，讓你可以在這個姿勢中保持穩定接地。

彎曲腳趾，呼氣，腹部抬起、伸直雙腿，進入下犬式。直接以腳球踩地，注視你的腳，確定你做到兩件事：第一，你的腳跟略微外轉；第二，雙腳踝骨的內外側不但相互平行、亦與地板平行。換句話說，注意別讓足弓下塌，也別讓重量落在雙腳的外緣。

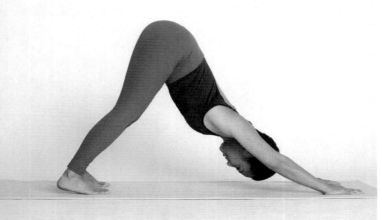

圖 5.14

吸氣，然後緩慢呼氣，同時有意識地將腳後跟朝地板方向往下放；當你將腳後跟往下壓時，確定它們保持略微外轉。即使你的腳後跟無法完全踩平，在進行動作的整個過程當中，還是要始終記著將腳後跟用力往下壓。

我經常觀察到學生們在練習這個姿勢時，雙手與雙腳的距離過近，正如圖 5.14 所示。試著將你的雙手往前移動幾英吋，看看是否有更多空間讓脊椎得以伸展、延長。

如果這個姿勢對你來說太輕鬆了，不妨稍微往下內捲你的尾骨，防止骨盆往前及往下過度旋轉，從而過度拉伸大腿後肌，它的源頭附繫於下骨盆的坐骨粗隆上。

現在，將注意力轉向你的肩膀。吸氣，呼氣時，如圖 5.15 所示般內轉你的手臂。

圖 5.16 中可見示範者外轉上臂，這個動作會卡陷、擠壓到棘上肌肌腱。

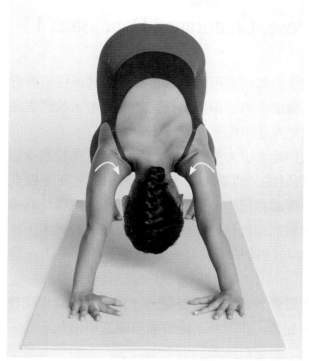

圖5.15

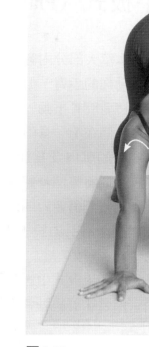

圖5.16

　　當你內轉時，在雙手的小指側邊不往上提的情況下，用雙臂往後推，帶出對角線般的上提角度。這個動作的用意不是要將胸骨往地板壓，而是從手的根部往上並往外移動能量與軀幹，使整條脊柱可以延展、拉長。別讓身軀只是垂掛於兩肩之間。

　　現在，這就是關鍵所在：讓你的肩胛骨朝小指方向往下並往外移動，讓肩胛骨可以盡其所能地旋轉。在你的肩胛骨之間、尤其是最下方的末端處——也就是下角，進行一項肌肉的小動作：彷彿要使它們略微靠攏在一起。當你雙手推地時，記得呼吸；將重量放在手指上，手腕感覺會更輕鬆、更舒適。

　　你的上臂與下臂須同時內轉，以便將肱骨頭納入肩臼的最深處；同時，讓肩胛骨朝頭部方向移動。將雙手的手指指尖稍微內轉，可能會有幫助。如此一來，肩胛骨朝頭部方向移動，而脊椎則朝另一個方向移動，也就是骨盆的方向。

　　讓你的頭自然垂下，保持姿勢時做幾個呼吸；接著彎曲膝蓋，可以的話身體往後坐回腳跟，頭放在地板上休息一會兒，再重複一次這項練習。

平板式（Plank Pose, Chaturanga Dandasana 1）

　　本章大部分內容皆關注於如何盡可能以最自然的方式，從肩胛骨來移動你的手臂。但是在整個上肢必須更為穩定的姿勢中，我們也必須保持肩胛骨不動——或是幾乎不動。

　　我們在第一章中討論過地心引力對脊柱的作用，至於在我們身體中運作的肌肉及其運作的目的，也與地心引力緊密相關。在平板式中，我們將整個身體水平撐起對抗地心引力；這是個極具挑戰性的姿勢，而我們需要肩關節盡可能保持穩定才能做到。而在下犬式中，當我們讓地心引力將上半身拉往地板方向時，是順應著地心引力在移動。

　　但在平板式中，我們需要肩關節保持穩定，這樣手臂才能支撐我們；這意味著肩胛骨不能旋轉，我們也不能彎曲肩關節超過九十度。

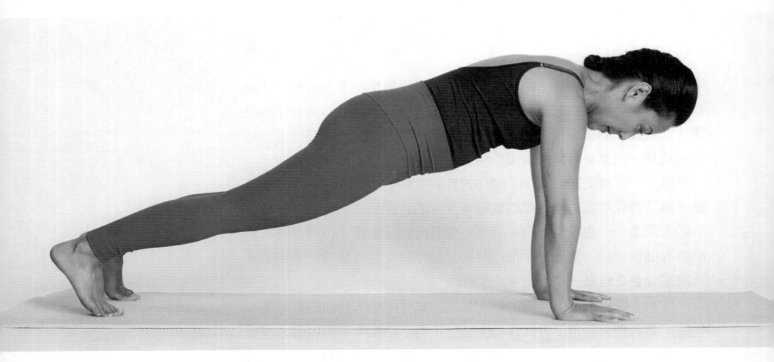

圖5.17

踏上你的瑜伽墊，雙手與雙腳腳球著地，雙臂彎曲九十度；保持呼吸輕緩，內捲你的尾骨並往下拉，同時讓你的肚臍往上提。還記得在第一章中，我特別提醒別內捲尾骨嗎？那是因為，當時你跟地心引力的關係與現在截然不同。在山式的站姿中，你是垂直的立式。

然而在平板式中，我們必須動員腹部肌肉有力地收縮，讓胸廓與骨盆可以一起對抗那股將身體拉往地板的強大地心引力。

將你的胸椎（中背）上提至高於肩胛骨的位置，使上背略顯彎曲或圓拱，但別讓中背下陷或彎垂成弧形至低於肩胛骨位置；如果你的背部下垂了，你其實只靠肩膀在支撐身體，並未用上肌肉的力量。當你的胸椎上提時，你的肩關節會更穩定而有效地幫助你練習這個姿勢。

此外，你的雙手與手臂要放在肩關節的正下方，這一點也相當重要。肩關節中央和腕關節中央之間的這條絕對垂直線，在盂肱關節中建立了一種兼容性更高的關係；換句話說，手臂的位置讓肱骨頭與肩臼容納骨頭的凹陷之間，形成一種極為穩定的關係。兼容性愈高，關節的穩定性也就愈高。由此可知，在平板式中，肩關節的穩定性主要來自肩胛骨的位置，其次來自手臂的垂直度。

保持頭部與身體成一直線，做幾個呼吸。雙手與膝蓋回到瑜伽墊上，休息一會兒再重複這項練習。

四柱式
（Four-Legged Staff Pose, Chaturanga Dandasana 2）

以平板式開始，往下彎曲手肘，確定你的肩胛骨朝腰部方向移動。

手肘與軀幹保持自然的距離；你不需要牢牢地夾緊手肘，但也別往外撇。想像讓上臂的後部朝手肘方向移動，而手肘則壓往地板方向。

如果你讓肩胛骨朝耳朵方向移動，你的肩關節會因而變得不穩定，從而提高這個姿勢的難度。在四柱式中，要始終牢記在心的一點是，肩胛骨必須往下背方向移動並且左右略微靠攏。

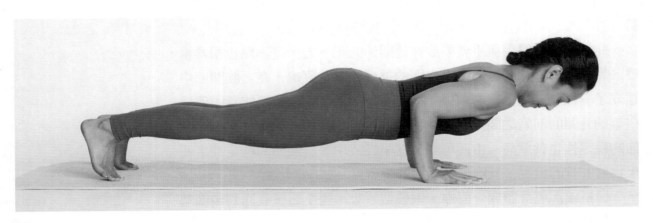

圖 5.18

務必運用你的腹肌來抬起腹部，有時，兩腿繃緊內收的動作可以讓強壯的腿部肌肉參與進來協助，像是大腿內側的內收肌（adductor），提供你實質的支撐。即便在你積極動作之際也別憋氣，要記得呼吸。

想像你在地板上的雙手將你往後推，而你的腳趾卻將你往前推，這會讓你有身體中心往上抬起的感覺。在你感覺過度疲累之前，先回到瑜伽墊上，休息後再重複一、兩次這項練習。

注意：如果你有骨質疏鬆或是涉及肋骨完整性的任何問題，不要練習以下利用瑜伽繩的變化版本。

如果這個姿勢對你來說著實費力，相信我，你並不孤單。試著利用你的瑜伽繩。坐在地板上，將瑜伽繩繫成一圈並套在手臂上，就位於手肘上方；讓瑜伽繩的底邊套在上臂末端，也就是肘關節開始彎曲

之處。

　　瑜伽繩應該要寬鬆到足以讓你的手肘往身體側邊移動，別讓繩子過緊，以至於妨礙到手肘往身側移動的能力，或是干擾到如上所述的肩胛骨位置。

　　現在，進入四柱式的姿勢，保持呼吸，讓自己保持在瑜伽繩剛好置於肋骨底端撐住身體的位置上。現在，瑜伽繩的作用宛如「吊索」，幫忙撐住你的身體。把你身體的重量放在雙手、雙腳，以及這條繩子上。

　　現在，這個姿勢似乎容易多了，你可以花些時間注意肩胛骨、手肘，以及雙手的位置。瑜伽繩對於不熟悉這個姿勢的人來說，是一大助力；因此，你若是一位瑜伽老師，運用瑜伽繩來協助這個姿勢可以讓你有時間去指導學生相關技巧，且無須擔心他們會過於疲累。對學生來說，做這個姿勢也會輕鬆很多。

　　如前所述，將你的肩胛骨往下拉，同時放下雙手手肘。雙手別放在距離肩關節正下方太遠或是超前太多的位置，觀察示範者的手部位置。大體而言，手必須放在肩膀的正下方，因為那就是身體確實需要支撐與抬起之處。

　　在瑜伽繩上保持好姿勢並做幾個呼吸，再回到瑜伽墊上；趴下，彎曲膝蓋，雙臂推起，來到雙手與雙膝著地的姿勢，然後坐回腳跟。休息一會兒再試一次。

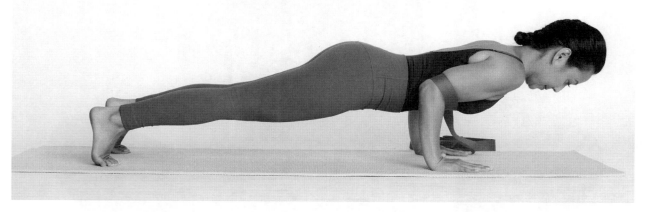

圖 5.19

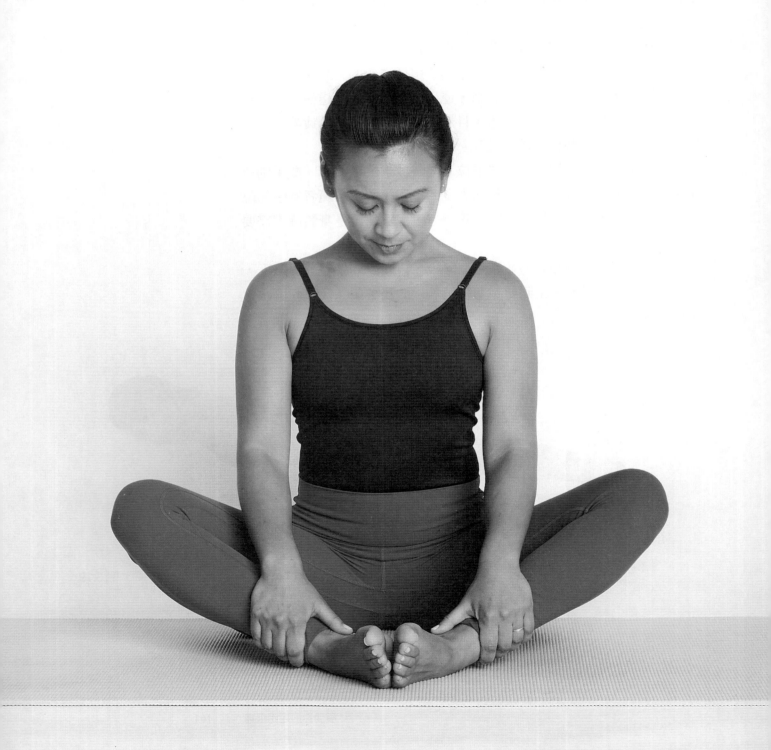

6

對齊膝蓋
你的膝蓋，比想像中更複雜

我們的膝蓋幾歲，我們就是幾歲。

　　幾年前，我參加了另一個瑜伽系統的體位法課程，與我原來習慣的練習方式截然不同；上課的是一位知名的瑜伽老師，他十分堅持我們必須完全依照他所教授的方式練習。

　　課上到一半時，他要我們練習一個姿勢；我們先是以輕鬆的盤腿姿勢坐在地板上，然後他開始指導根鎖式（Root Lock Pose, Mulabandhasana），我們要先抬起一隻腳，把它拉近腹股溝，讓腳趾往下轉、腳跟往前並往上轉，最後讓腳趾完全往後轉並指向我們身後的牆壁方向，而足弓則是踩在地上。他最後的指示是要我們坐在那隻腳上。我完全沒有誇大，真是如此。這個姿勢顯然需要一個，至少可說是結構相當鬆弛的內側膝蓋，才做得到。

　　我從未嘗試去做這樣的一個動作，而且我馬上就了解並且深信，我的膝蓋就是做不到；我的確試著去做，但是當膝蓋開始疼痛時，我明智地放棄了──不過我馬上就被老師斥責了一番，說我太懶惰了。

　　當時，雖然我還很年輕而且彈性極佳，但我的膝關節仍然不允許我去做那樣的一個姿勢。至今我仍然十分慶幸，自己當時沒有屈服於那位老師或是自尊心之下，強迫我的膝蓋去做它們在結構上根本無法做到的事。

　　我希望你在本章的協助下，不僅能了解你的膝蓋如何運作，以及你可以如何保護它們不受傷，更能在練習體位法時，學會去信任你的

膝蓋要「告訴」你的事。

你為什麼必須了解這一點

膝蓋可說是人體中最複雜的關節了，雖然肩關節也很複雜，但膝蓋還多了一項承重的艱鉅挑戰，而肩關節鮮少需要如此承重。

形成這種複雜性的主要原因是，膝蓋是髖關節與足部的「俘虜」；由於膝蓋位於受髖部與足部／腳踝所束縛的動力（運動）鏈中央，它必須承受所有作用於它的衝擊力、剪切力，以及扭轉力的支配與影響。

瑜伽體位法需要藉助膝蓋的地方很多，我們會伸展膝蓋前方、後方、側邊的所有支撐結構，會彎曲並扭轉膝蓋，利用膝蓋來進行蓮花式，以膝蓋跪地，並在孩童式中對膝蓋進行深度的擠壓。遺憾的是，我們往往把膝蓋的貢獻視為理所當然；還記得你十幾歲時，一次兩階地跑上樓對你來說是多麼容易嗎？在我們累積了好些生命里程之後，這件事對我們許多人來說就沒那麼容易了。就像我們身體的其餘部分，膝蓋也會老化，即使當我們在自行練習或者上課時並未感覺膝蓋疼痛，我們也必須承認並且考慮到這個事實。

膝蓋容易受到勞損，部分原因在於膝蓋不像髖關節，它沒有那麼多的大塊肌肉支撐。看看圍繞著你的髖關節、幫助它保持穩定的所有肌肉，你會看到大量的大塊肌肉；而且髖關節本身即位於人體深處，它的設計就是為了穩定，以及為了在許多不同的方向運動。

膝蓋則截然不同。一則，比之髖關節，膝關節的表面要淺得多，因此穩定性也較差；膝蓋周圍的肌肉遠不及髖關節周圍的肌肉大塊而有力。再者，由於膝蓋位於腿部的動力鏈中央，它必須承受我們移動時某些強烈的衝擊力道，加上膝關節並未完美地對齊，凡此種種，都會使得膝蓋軟骨的退化加劇，並對膝關節周遭的韌帶與肌腱等軟組織造成壓力。此外，研究還發現，我們每一磅（〇點四五公斤）的體重都會轉化為直接施加在膝關節上的四磅（一點八公斤）重量；將許多個四磅乘以重力加上衝擊力，我們即可得出一道損耗的方程式。

內側膝蓋與其周圍若干肌肉的獨特關聯性，使得施加於膝關節外側肌肉的作用也會對內側關節造成直接的影響；但對外側或側邊的膝關節來說，並非如此。

基於上述以及其他原因，很容易看出為什麼我們必須了解我們的膝蓋，並且以由衷的敬意來對待它們，甚至對它們允許我們所做的一

切表示欽佩。花些時間去理解下一節中的解剖學現實與圖解，希望這些說明有助於讓你了解你的膝蓋，並給予它們應得的讚賞與照護。

你的結構

膝關節是由股骨與脛骨結合而成。位於小腿側面的腓骨，並不直屬於膝關節；然而，它發揮了支撐的作用，為膝蓋、外側腿、腳踝，以及足部提供穩定性。

髕骨（膝蓋骨）在出生的第一年就已形成，是膝關節的「屋頂」，位於股四頭肌的肌腱中。髕骨有兩項主要的功能，其一是保護膝關節前側免於受傷；髕骨讓我們能跪下來，我們甚至有一個特別的脂肪墊以及充滿液體的囊——稱為滑囊，讓跪姿更為舒適。

髕骨的另一項主要功能是作為槓桿，如此一來，當我們必須伸直膝蓋——尤其是在需要使力，比如踢球時——股四頭肌的力量在膝關節伸展時就會倍增。由於股四頭肌

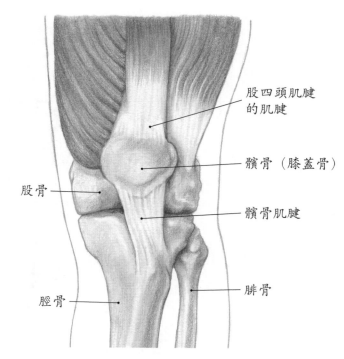

股四頭肌腱
的肌腱

髕骨（膝蓋骨）

股骨

髕骨肌腱

脛骨

腓骨

圖6.1
左膝的前視圖

的肌腱在向下移動至與脛骨上方連接處時，會向上穿越、包覆髕骨，肌肉收縮的力量就會增強；髕骨所提供的些許高度，彷彿作為股四頭肌的肌腱與髕骨連結之處的一個支點；這種略微的抬高，極有效地在我們伸直膝關節時，將股四頭肌的收縮力提升為更有效率、更強有力的伸肌力。

你或許聽過膝蓋有兩條重要的韌帶，稱為十字韌帶。十字即意味著「十字形」。十字韌帶就像所有的韌帶一樣，讓骨頭得以連結在一起，並確實地在膝關節內形成X形，故得其名。

前十字韌帶與後十字韌帶是以它們的源頭來命名，亦即位於脛骨的前部或後部。它們的作用是制止膝關節的過度運動，尤其是在屈曲與伸展時。

前十字韌帶通常是兩者中更容易受傷的，可預防膝關節過度伸

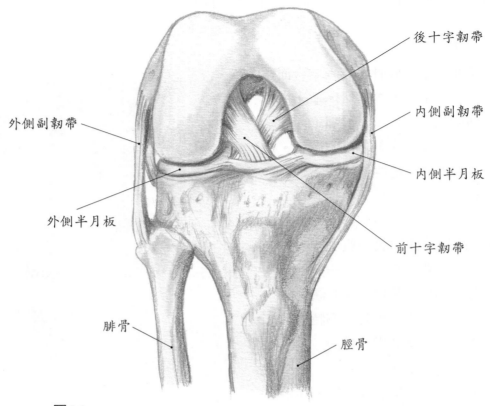

後十字韌帶

內側副韌帶

內側半月板

前十字韌帶

脛骨

外側副韌帶

外側半月板

腓骨

圖6.2
右膝的前視圖

展。膝蓋的過度伸展意味著在站立時，膝關節伸直到超過垂直線的角度。一個膝蓋過度伸展的人在站立時，脛骨的位置看起來會像是往後退到超過了垂直線。你可以在許多瑜伽學生身上觀察到這個現象——如果你在他們做山式時，從側面去觀察他們。

當我們站著時，若是習慣性地把骨盆往前推，那麼我們身體會做出的補償動作之一，就是讓膝關節過度伸展；當然，這個動作是為了幫助我們適應無處不在的重力。如果你或你的學生有過度伸展的膝蓋，在練習瑜伽體位法時，要注意別用會加劇膝蓋過度伸展的方式來練習。

我相信兒童和青年時期不良的姿勢習慣也會造成膝蓋的過度伸展，天生韌帶就較為鬆弛可能是另一個原因。若是你有過度伸展的膝蓋，最大的問題在於，比起在正常伸展範圍內的膝蓋，這樣的膝蓋較

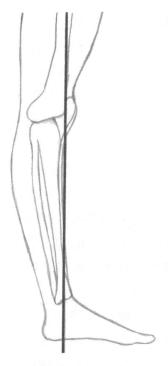 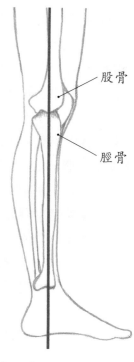

股骨

脛骨

過度伸展的膝關節

正常對齊的膝關節，顯示股骨與脛骨之間的最佳吻合度

圖6.3

不穩定。正常的膝蓋意味著，在完全伸直時，膝關節會位在一條直線上；但是過度伸展的膝蓋會有過多的運動，脛骨會往後推到超過垂直線，這會對膝蓋及其周圍的其他組織造成壓力。

有個簡單的方法能看出你是否有過度伸展的膝蓋。以手杖式（Staff Pose, Dandasana）坐在地板上，脊椎伸長，雙腿在你前方併攏並伸直。現在，將你的大腿骨轉到中立位置，讓膝蓋骨朝天花板方向對正；用力收縮你的股四頭肌（大腿上方），注意你的腳跟會忍不住想伸直。抵抗這股衝動，讓你的雙腳保持徹底、完全地放鬆，到幾乎是鬆軟下垂的程度。

如果你的雙腳放鬆、並未被拉往你的方向，但你的腳後跟卻從地板上抬起了，這意味著你的膝蓋處於過度伸展的狀態。如果你用力收縮股四頭肌，同時雙腳保持徹底放鬆，但你的腳後跟並未抬起 —— 不

論你多麼用力地收縮你的股四頭肌，那麼，你可能並沒有過度伸展的膝蓋。

如果你有過度伸展的膝蓋，在瑜伽體位練習中要避免長時間的深蹲。在深蹲的姿勢中，前十字韌帶必須延伸到極為緊繃的程度。但是，當我們在負重時，前十字韌帶屈曲三十度與九十度角所承受的壓力是最大的；這意味著，膝蓋屈曲九十度角時的站姿，比如側三角伸展式（請回顧第三章第60頁），對前十字韌帶造成壓力與傷害的可能性就會增加。在練習這類姿勢時，請務必對齊原本的正位。

後十字韌帶會預防脛骨在股骨上，以及股骨在脛骨上產生前後（由前往後以及由後往前）的運動。當脛骨突然、受創地被迫向後移動時，後十字韌帶就會受傷；譬如發生車禍時，膝蓋被卡擠在汽車儀表板中不能動彈，脛骨被外力使勁地往後拉扯。但在瑜伽練習中，後十字韌帶受傷的情況，的確比前十字韌帶受傷來得少見。

但內側膝蓋顯然是膝關節最脆弱的部位，因此極易受傷。這一點在某種程度上是正確的，因為位於膝關節本身外部的結構可以，也的確會直接影響膝關節內部結構的健康。但對外側膝關節的解剖結構來說，並非如此。

位於膝關節外部卻能影響其內部，一個這樣的結構就是半膜肌的肌腱附著，亦即內側大腿後肌之一。記住，肌腱讓肌肉與骨頭相連，半膜肌始於骨盆的坐骨粗隆，部分附著於膝關節內部的內側副韌帶（這條韌帶會在以下詳加討論）。

當我們在站姿、前彎，以及坐姿寬腿前彎式中伸展這條肌肉，從而延伸到它的肌腱附著，我們必須留意內側的膝蓋。要特別注意的是，你不能過度拉伸附著於內側膝蓋的半膜肌；如果你這麼做了，可能會為你的內側副韌帶帶來不

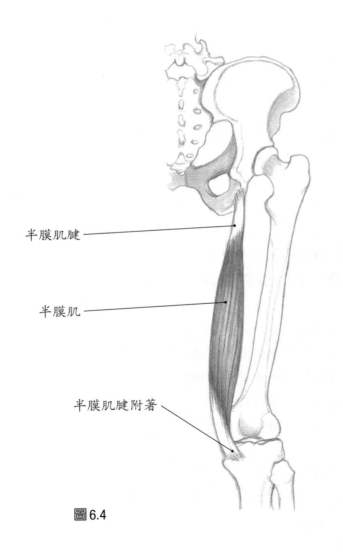

半膜肌腱

半膜肌

半膜肌腱附著

圖6.4

利影響，內側副韌帶位於膝關節結構深處。

切記，如果你感覺到肌肉與骨頭相連的關節處或關節周圍疼痛，這不是一種健康的疼痛；如果你感覺膝關節或任何關節疼痛，停止你正在做的事並小心留意它。關於這類的疼痛，你可能會想要向你的醫療專業人員尋求建議。健康的瑜伽體位會讓你在肌肉之中、覆蓋肌肉或在肌肉內的筋膜組織感受到它的伸展，而不是在靠近關節或關節之中。

另一個位於膝關節較深處、與外部結構有關的膝蓋結構，就是內側軟骨，或稱半月板。其實膝關節中有著兩塊獨立的軟骨，一塊位於內側，是兩塊中較大的一塊；另一塊則位於外側。

內側半月板與外側半月板的作用，都是為了在股骨末端與脛骨頂端之間製造出空間，讓膝關節得以正常地運動。以某些方面來說，半月板的結構與功能類似脊柱的椎間盤。

半月板為骨頭之間添加了軟墊，因為既深且厚的環狀半月板，可增加脛骨與股骨交接處的關節表面深度，從而藉由增加關節表面的深度來提升關節的穩定度。

內側半月板連附於前面曾經提及的一條韌帶上：內側副韌帶，這條韌帶有時也被稱為脛側副韌帶（tibial collateral ligament），使內側脛骨與股骨得以連結於內側膝蓋處，從而為你的內側膝關節提供穩定性；同時，內側副韌帶也能對扭轉運動形成阻力。外側副韌帶則可將腓骨連結至股骨，並提供膝蓋外側的穩定性。

在膝蓋內側，內側副韌帶直接連接位於膝關節中的內側半月板。再次切記，任何會影響內側膝蓋關節的因素，都可能影響膝關節內側的結構，比如內側軟骨。如果你過度拉伸你的內側副韌帶，可能會損傷你的內側半月板，或至少會增加損傷的可能性。

由於內側膝蓋周圍有組織連結，此處遂成了許多膝蓋損傷發生的位置。瑜伽所造成的膝蓋損傷通常不會突然發生，而往往要在好一段時間之後才會顯現出來，宛如滴水穿石；一滴一滴的水會在石頭上磨出一個洞，儘管這需要花上數年或數百年的時間。

我相信在瑜伽體位練習中的許多膝蓋損傷，都是由這種類似的過程所造成：以一種有些偏離正位的方法練習，於是對膝關節造成了過大的壓力。久而久之，膝蓋只得付出代價。讓我們這就來學習在體位練習中有效運用膝蓋，而不致傷害它們的新方法吧。

你的解剖結構如何運作

雖然我們普遍認知膝蓋是一種鉸鏈關節，但實際上膝蓋遠非如此而已。當我們彎曲並伸直膝蓋時，膝關節會以三種方式移動：滾動、滑動，以及旋轉，而且是以一種看起來十分令人著迷的完美編排起舞。了解這些運動在三維空間中如何移動，已超出了本書的範疇；然而，重要的是要記住，膝蓋的運動是如此精細而複雜，並且往往與你的腳是否踩踏在地板上有關聯性。當雙腳固定在地板上時，譬如你要從椅子上站起來時，這種關聯性稱為閉鎖式動力鏈。

當腳並未固定在地板上時，比如當你仰躺在瑜伽墊上，然後朝胸部方向彎曲你的膝蓋，這時，膝蓋的運動會略微不同。腳並未與地板相接，毫無拘束，這被稱之為開放式動力鏈。

在此，最重要的一點是，開始觀察你的膝蓋在瑜伽姿勢中的位置，並且永遠別因為你做得到，就把你的膝蓋推往極端的位置。我希望我們可以學會尊重如此驚人的關節，它們整天以大量的運動智能來服務我們，並帶著這樣的尊重來練習瑜伽體位。

我們可以開始更了解自己膝關節的一個方法，就是提升我們的觀察力。我們可以很容易地觀察並感受到膝關節的三種運動之一，就是旋轉；現在，藉著嘗試這個動作來展開你的觀察。

站在你的瑜伽墊上，準備進行側三角伸展式（有關練習這個姿勢的說明，請參閱第三章第 60 頁）。你只需嘗試這個姿勢的第一部分，就可以感受膝蓋的旋轉。

雙腳站立，雙腿跨開，右腳（前腳）向外轉至略大於九十度，左腳（後腳）向內轉至大約四十五度。現在，把你的注意力放在右腿的脛骨上，尤其是脛骨前側和中央的骨頭隆凸處。這個解剖學上的標記被稱為脛骨粗隆。

當你開始進行這個姿勢時，吸氣，然後呼氣時將右側膝蓋彎曲至右腳小腳趾上方。慢慢動作，注意脛骨的位置，以及髕骨與脛骨粗隆的相對應關係。試做幾次，你會開始感覺到膝關節隨之產生的旋轉。

這是關節的正常運動。大腿固定時，脛骨可以轉動；足部與小腿都固定時，大腿可以轉動；這就是膝關節在屈曲時會產生的運動，在閉鎖式動力鏈中很容易就能感受到。

再次嘗試彎曲你的膝蓋，這次用手穩定地握住大腿，但不須握得

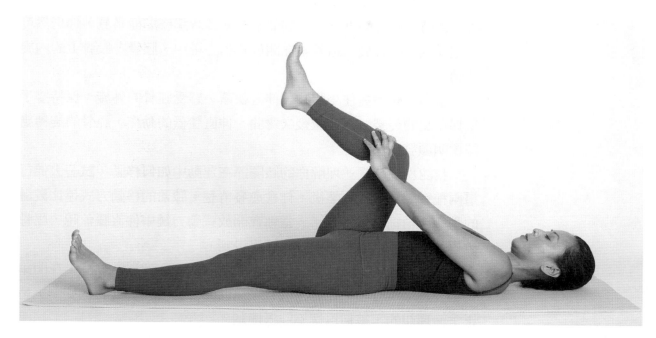

圖 6.5

太緊以至於干擾這個自然的過程，感受大腿的向外旋轉。

一旦你感受到這種外旋的運動，再度彎曲膝蓋，並在慢慢伸直膝蓋時，留意股骨與脛骨之間的連動關係。當你緩慢伸直膝蓋時，你可以觀察並／或感覺股骨在往內旋；多試幾次，確定膝蓋對準的位置差不多在腳後方，略朝小腳趾的方向。別讓股骨往內、往下滑至對齊你的大腳趾側；如果這麼做，你會對膝關節施加壓力，即使你並沒有感覺。

當你伸直膝蓋時，你會開始注意到脛骨在穩定的股骨上往內旋轉；同理，當你伸直膝蓋對抗重力時，這是膝關節在閉鎖式動力鏈下的正常運動。

當你的腳固定踩踏在地板上時，這些運動是正常的，也是膝蓋產生屈曲（彎曲）與伸展（伸直）的部分方式。別忘了，在這些屈曲與伸展運動中，膝蓋表面也會滾動與滑動。

為了感受開放式動力鏈中的這種旋轉，不妨仰躺在瑜伽墊上。呼氣，抬起一條腿，朝你自己的方向伸直；現在，用雙手握住朝上的脛骨；用力握住，讓你可以清楚感受到它在你的手中，但也要輕輕地讓

它能夠自然移動。

雙手保持握住小腿上方的姿勢，慢慢地彎曲膝蓋（參見圖6.5）。雖然此時，脛骨的外旋與內旋並不像站姿時那麼顯而易見，你仍然可以感受到它的外旋。這就是在開放式動力鏈中，脛骨在股骨上的內旋運動。

當你用雙手握住小腿時，伸直膝蓋，感受脛骨的外旋；保持雙手環握小腿的姿勢，連續做幾次彎曲、伸直膝蓋的動作，脛骨的旋轉應該會明顯發生。

我認為要感受並理解你的膝關節在運動中如何移動，試著去進行這兩種嘗試很重要。然後，你會愈發清楚，膝蓋的移動方式遠比鉸鏈的動作要精細複雜得多了。當你在開放式動力鏈中伸直膝蓋時，脛骨也會外旋，但你的手並不容易感覺得到。

在開放式動力鏈中，脛骨在屈曲時內旋，在伸展時外旋；在閉鎖式動力鏈中，譬如站姿時，股骨在屈曲時外旋，在伸展時內旋。這是正常而理想的，被稱為螺旋回返機制。

因此，舉例來說，當我們彎曲膝蓋展開側三角伸展式時，股骨會自然地外旋。但當我們結束姿勢、伸直膝蓋時，股骨會自然地內旋。

這些伴隨著伸展與屈曲的被動旋轉關節運動，可將脛骨和股骨帶入中立位置，使關節的承重位置更穩固，從而幫助膝蓋更加穩定。膝蓋在完全伸展時的位置，將在本章的「凝神練習」單元中討論到山式與下犬式的膝蓋位置時，再做進一步探討。

在站立、行走，以及練習瑜伽體位法時，膝關節總是試圖在穩定性與活動性之間取得平衡。對膝關節來說，最穩定的姿勢是伸展，站著伸展又比坐著伸展來得更穩定；最能靈活移動的姿勢則是屈曲，而站著屈曲又比坐著屈曲更能靈活地移動。

站立時須藉由彎曲膝蓋，亦即發揮承重作用，來完成的瑜伽體位法，也就是膝蓋最容易被誤用而受傷的體位法。原因之一是，當你彎曲膝蓋至九十度角，譬如我們有時在站姿時會這麼做，你會大幅降低股骨與脛骨之間的吻合度。關節表面的吻合度愈低，膝關節的穩定性就愈低。

我們不僅在膝蓋較不穩定的承重姿勢下練習某些體

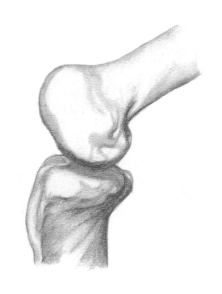

圖6.6
膝蓋屈曲顯示，關節在站立時的吻合度與穩定性降低。

位，事實上，我們在保持這些對抗重力的姿勢時，還同時將大部分的體重放在屈曲的關節上。

我並不是在建議我們得停止練習這類姿勢，而是建議我們在練習時要做出一個明確的選擇：專注在正位與穩定性上，並且把這兩者的優先順位放在移動的幅度大小之前。舉例來說，當我們在側三角伸展式中，專注於雙腳、雙腿，以及骨盆的對齊，我們或許無法將這個姿勢做得完全到位，但是藉著在姿勢中先行悉心對齊、校準我們的骨頭，而不試圖去做到你可以移動的最大幅度，我們受傷的可能性就會小得多。

讓移動的幅度隨著時間逐漸增加，一開始，應專注在藉由正位來培養穩定性。別只為了想把手放到地板上，或是以其他方式證明你可以做到這個姿勢，證明你是一個更「進階」的學生，而犧牲了正位。如果你在練習時首先記住正位，然後再要求移動的幅度，你的膝蓋會為此而感謝你。我都是這麼說的：「先選擇正位，然後移動幅度就會逐漸選擇你。」

為了在體位法的練習中保持你的膝蓋安全，另一個要記住的解剖學事實是，膝蓋永遠是髖關節與足部的俘虜，這意味著你無法撇開你的臀部與足部而單獨移動你的膝蓋。這一點似乎顯而易見，但遺憾的是往往並非如此。你可以試著在站立時往外旋轉膝蓋，而不去影響髖關節；膝蓋也一定會反應腳的位置，當你的腳固定在地板上時，膝蓋的運動會因腳的位置而受到限制。留意這個解剖學事實，你的膝蓋一定會更快樂。

如前所述，膝關節總是試圖在穩定性與活動性之間取得平衡。有些瑜伽姿勢挑戰的不是膝蓋的靈活度而是穩定度，但可能並不是用你想像的方式。

勇士三式（Warrior III, Virabhadrasana III）與半月式（Half Moon Pose, Ardha Chandrasana）是兩個挑戰膝蓋穩定度的站姿，這兩個姿勢都需要學生以單腿保持平衡、身體保持水平，因此全身都必須對抗著往下的巨大重力。

許多學生錯誤地 —— 而且絕對是無意識地 —— 試圖藉由後推膝蓋，或許形成某種程度的過度伸展，讓站立／支撐的膝蓋產生更大的穩定性。然而，這種腿部的姿勢其實較不穩定，而補強這種情況的方法，是在膝關節處形成完美的正位與一致性。換句話說，膝蓋必須被擺放在零度的位置，這意味著完全筆直，使股骨與脛骨之間達到最大

的穩定性。

　　這裡有個穩定性的實驗，你可以嘗試以下兩種姿勢。將你的瑜伽墊靠著一面牆置放，以防你想利用牆壁來平衡。面牆站立在距離牆壁約三英呎（約九十公分）處，前彎的同時，伸直右腿往後抬起，讓軀幹與右腿平行於地板；如果你想要的話，也可以用指尖碰觸牆壁。當你的軀幹與右腿已經平行地板時，讓支撐你的左膝略微彎曲到大約三十度角；這個動作會帶來更大量的肌肉活動。這麼做或許違反了你的直覺，但藉著提升不穩定性，你會「喚醒」維持這個姿勢所需的肌肉來積極參與。

　　保持呼吸平穩徐緩，輕柔地移動，專注凝神於伸直左膝。當你在這麼做時，要帶著極度謹慎的意識將左腿所有的肌肉往上拉；想像你在穿襪子時「往上拉起」的動作，並將這幅印象應用在腿部的肌肉上：這些肌肉全都往上移動了。

　　這幅印象有助於啟動肌肉的動作，讓你在姿勢中感覺更穩定。或許在這些姿勢中利用這種方式來進行，可以預防膝蓋的過度伸展，或者至少可以防止你朝過度伸展的方向後推你的膝蓋。

本章要點

→ 膝關節是相當複雜的關節，藉由滑動、滾動、旋轉來移動。它不只是簡單的鉸鏈關節。

→ 膝蓋內側的內外結構相互連結，要特別留意你的內側膝蓋。

→ 當你的膝蓋同時彎曲與承重時，要格外注意膝蓋是否正位。先把重點放在是否正位，其次才是移動的幅度。

→ 在關節處或關節周圍沒有所謂健康的疼痛。如果你有這種疼痛，請尋求專業人員的建議。

凝神練習

健康的膝蓋對我們的體位練習以及日常生活至關緊要。我們生來就是要動。注意你在這個單元中的動作如何影響你的膝蓋。

注意事項

練習這些姿勢時務必要小心你的膝蓋，尤其當你的膝蓋已經有疼痛的感覺時。這類的疼痛並不是一種健康的疼痛。如果某個動作導致你的關節不適，在繼續進行之前，你可能要考慮先諮詢過你的專業醫療照護者。

所需器材

• 防滑瑜伽墊
• 全身鏡
• 瑜伽枕
• 瑜伽毯

山式

　　將瑜伽墊放在全身鏡前，開始進行山式。這個姿勢總是從腳開始，站立時，雙腳外緣與瑜伽墊邊緣完全平行，保持脊柱的正常曲線，尤其是腰骶脊椎。確定你可以看見自己的膝蓋，並注意膝蓋骨的位置。

　　正常的膝蓋骨略微朝內，而非面向正前方。這也是一個瑜伽的迷思，你的膝蓋骨朝內是因爲股骨頭與髖臼相互關聯的性質；股骨頭以某個角度嵌進髖臼之中，如此一來，轉子實際上位於股骨前方，正如我們在第三章中所討論的（參見圖3.4），此即髖關節的中立位置。

　　以山式站立於鏡子前方（參見第一章第21頁有關山式的說明）。確保雙腳外緣（小腳趾側）與瑜伽墊的邊緣完全平行。雖然這種對齊的方式適用於大多數的學生，但你可能會發現，將第二腳趾與第三腳趾之間的縫隙對準正前方的擺位更爲舒服。這個姿勢也可以幫助你避免雙腳過度內轉（扁平）。通常學生會在山式中將雙腳往外轉，這樣髖關節不會處於中立位，而且膝蓋骨會朝外。

　　現在，在鏡中檢視你的膝蓋骨。它們的方向是朝內？還是朝外？它們看起來對稱嗎？有時候，一個膝蓋骨略微朝內，而另一個會朝前或甚至朝向側邊。所有位置的組合都是可能的。

　　如果你注意到差異，以及／或者有膝蓋疼痛或功能障礙，我的建議是，你應該尋求專門從事徒手治療的物理治療師，或是有經驗的身體工作者協助，後者或許是在肌筋膜放鬆技巧上訓練有素的物理治療師，就像約翰·巴恩斯（John Barnes）所做。

　　膝蓋骨中立而理想的位置是略微朝內。如果你膝蓋骨的位置並非如此，可能是因爲大腿的肌肉不平衡，以及／或者髖關節周圍肌肉中的軟組織或其他周圍組織不平衡。

　　解決這種不平衡很重要，如此一來，你的膝蓋骨才能均衡、健康、平順地沿著它與股骨的關節流暢運作。你的膝蓋骨愈能對齊正確位置，你就愈不會對膝蓋骨與和股骨之間的關節造成損耗，讓你的膝蓋終生都能享有健康的運動。

下犬式

下犬式已在先前第五章的96至97頁介紹過，請檢視那些圖片。重點在於肩膀盂肱關節的健康動作以及肩胛骨的自由移動，後者會帶出完整的肩膀屈曲；為了讓這個姿勢做起來沒有痛苦而且令人愉快，完整的肩膀屈曲是必要的。在本章中，我們會專注於下犬式中的膝關節位置。

在你開始練習下犬式之前，檢視圖6.7。

這張圖顯示了膝蓋骨與股骨位於中立的位置。如果圖中顯示的是膝蓋骨朝向正前方，這意味著實際上股骨是外旋的；如果圖中顯示的膝蓋骨比實際狀況更往內旋，這意味著股骨也是內旋的。切記，當膝蓋完全伸展，就像在山式與下犬式中所做，膝蓋骨的中立位置會略微朝內。

踏在你的瑜伽墊上，進入下犬式。確保你的雙手與雙腳之間的距離夠遠，讓你的脊椎能沿對角線方向朝上並朝外伸展、越過你的骨盆上方，而不會被迫下陷或往下掉。放鬆你的脖子並讓你的頭自然下垂，保持呼吸輕柔徐緩。

現在，看看你的膝蓋骨，如前所述，它們應該略微朝內。試著讓你的腳跟略微外轉，從而伸展小腿內側並幫助大腿內旋。小腿內側肌肉比外側肌肉大得多，對大多數人來說，內側通常需要更多的伸展。腓腸肌的外側頭——小腿接近側面的表層肌肉——也會幫助屈曲膝蓋，因此，這個位置必須跟大腿後肌（也是膝蓋屈肌）一起伸展。

花點時間調整你雙腳的位置以及大腿的旋轉角度，讓膝蓋骨能略為朝內。如果你無法做到，可以尋求你瑜伽老師的幫助，以及／或者專業的身體工作者協助，讓你的膝蓋骨更能對準正位。

保持在姿勢中維持幾次呼吸，注意你的雙腳與大腿的位置如何影響膝蓋骨的位置。身體放下來後，再重複做一次。

請老師們注意：當你們檢視學生的膝蓋後方時，膝蓋後方底端應該有一條對角線，從膝蓋的後方外側往下指向內側。如果那條線趨於水平，就代表股骨以及／或者脛骨並未朝內旋轉，而且脛骨與膝蓋骨橫向移動的幅度可能過大。

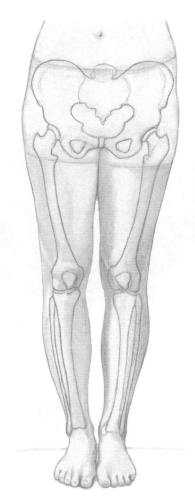

圖6.7
在山式中，前膝關節顯示髕骨（膝蓋骨）正常的輕微內旋。

蓮花式（Lotus Pose, Padmasana）

　　對許多人來說，這是最具挑戰性的體位之一，應該要帶著最深切的尊重與用心來對待它。要問你自己的第一個問題是：該做蓮花式，還是不該做？你如何知道自己已經準備好做蓮花式了？你如何分辨出自己可以在合理的安全保證下嘗試這個姿勢？

　　以下是我的建議。坐在地板上，雙腳腳掌併攏成束角式（Bound Angle Pose, Baddha Konasana），如圖6.8所示。把你的雙腳置放在距離身體大約六到八英吋（約十五至二十公分）的位置。

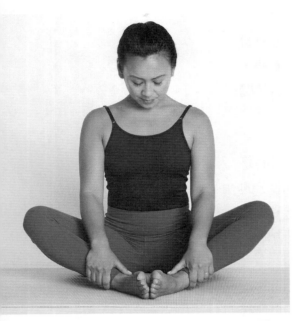

圖 6.8

　　注意兩件事。首先，你能否讓恥骨往前、往下捲，讓自己坐在坐骨之前？你的骨盆能否輕鬆地前傾，還是感覺往後捲並且卡在那裡？你的胸骨是否因為腰椎與胸椎屈曲而凹陷？胸椎曲線是否因為骨盆的位置而變得更彎了？

　　為了安全起見，你必須能將骨盆往前捲，將恥骨壓往地板方向，並且維持後背的正常曲線。如果你能這麼做，那麼注意第二件事：你的膝蓋離地板多高？為了進行蓮花式，你的膝蓋最好可以低於骨盆邊緣而且幾乎位於地板上。如果無法如此，就不要嘗試全蓮花式。

　　如果你準備好開始進行了，雙手從右小腿下方抱住並抬起它，右手深握住膝關節後方，左手則抬握住小腿中段或以下的位置，並將小腿肚往外、往下轉。

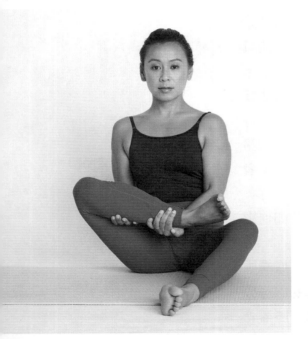

圖 6.9

　　當你讓腳趾指向脛骨時，腳後跟也同時使力伸展，讓外側與內側腳踝左右都是筆直的。別藉著用力拉扯腳來彎曲你的腳，或是讓腳呈現鐮刀狀。

　　事實上，要做到蓮花式根本不需要拉扯你的腳。如果你用鐮刀般的彎曲腳踝來練習這個姿勢，會給外側腳踝的韌帶帶來極大的壓力，而且會施壓於膝蓋外側結構的間隙、過度拉伸腓骨頭周圍的韌帶、過度加壓於膝蓋內側腔室（medial knee compartment）。這不是個好主意。

　　這些韌帶是踝關節扭傷時最可能受傷的部位，你會希

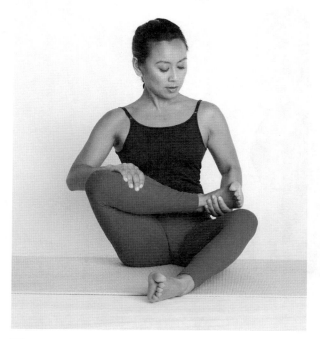

圖 6.10

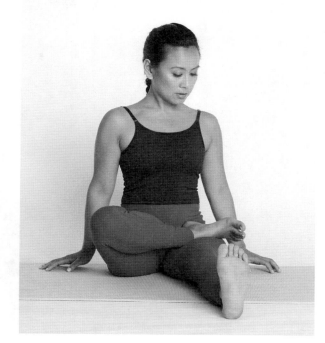

圖 6.11

望這些韌帶完整而健全,讓你的踝關節保持穩定,在瑜伽墊上以及不在瑜伽墊上時皆是如此。經過拉伸之後,外側的踝關節韌帶可能會癒合,但也更容易進一步地受到深層的損傷。

　　至關緊要的是,當你準備把右腳盤放在左腿上時,務必小心地將右小腿肚略微往外、往上轉,並將脛骨往外、往下轉。切記,在開放式動力鏈中的膝關節屈曲會伴隨著脛骨內旋;進行蓮花式時,平衡這種旋轉將幫助你的身體產生自然的反應。我認為這項特別的技巧能保護你的膝蓋。

　　隨著右小腿抬起、腳後跟伸展,左手掌心朝上、從右腳踝外側托握住它;當你將右小腿上方肌肉往外、往下朝遠離身體的方向轉時,在右小腿上的右手始終保持掌心朝下。

　　現在,用左手將右腳跟抬高並帶往左大腿上放好。右腳跟保持有力地伸展,直到右腳被確實地盤放在左大腿上。試著將右腳跟安置在你左側的髂前上棘(髖骨)之中。

　　右腳在左大腿上安置好後,鬆開雙手,放鬆你的腳;這時,你的腳會略微往上彎曲,但幅度相當微小。右小腿的重量是在左大腿上,所以大腿上方承受的是小腿而非腳部的重量;不要只把右腳盤放在左

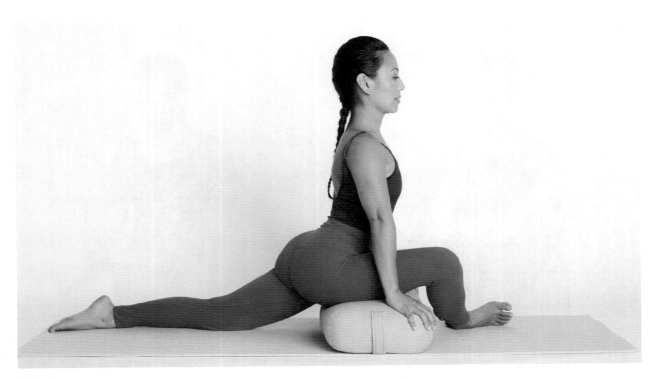

圖 6.12

大腿上，而是右小腿的一部分，如此一來，右腳幾乎還是可以自由地活動。

如果你現在還無法完成上述姿勢，也不要勉強；相反地，你可以繼續透過如圖 6.12 所示的伸展動作，來加強髖部外旋肌的彈性。

在這個伸展動作中，注意示範者如何將右腿的大部分重量放在左大腿頂端。她的右側脛骨與墊子的邊緣平行，藉由呼氣她讓身體朝前腿方向彎曲；並將腹部朝腿部移動；利用你的呼吸，在呼氣時移動。

如果你有需要，也可以在骨盆下方使用更高的高度。當你坐直時，可以用雙手來支撐。或者如圖中的示範者，你可以向前屈身，或甚至俯伏在你的前臂上，然後往右邊挪動。對大多數人來說，這已經是強度頗高的伸展了；不論你選擇哪一種方式來擺放手臂，重要的是把重量擺在身體的左側，並且讓左腿往內旋轉。這意味著你的左腳腳趾會指向內側，亦即朝右側方向。

當你練習這個髖部旋轉肌的動作時，務使你的前腿脛骨與瑜伽墊的短邊完全平行，你的前腿腳跟亦與前腿膝蓋的中央完全對齊。此外，你的後腿應該有力地往內旋轉，如此一來，你的膝蓋骨會朝向右側（內側）而非轉向外側。這麼做會將你的重量帶到後腿最上方的部位。想像你旋轉時，你是從後腿上方部位的外側將重量往下推。

即使你的「髖部打開」了，也務必使用瑜伽枕來保護你的前膝。你也可以在瑜伽枕上再多放瑜伽毯來增加高度。你髖部外側的伸展應該是強而有力但令人感覺舒服而愉快。

藉著將右臀從地板上抬高一點，並在將右小腿盤放在對側（左側）大腿上時、連同右腿往前略微移動，你就能協助蓮花式的過程進行得更流暢。藉由一起移動骨盆、髖關節，以及大腿來帶動小腿的這項技巧，會讓你的蓮花式做起來舒服自在到令你驚訝的地步。

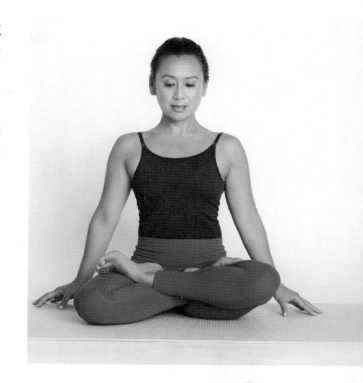

圖6.13

現在，關鍵時刻到來，要開始將左腿盤起、完成蓮花式的最後動作了。比你之前的動作還要更加小心地移動。在開始要盤放你的左腿時，務必先將左腿的脛骨往外、往下轉，並將小腿肚往外、往上轉；同樣重要的是，將你左側的股骨頭往下壓，同時加強髖關節的外旋力道。

開始非常緩慢地讓左小腿跨越右小腿上方，這應該很容易做到；在任何情況下，都不要將左腿硬壓在右腿上方。記住從臀部開始移動的小撇步，事實上，這麼做可以略微減輕左臀的重量，如此一來，你就能讓左側髖臼往前移動，然後讓左腿順利地在右腿上盤起。

在蓮花式的坐姿中維持五到十個呼吸，然後慢慢地讓左腿鬆開、放下，接著是右腿。你可能會想先站起來走一走，再嘗試換邊進行。

如果你換邊做時感覺跟之前截然不同，也別感到驚訝；如果你想繼續練習蓮花式，要記得總是緩慢地、帶著敬意來進行這個姿勢，即使你覺得這個姿勢對你來說很容易。而且別忘了，左右兩邊都要練習。

我自己練習時會換腿進行：譬如這一週我大多先盤右腿，那麼下一週我就大多先盤左腿；有時我在課堂上教授大休息的第一個部分時，我會試著坐在單邊。以這種方式練習多年之後，我有時會忘了自己比較喜歡先盤哪一條腿。

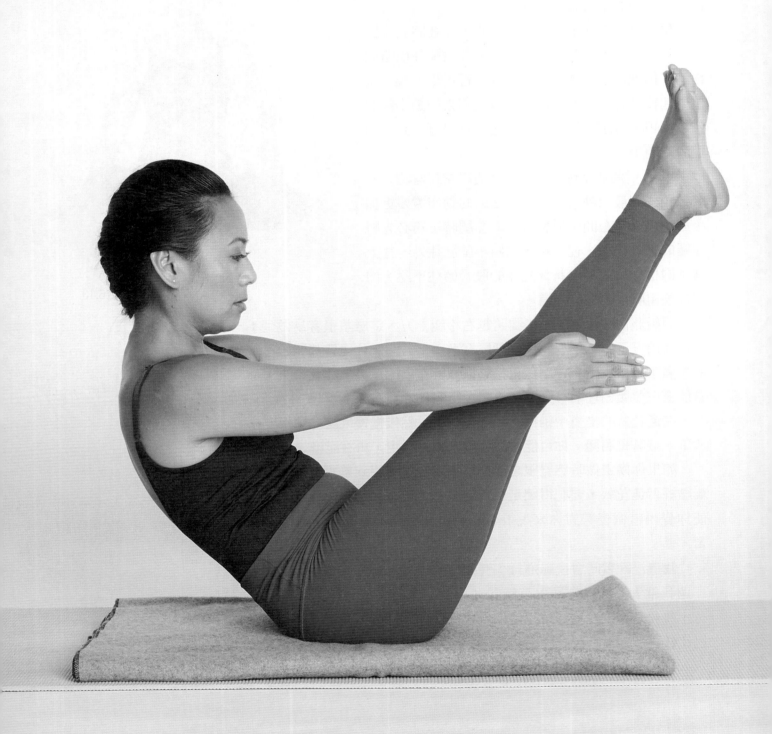

7

略過仰臥起坐
一切都與穩定有關

我們都有「六塊肌」，只是在某些人身上你看不出來。

　　當我看到我的第一位瑜伽老師示範船式時，我覺得它看起來很簡單。然後我試了一下，結果比想像中還要掙扎：我的大腿頂端在燃燒，下背也在抱怨。我嘗試得愈努力，情況只有愈糟；我照著老師的教導去做，但我真的完全沒感覺到自己的「腹肌」有多少收縮。

　　直到我開始認真學習解剖學，才開始對迷人的腹肌有了更深入的了解。腹肌分層排列，在軀幹的正面與側面排列出有趣的模式。就像其他人一樣，我也相信仰臥起坐是鍛鍊出強壯腹肌的最佳方法，於是我努力做了許多仰臥起坐，但似乎沒有多大幫助。我的船式做起來還是感覺不怎麼愉快。我將原因歸結為軟弱的腹肌，並持續做更多的仰臥起坐。

　　最後，我終於了解我鍛鍊強壯腹肌的方法，是由於我對於這些肌肉在運動中的運作方式有一項關鍵性的誤解：當我深信並表現得彷彿我的腹肌最好藉由仰臥起坐來加強時，我並未活在解剖學的現實中。當我改正我的誤解，然後將我的新知應用在船式上時，這個姿勢不僅變得更簡單，我也確實開始喜歡做這個動作了。在本章中，我想跟你分享我所習得的、關於腹肌如何實際運作的知識。

你為什麼必須了解這一點

我們在第一章中曾經討論到，重力無時無刻都在影響我們肌肉運作的方式與時間。當我們將這些關於重力的知識融入到瑜伽練習與日常生活中時，我們的舒適度與安全性就有了截然不同的轉變。

腹肌要做的事很多，作用是支撐腹部器官與脊柱，並且幫助我們進行強有力的呼吸，也維持了在生產、咳嗽，以及排便時所需的腹內壓。

但是，腹部肌肉的主要功能是穩定肋骨與骨盆，亦即軀幹；在你想要的時候，托承住肋骨與骨盆並對抗重力。在坐著、站著、行走，以及日常生活中所有其他活動中皆是如此，腹肌讓我們的軀幹得以移動並穩定。

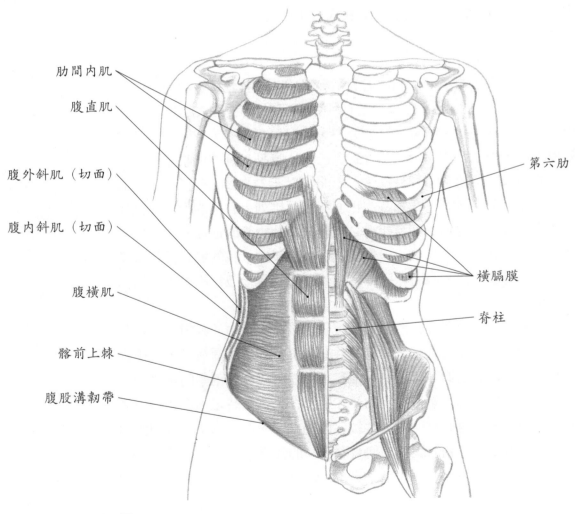

肋間內肌

腹直肌

腹外斜肌（切面）

腹內斜肌（切面）

腹橫肌

髂前上棘

腹股溝韌帶

第六肋

橫膈膜

脊柱

圖 7.1
腹肌的前視圖

注意圖7.1中，寬大的胸廓與骨盆僅由纖細的脊柱連結在一起；腹肌在身體的前方製造出一種「網籃編織」的效果，並且環繞過身體兩側。如此一來，當我們站立、舉物、往各個方向彎曲身體，或是行走時，我們都能夠保持筆直的姿勢。在某種意義上，腹肌「讓我們凝聚在一起」，特別為脊柱、軀幹、骨盆提供支撐。

　　許多瑜伽體位法與健身課程，都非常重視「核心」力量的重要性。但我覺得總的來說，關於這個主題始終存在著誤解。

　　不久前，我上了一堂飛輪課（固定式健身腳踏車），老師毫無疑問出於善意地，告訴我們要「將腹肌拉往脊椎方向，並且整堂課都要保持這麼做以強化核心」。於是我頑皮地想：「好吧，那我就不呼吸了。」

　　腹肌在強烈收縮時會干擾呼吸，所以腹肌得要能放鬆，我們才能呼吸。我經常在上課時觀察自己的腹肌，它們似乎知道自己該做什麼。腹肌幫助我在飛輪車上保持良好狀態，在我需要快速呼吸以面對難度更高的挑戰時，腹肌也讓我可以用力地呼氣

　　如果你可以的話，現在就試試這麼做。坐在一張穩固的椅子前端，雙腳牢固地踩在地板上，雙手穩定地環握在兩側的腰際。現在，往身體側邊伸出右臂，讓手臂約與地板保持平行，同時往右傾斜約四十五度角。

　　你可以感覺到左手下方的腹肌在收縮嗎？當然有。這裡的腹肌會收縮是為了穩定或保持軀幹直立的姿勢，從而防止你摔往右側的地板。你有叫你的腹肌要收縮嗎？當然沒有。你的腹肌「知道」該做什麼才能讓你在重力的作用下保持直立；當你還是小寶寶、才剛開始會坐時，你的腹肌就已經會這麼做了，它們比你還聰明。

　　大概六個月大時的小寶寶，通常已經發展出足以坐起來的軀幹穩定性了；這個年紀的寶寶，有種我們稱之為「保護性伸直」（protective extension）的反應，但僅限於在身體前側。這意味著，如果寶寶坐著時開始往前傾，他會自然而迅速地將雙臂往前伸直來保護自己。

　　到了八個月左右，保護性伸直的反應開始出現在身體的側邊了；而到了大約十個月大，這項反應延伸到了身體的後方。這種姿勢整合的漸進過程是正常而自然的，而且在很大程度上，反映了腹肌學習如何去反應的能力，以穩定寶寶的軀幹，並預防可能發生的傷害。這種學習是一種包括其他肌肉的動作模式。寶寶的神經系統正在學習並

記憶眾多肌肉之間肌肉協調的整體模式，以便達到軀幹穩定的最終效果。腹肌是軀幹最重要的穩定器。

我們成年之後，很少去注意讓我們保持直立的神經系統與肌肉系統之間複雜的樣貌相互影響與作用。身為瑜伽的練習者與老師，我希望我們能對這種相互作用有更為深入的了解，更重要的是，如何在不試圖用智識的心智去控制它的情況下，自然地促成它。

不論是在瑜伽體位法中或是日常活動中，我們的思考心智無法控制腹肌的智慧。如果我們必須告訴自己如何走過房間，我們甚至永遠無法踏出第一步，因為走路需要我們的肌肉和神經系統非常複雜的相互作用，更不用說我們的關節了。我們無法用言語文字來指引動作的細節，因為諸如軀幹穩定之類的運動模式，是在毫無意識的狀態下進行運作，無法藉由我們簡單的語言與命令來加以操縱。

我希望你在本章中所學到的關於腹肌的知識，以及腹肌在體位法與所有其他類型運動中的重要性，將使你的生活變得更好、也更簡單。與我一起學習如何「擺脫」腹部內在的智慧動作，並以最有效且更好的方式來挑戰它們——藉由它們作為穩定器的功能，而不是藉由仰臥起坐。

你的結構

我們的腹肌有四大肌群，宛如團隊般彼此整合、相互支持。最表層的腹肌是腹直肌（rectus abdominis），「rectus」這個字意味著「一條直線」；這塊肌肉於軀幹前方呈直線方式延伸，從恥骨開始，插入至第五到第七肋骨的軟骨，以及胸骨末端一個被稱為劍突（xiphoid process）的結構處。

如果你用手指從胸骨中央往下挪移到胸骨末端，可以很容易地感覺出來，胸骨的末端就位在腹部的頂端。當骨盆固定不動時，腹直肌會讓腰椎屈曲以對抗重力；而當胸廓固定不動時，腹直肌會讓骨盆能往後傾。腹直肌還能幫助我們用力呼氣，並在需要時增加腹內壓。

第二層的腹肌是由腹外斜肌與腹內斜肌所組成。觀察它們在圖7.2中的結構，很容易看出這些肌肉如何在腹部兩側呈現出類似「網籃編織的效果」。

腹外斜肌始於第五至第十二肋骨，然後往下並往內延伸，連附於外側的髂嵴。腹外斜肌是腹部最大的肌群，也與劍突、腹部中線被稱為腹白線的結締組織、鎖骨中線，以及恥骨相連，每一條腹外斜肌都

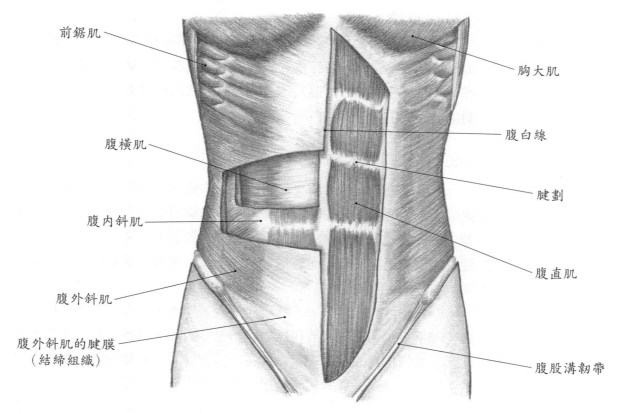

前鋸肌

胸大肌

腹白線

腱劃

腹橫肌

腹內斜肌

腹直肌

腹外斜肌

腹股溝韌帶

腹外斜肌的腱膜
（結締組織）

圖7.2

可以幫助你往它所在的同一側彎曲，並且旋轉到另一側；也就是說，右側的腹外斜肌可以幫助你往右側彎，並且往左旋轉。

腹內斜肌的分布則與腹外斜肌垂直，並且深入腹外斜肌；腹內斜肌始於髂嵴、腹股溝韌帶，以及胸腰筋膜，然後往內並往上延伸，連附於第十至第十二肋骨與肋軟骨、劍突、腹白線，以及恥骨聯合上。

腹斜內肌能幫助你用力呼氣，並且側彎到它的同側，但也能讓你旋轉到它的同側；換言之，右側的腹內斜肌可以幫你往右側彎並且往右旋轉。因此，這些肌肉有時也被稱為「同側旋轉肌」。

腹部四大肌群的最後一群是腹橫肌（transverse abdominis），宛如環繞前方小腹的腰帶，與第七至第十二肋骨的肋軟骨、腰筋膜、髂嵴，以及腹股溝韌帶相連。腹橫肌的肌纖維水平地從身體後方分布至身體前方，並延伸至劍突、腹白線，以及恥骨聯合。腹橫肌是軀幹的重要穩定器，尤其是在舉物時。當腹腹橫肌在舉物過程中收縮時，脊柱的若干豎脊肌（譬如多裂肌）一起運作，可以減少背部椎間盤百分

之四十的壓力。[1]

即便只是短暫地研究這四大肌群的解剖結構，我們都能明顯看出，強壯的腹肌對我們身為人類的快樂與健康至關緊要。讓我們來了解這些肌肉如何確實地協同運作，在體位法的練習上為我們發揮最大助益吧。

你的解剖結構如何運作

在本章剛開始時，我說過強化腹肌的最好方法是用它們來做為穩定器。在我們接下來的「凝神練習」中，繼續學習這句話在體位法練習中的意義之前，我希望你可以先直接體驗將腹肌作為穩定器的感受；如果你已經懷孕超過三個月，你可以只閱讀這個單元，然後跳過體位姿勢的實際練習。

仰躺在你的瑜伽墊上，雙腿在地板上伸直，做一、兩個呼吸。現在，一手手掌朝下，置放在你的肚臍上。吸氣，只將你的頭從地板上抬起，然後再將頭放回地板；現在，再試一次。我敢確定，你的手掌兩次都有感覺到某種腹部的動作：你的腹肌正在收縮。

注意你並未利用腹肌來屈曲你的腰椎，就像在站立時內捲（屈曲）腰椎；相反地，腹肌的收縮是為了將你的胸廓以及骨盆固定在穩定的姿勢。對你來說，抬起頭來對抗重力是必要的。對於脊椎損傷程度到腹肌神經麻痺的人來說，即使頸部肌肉正常而且仍然受功能神經的支配，也無法把頭從枕頭上抬起。因為肌肉若是要對關節起作用，就必須與關節相交；但是，腹肌並未穿越軀幹來到頭部、頸部，或者以任何方式與頭頸連附在一起。

腹肌並非頸部屈肌。然而在這個範例中，腹肌的確發揮了阻止你的胸廓在下肋骨處抬起的作用，讓你的背部不會拱起、骨盆也不會傾斜。你會注意到，當你嘗試這個簡單的運動時，頸部處於屈曲的狀態，而肋骨與骨盆卻可以保持完全不動。

---

[1] 保羅‧霍奇斯（Paul W. Hodges）與卡羅琳‧理查森（Carolyn A. Richardson），「與下肢運動相關的腹部肌肉收縮」（Contraction of the Abdominal Muscles Associated with Movement of the Lower Limb），《物理治療》（*Physical Therapy*）第77卷第2期 (1997)：頁132–42，頁142–4討論。

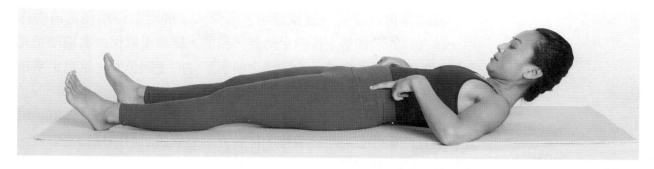

圖7.3

　　再練習一次這個抬頭的動作。但這一次，將你的大拇指放在肋骨下方，中指放在髂前上棘。

　　再次將你的頭抬起，感覺你的胸廓如何保持完全不動；是你的腹肌讓它得以保持不動，如此一來，通常並不強壯的頸部屈肌就能發揮更佳的槓桿作用來抬起你的頭。這就是發揮穩定作用的肌肉所做的事：藉著讓身體部位保持不動——而非移動它——使得運動更為輕鬆容易、更有效率。

　　現在，再試一次。但這一次，在你後背肋骨正下方放一個結實的小枕頭或是一張捲起來的薄毯，讓你的肋骨被抬起、背部也拱起。

　　如果這麼做會讓你的下背感覺不舒服，就跳過這部分的實驗；如果你已經懷孕超過十二週，也請跳過這個變化版本的練習。重要的是要記住，當你的背部拱起時，你的腹部會被拉伸，較無法像之前的動作一樣，提供你力量與穩定性。

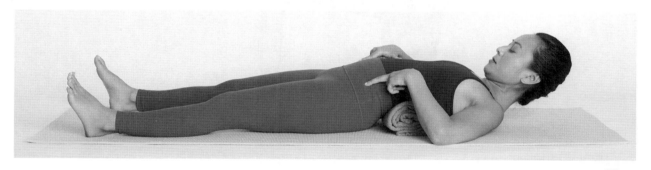

圖7.4

　　當你的後背下方放了個枕頭，你的雙腿仍然伸直、雙手也仍然保持同樣的姿勢（大拇指放在肋骨下方、中指放在髂前上棘），試著再次將你的頭抬起。你可以做到，但會困難得多；這是因為使用枕頭、從而伸展腹肌，會使得腹肌難以發揮穩定胸廓的作用，而要讓抬頭的動作有效率且相對輕鬆，這種穩定性是必要的。腹肌是軀幹的重要穩定器，這種穩定性也會影響頭部、脊柱、骨盆、手臂，以及腿部的運動。

我們還可以從另一個練習中，來深入了解腹肌作為穩定器的作用。請在你的瑜伽墊上採四足跪姿，務使大腿與手臂保持與瑜伽墊完全垂直的角度，並在進一步動作之前留意你的手腕位置，確定手掌在肩關節的正下方，整隻手臂都在一條垂直線上。

抬起右臂、平行地板，使右手高於肩膀位置，右臂保持伸直。現在，讓你的軀幹重心略往前移，你會立刻感覺腹肌收縮以穩定軀幹、保持往上的姿勢，幫助你對抗那一直努力要將你的身體拉往地面、無所不在的重力。

在這個姿勢中停留一會兒，保持呼吸。嘗試再往前移動一些。你停留得愈久，你就愈能充分意識到腹肌的收縮，但這個姿勢一定會愈來愈難以保持，所以如果需要的話就放下四肢，再換手嘗試。

當你抬起右臂時，軀幹會略往左移；而當你抬起左臂時，軀幹則會略往右移；這很自然也沒有關係，只要留意別扭轉或旋轉你的軀幹就好。盡可能保持軀幹水平，確保你抬起的手不會落到低於肩膀的高度。最重要的是，務必保持呼吸。

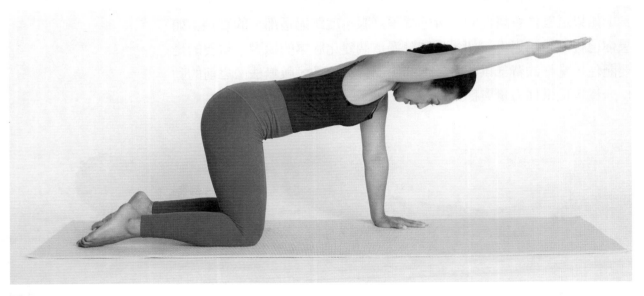

圖7.5

我很喜歡教學生做這個體位法以及其他類似的姿勢，這些都是在幫助學生挑戰、強化他們腹肌的穩定性，也藉此讓他們知道，仰臥起坐真的不如他們所想像的那麼有效。許多人都能做很多個仰臥起坐，但大部分學生會發現，前面所描述的這類姿勢比仰臥起坐更具挑戰性。

我的理解是，如果我們想強化任何肌肉，就必須讓該肌肉在挑戰

其主要功能的某些運動中來對抗重力；肌肉有時可以從事多種動作沒錯，但總是會有一種主要的功能性動作。以下就是示範這項原理的一個有趣實例。

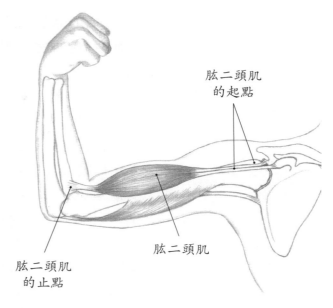

圖7.6

肱二頭肌的起點

肱二頭肌

肱二頭肌的止點

讓我們來看看肱二頭肌。它是上臂前腔室中最大的肌肉，我有時會稱之爲「健美肌肉」，因爲它太常出現在健身房與健身設施的廣告與照片當中。

大部分人會認爲，肱二頭肌的主要功能是屈曲或彎曲手肘。事實上，肱二頭肌的主要功能是使前臂得以旋後。「旋後」（supination）是將手掌往上翻轉的動作。將手臂置於身側，上臂保持不動，彎曲手肘至九十度，手掌朝下；現在，將手掌往上翻轉，這個動作被稱爲「旋後」。我藉由告訴我的學生想像自己端著一碗湯——這是手掌向上才做得到的——來幫助他們記住這個手肘動作的名稱。

以下就是我們的實驗。手掌朝下，屈曲你的右手肘，換句話說，就是「旋前」（pronation）。現在，左手穿過身體前方來到右側，牢牢握住右臂二頭肌最大的部位；想像印度萬神殿上的象神甘尼許（Ganesha）正端坐在你的手背上。這幅印象可以幫助你對手肘的屈曲產生阻力。

試著藉由屈曲手肘關節來舉起手背上的象神甘尼許。同時，對這個動作製造阻力，讓你的肌肉用力使勁。感受並測量你的二頭肌纖維在旋前屈曲時的收縮程度。

現在，鬆開你的手，但保持手肘屈曲，然後翻轉前臂，讓手掌朝上，這個動作被稱爲「旋後」。再次邀請你想像中的象神甘尼許來幫忙，這次讓他坐在你的手掌上；切記，他非常重。試著去進行這項艱鉅的工作，屈曲你的手肘關節並舉起前臂與手掌上的象神。在旋後的動作中，只屈曲手肘來對抗想像中的象神巨大的重量，其他所有部位都保持不動。

別忘了在收縮時，用你的左手握住二頭肌最大的部位。我想你會驚訝地感受到，你的二頭肌以前臂旋後來屈曲手肘時的收縮程度，遠比以旋前來做同樣動作時強烈多了。當你旋後屈曲手肘時，二頭肌較容易召集更多的肌肉纖維。

這是因為肱二頭肌的主要作用是旋後，然後是屈曲手肘，最後才是屈曲肩膀。這就是為什麼在旋後時做掌心朝身體握桿的引體向上（chin-up），比在旋前時做掌心朝前方握桿的引體向上（pull-up）要容易得多；當你要求肱二頭肌在屈曲手肘時旋後，它的運作就會是最有效率的。

腹肌的運作也是類似的原理。你在做仰臥起坐時絕對有用到腹肌，但腹肌的首要功能是作為穩定之用；因此，我認為以穩定性而非仰臥起坐來挑戰腹肌十分合理。可以肯定的是，試圖在山式中收捲尾骨、同時要求你的腹肌進行收縮，對於強化腹肌來說並不是一項有效的技巧。在山式中，腹肌雖然對於幫助你保持直立姿勢很重要，但並非支撐你的主要部位；山式主要是一個骨盆在股骨頭上的平衡姿勢，臀肌、膝關節與肌肉，以及其他腿部的肌肉也都提供了額外的穩定性。

本章要點

→ 腹肌在運動中的主要功能是穩定軀幹。

→ 肌肉在執行其主要功能時最有效率。

→ 當你挑戰腹肌作為對抗重力的穩定器時，要相信它們會聰明地發揮作用。

凝神練習

在這個單元中，我們會練習有助於強化腹肌的體位法，但看似矛盾的是，我想在這裡做個關於伸展腹肌的補充說明。我建議當你做任何後彎的動作時，應該特意去放鬆腹肌、讓它們伸展；如果你試圖在後彎時繃緊腹肌，會發生兩件事。

首先，這麼做會很困難，因為這就像是你先要求你的腹肌放鬆，然後又要它們別這麼做，告訴它們要收縮。如果你要伸展你的腹肌，就單純地伸展它們，不要搞混了，以為在眼鏡蛇式等姿勢中收縮腹肌就是在強化腹肌。

再者，在後彎時收縮腹肌，對於保護你的背部並沒有太大幫助。當你在眼鏡蛇式中收縮腹肌，其實你真正做的是在某種程度上結束了這個姿勢。最好的方法是少做點後彎，只要保持腹肌柔軟並可自由伸展就夠了。

注意事項

除了樹式之外，我不建議你在懷孕第三個月之後練習這個單元介紹的姿勢。隨著腹中胎兒的成長，腹肌會伸展得愈來愈長，腹部其他的軟組織也是如此；懷孕的腹部摸起來或許感覺很「結實」（toned），但即便感覺起來很健壯，它可能比你想像的還要脆弱。要謹慎留意才行。

為了強化肌肉，我們必須要求肌肉比平常所做的再多做一點。所以，慢慢進行並注意自己的極限。如果你在練習強化腹肌的姿勢之後，第二天感覺肌肉痠痛，那麼就休息一、兩天再繼續練習；這一次，挑戰的難度降低些，之後再逐漸增強練習的難度。

所需器材

- 防滑瑜伽墊
- 瑜伽毯

樹式（Tree Pose, Vrksasana）

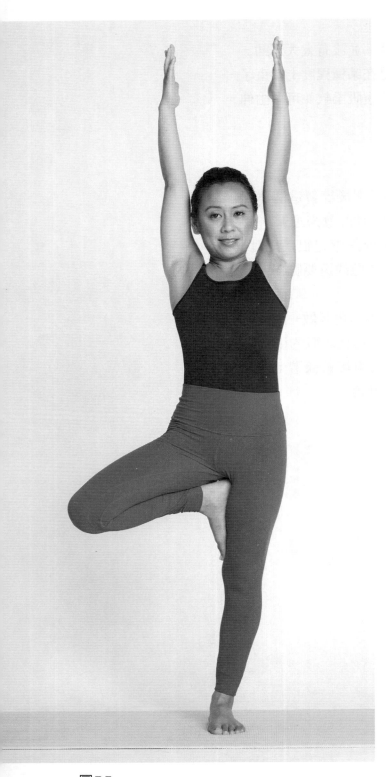

站在你的瑜伽墊上，最好打赤腳。開始進入山式（參見第一章第21頁），將雙手置放於腰間；現在，將右腳抬離地面來到你的前方，彷彿你正要往前邁出一步。

注意你抬起膝蓋的時候，不僅將重心轉移到左腿上，也同時收縮了腹肌。你的腹肌現在正扮演著穩定器的角色，保持軀幹的穩定與安全；這就是腹肌在我們走路每邁出一步時所做的事；當我們的軀幹處於垂直姿勢並移動時，腹肌讓我們得以保持直立。

現在，隨著呼氣，將你的右腳帶往左腿內側的腹股溝，雙手幫忙將右腳掌平貼於該處，腳趾朝下。

當你的右腳掌穩固地平貼並牢牢地壓在左腳內側時，吸氣，將雙手帶往兩側並往上拉伸到頭頂上方。保持雙臂伸直，肩胛骨自然地上提，目光凝視前方地板幾英呎處的一個固定點上。保持呼吸徐緩順暢。維持幾個呼吸之後，下來換邊練習。

當你逐漸熟悉這個姿勢，試著站在距離牆壁一英呎（約三十點五公分）處，背對著牆，雙眼微閉或者完全閉上，然後觀察視覺提示對於你保持平衡的幫助有多大。許多人閉上雙眼時，都會發現他們更加地搖晃不穩。注意在這個姿勢中，你的腳踝與腳佔據了你大部分的意識，因為它們可以頗為快速地適應微小變化，進而調整你的平衡。現在，睜開雙眼並觀察你的平衡是否變得簡單了些。務必換邊練習。

圖7.7

平板式

在你的瑜伽墊上呈四足跪姿。現在，伸直雙臂與雙腿，確定你的手腕中央位於肩關節的正下方；雙腳以前腳掌踩地，相距約十英吋（約二十五公分）寬。

略收下巴，讓頭部可以與身體其他部位呈直線對齊。將胸椎（中背）往上抬到比肩胛骨略高，將尾骨往下捲，肚臍往上提。保持呼吸（參見第98頁圖5.17）。

你可能會深感驚訝，我現在竟然指導你在這個姿勢中要捲尾骨，因為我在第一章中三申五令地要求大家不能內捲尾骨；然而，當時我是在指導你如何做山式。身體與重力之間的關係，在山式中與在平板式中截然不同。

在平板式中，整個身體背面都被重力筆直地往下拉，我們是在要求身體去對抗這股力量、往上撐住；現在，我們需要腹肌的幫忙，讓身體不會坍塌下來。當腹肌收縮時，它們會屈曲，或者試圖去屈曲脊柱。

在這個姿勢中，如果你讓自己彎拱腰椎，讓胸骨往下掉，並讓胸椎往下垂到兩側肩胛骨之間，如圖7.8所示，你會發現這個姿勢更困難了，這是因為你的整個脊柱彎拱時，腹肌會更難收縮並發揮穩定的作用。

記住，在平板式中身體要往上提：從胸骨、中背、腹部往上提。這麼做不僅會讓這個姿勢做起來更輕鬆，對於腹肌的強化也會更有效，而且毫無疑問的是，你會更享受它所帶來的樂趣，因為你是在運用身體的自然智慧，而不是在抗拒它。

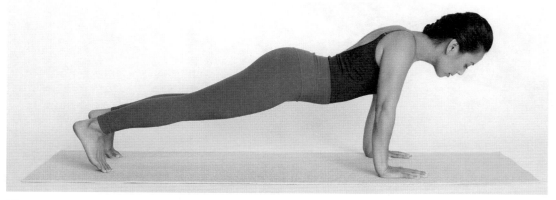

圖7.8

側平板式（Side Plank Pose, Vasisthasana）

要練習側平板式，先在你的瑜伽墊上進入平板式。在這個變化版中，讓雙腳分開得比平板式略寬一些。

保持呼吸徐緩順暢，開始舉起右臂朝天花板方向伸展，順勢翻轉身體，如此一來，你僅以左臂保持平衡。

確保你的左臂完全與地板垂直，手腕在左肩窩的正下方。你可以試試看左手的位置怎麼擺會讓你感覺最舒服，有些學生喜歡讓手指指向前方，如圖7.9中所示。

注意圖7.9中的示範者是以腳掌的側邊，而非腳掌來翻轉成側

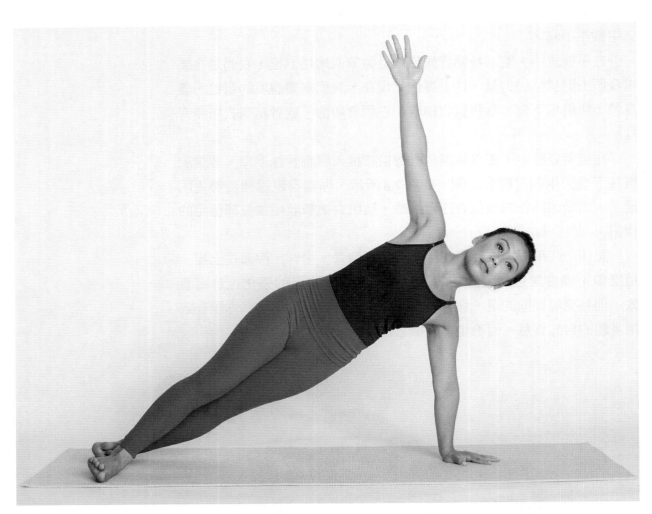

圖7.9

身。爲了做到這一點，確定你的雙腳有足夠的空間可以這麼做。通常老師都會教你要雙腳併攏來做這個姿勢，但我發現，如圖中所示的雙腳擺位，更容易讓你保持平衡，如此一來，你就能把注意力集中在腹部。

當你進入側平板式，從腰部往上抬。想像你的腰高於你的骨盆，別讓你自己往下垂陷。這個往上抬的姿勢會鍛鍊到你的腹肌。下來休息之後，再試一次。然後，以右臂支撐你練習這個姿勢。你也可以用前臂來做變化，但你會發現這個變化版難度更高。

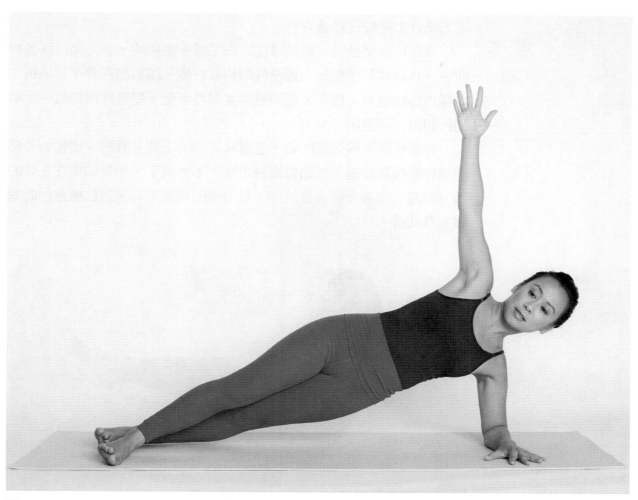

圖7.10

船式（Boat Pose, Navasana）

　　在本章一開始時，我說了一個關於我初次嘗試船式的故事。以下是我發現練習船式的方法，這個方法讓我開始喜歡做船式，也得以讓船式幫助我保護我的背部，同時增強我的腹肌。

　　坐在瑜伽墊上一塊摺疊起來的毯子上。如果你的尾骨跟許多學生一樣特別凸出，這麼做尤其有幫助。

　　先彎曲你的膝蓋，並在你往後傾斜時，雙手各握住左右膝蓋的後方。

　　注意，如果你往前擺動，就會坐在你的坐骨之前，使你的下背拱起；如果你略往後擺動就會注意到，你是坐在下方的骶骨上。而坐在下方骶骨上是較為舒適的坐姿。

　　當你往後擺動時，開始尋找你的平衡。剛開始，務必保持膝蓋彎曲。一旦你找到平衡後，再慢慢地伸直右腿，讓右側脛骨平行地板；左腿也如法炮製。現在，鬆開雙手並保持平衡，雙臂往前伸直、手掌朝內相對。這是第一步。

　　確定你的下腹保持凹陷，這意味著你的下背呈圓形。這樣的姿勢能讓你的腹肌收縮，幫助你維持平衡、不會倒下。如果你坐在坐骨的前方拱起，腹部反而會被拉伸，以力學的角度來看，對於穩定你的軀幹並無助益。

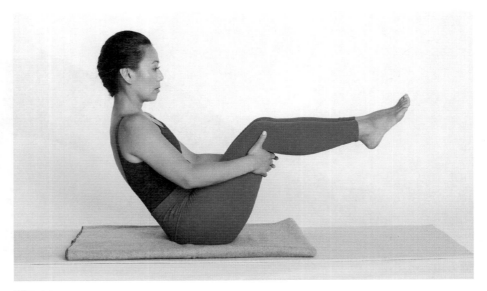

圖 7.11

如果你在船式中拱起，你的大腿會開始讓你知道；因為你會限制了腹肌支撐你的力量，於是股四頭肌以及其他能幫助髖部屈曲的肌肉就會運作得相當辛苦。

相反地，如果你讓下背呈圓形，或者想像把下方肋骨往內拉、把骨盆兩側的頂端朝彼此拉攏靠近，會很有幫助；這時，只能在髖部與脊柱屈曲的情況下才能運作良好的腹肌，就能發揮它們與生俱來、最拿手的本事：穩定你的軀幹。

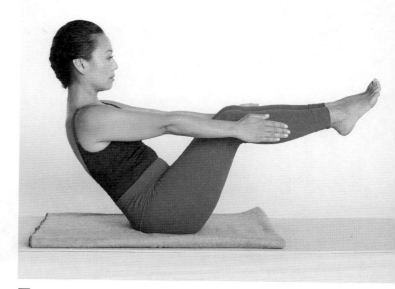

圖7.12

注意，圖中的示範者雖然脊柱略呈圓形，但她的上背並未「塌陷」；事實上，她的上背是放鬆地打開。以此方式來練習這個姿勢，要輕鬆容易多了。

最後一步是伸直雙腿。

這對於腿長的人來說會比較困難，因為腿太長會使這個姿勢所利用的槓桿作用發揮不了原本的效用。不妨給你自己以及你的學生另一個船式的選項：讓小腿骨平行地板。對高個子來說，這麼做會讓他們的下背部更為安全，而且還是有加強腹肌的效果。

不論你在船式中的雙腿採取哪一種姿勢，切記要保持呼吸，並且享受其中的樂趣。孩子們似乎特別喜愛嘗試這個姿勢，但由於孩子們的腹肌往往較弱，只能教他們彎曲膝蓋來做這個姿勢。

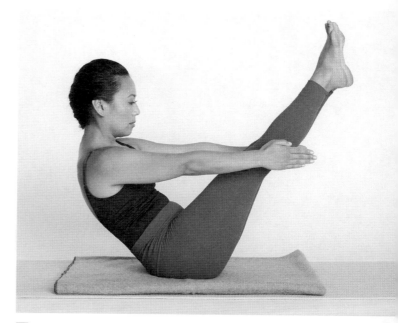

圖7.13

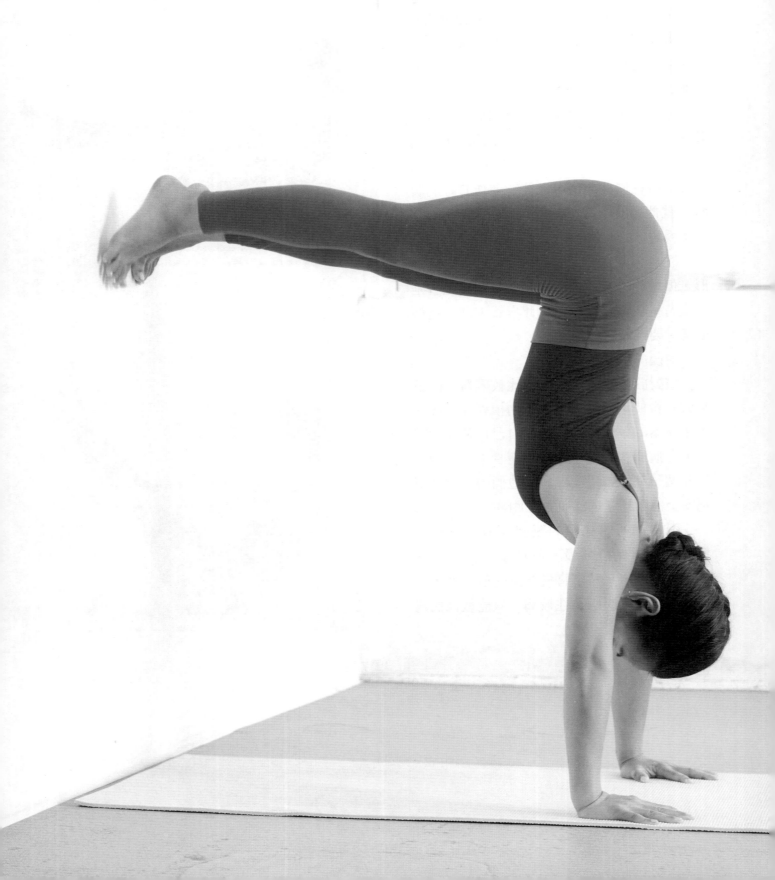

8

倒立

頭、頸、手和手肘

當我倒立時，我對於這個世界以及我在其中的定位，有了嶄新的看法。

倒立是瑜伽體位法練習中獨特的姿勢之一。事實上，我從我母親那裡學到了我的第一個倒立的姿勢——頭倒立；我母親年輕時很喜歡運動，她十六歲時就拿到大學提供的網球獎學金。

當我漸漸大了，我們有時會在涼爽宜人的夏日傍晚，一起坐在外頭的院子裡觀星。我記得，我母親不只一次地挑戰我跟她一起做頭倒立的姿勢。她會小心地把頭放在草地上，然後把雙手擺放成三腳架的形狀，雙腿再逐漸往頭與雙手方向走過來，膝蓋彎曲並靠近胸前；然後，當雙腳離開地面時，她會向後傾斜以找出平衡點，最後再往上伸直雙腿、形成完美的垂直線，就這樣保持數秒鐘的平衡。

我跟鄰居朋友們都對此印象深刻。最後，我以一種沒什麼大不了的神態學會了頭倒立，彷彿所有的孩子都會跟他們的母親在前院做頭倒立。

所以，當我在數年之後開始練習瑜伽體位法時，頭倒立式（Headstand, Sirsasana）並不會讓我感覺很陌生或是很可怕，但我發現瑜伽課所教的頭倒立式，與我從母親那裡學來的方式有些不同：第一個不同之處在於擺放雙手位置的方式，而由於這種不同的位置，我發現我可以在瑜伽課的頭倒立式中維持得更久；另一個不同之處在於，保持頭倒立式的同時，我們還被教導並練習許多腿部與軀幹位置的變化。

在瑜伽體位法中還有其他的倒立姿勢，而我最終也理解了倒立體位的好處，以及如何小心謹慎、充滿耐心地來練習這些姿勢；在大多數情況下，你也可以做到。但為了做到這一點，你必須帶著敬意與相關知識來進行倒立的練習。我經常看到或聽到瑜伽學生在幾乎毫無準備的情況下練習頭倒立式，我也看過學生在沒有任何瑜伽毯的協助下練習肩立式，結果把過多的重量壓在下頸椎與上胸椎，以至於這些部位的正常曲線都被扭曲到變形了。事實上，我真的看過以這種方式練習倒立的學生，在頸椎骨隆起處的皮膚上長出了老繭。

在本章中，我想跟你分享的是，你可以如何跳脫這類瑜伽迷思——「在頭倒立式中，頭只能這麼擺放」，或是「在頭倒立式中，手掌必須完全平放在地板上」——來學會倒立。我們會在本章稍後來討論這些問題。

我最喜愛的瑜伽迷思是「倒立可以讓更多血液流往大腦」。事實上並非如此。為了維持極其恆定的水平，大腦的血流量受到了嚴格的調節與控制；任何人只要站得夠久，還是可能會頭暈目眩、昏厥過去，這就證明了這項生理學上的事實。

如果大腦的血壓下降，就可能讓你昏倒，這是身體為了要把你放在一個水平的位置，以便讓更多的血液可以流往大腦的一個解決方案。事實上，大腦渴需的是血液中所攜帶的氧氣，因為這些氧氣可以提高代謝率。因此，不論你是正在熟睡還是在跑馬拉松，大腦都需要平穩的血液／氧氣量才能正常運作。

所以，讓我們開始了解一般性的倒立體位，以及其中的某些姿勢。希望這項研究可以幫助你決定是否，以及何時開始進行倒立體位的練習，並且指導你如何安全並愉快地進行練習。

你為什麼必須了解這一點

大多數時候，當我們想到某個瑜伽姿勢，會聯想到的是它所呈現的身體形式：它是前彎？還是後彎？扭轉？但傳統智慧教導我們的是，瑜伽體位不只是一種身體所能表達的外在形式，更對我們的身心靈精微的能量狀態都有著深遠的影響。

傳統的智慧也教導我們，倒立對我們的身心平衡，以及我們看待世界的方式產生強大的影響。我還記得小時候，我跟我的兄弟會仰躺並倒掛在我父母的床邊，一邊凝視著天花板、一邊把天花板想像成地板。每當看到某個家庭成員走過時，我們就會大笑，因為他們走過的

「地板」在我們看來就像是天花板；看到我們的父親走在「天花板」上真是太有趣了。

我個人深信，倒立是瑜伽體位練習法的核心精華；此外，一個倒立姿勢總是可以調整出某種經過修改的版本，創造出幾乎可以適應所有學生所需的各種變化。

不論是以何種形式來呈現，對大部分學生來說，倒立必須成為他們部分的練習內容。倒立會影響身體的血流，儘管大腦的血流量在我們不論是以雙腳、雙手、肩膀，或是頭部站立時，都會保持穩定。在保持倒立時，這個姿勢可以增加心臟接受的血流量（也被稱為心臟回流），從而使心臟直接蒙受其益。因為，倒立通常會使心跳慢下來，讓心臟得到休息。

我的好些女學生也告訴我，規律地練習倒立姿勢，尤其是肩立式與犁鋤式（Plough Pose, Halasana），可以幫助她們降低熱潮紅〔有時與停經前後的圍停經期（perimenopause）有關〕的發生頻率與不適程度。至少，倒立姿勢中專注力的平靜與內化也有助於降低壓力、焦慮、腿部的腫脹，以及血壓。

所以，到底什麼姿勢才算倒立呢？我的定義是，頭部位置低於心臟位置的姿勢。這包括了諸如站姿前彎式、站姿寬腿前彎式、下犬式、橋式（Bridge Pose, Setu Bandhasana）等有支撐或無支撐的姿勢，以及頭倒立式、雙腳靠牆倒立式、支撐肩立式、犁鋤式、肘倒立式、手倒立式。

我認為倒立可以分為兩大類。第一大類是頭部低於心臟的部位，而不必然是身體其他部位。這種倒立是屬於某些站姿中的倒立，譬如下犬式與橋式，都屬於這一類的倒立，通常更為多數學生所接受。這些姿勢有助於讓你準備好進行第二大類的體位練習，如果——除非——這些姿勢適合你的話。

第二大類是由更進階的倒立體位所組成，而且我們練習這些體位的歷史更為悠久，譬如頭倒立式、半肩立式、肩立式、犁鋤式、肘倒立式，以及手倒立式。這些姿勢需要更多的力量與高度的靈活性，只能在經驗豐富的老師監督下進行練習，因為他們可以在學習過程中給予每位學生個別的關注與指導。

第二大類中的倒立練習，最重要的兩個姿勢就是頭倒立式與肩立式。這兩個姿勢有時被分別稱為國王體位與皇后體位，我認為它們被視為瑜伽體位法練習的核心，部分原因是這兩個傳統姿勢被練習的歷

史，比其他的倒立姿勢更為悠久，而且在瑜伽體位法練習的所有倒立姿勢中，它們的效力似乎最強大。

在本章之後，我們將說明如何練習第一大類倒立中的兩個姿勢，也就是站姿前彎式與站姿寬腿前彎式；但在本章中，我想特別專注在第二大類的兩個姿勢上：頭倒立式與手倒立式。這麼做時，我們會把注意力放在頭倒立式的頭部與頸部，以及手倒立式的手部與手腕上。因此，請重溫第二章第42頁練習支撐肩立式的說明，本章將不再覆述。

你的結構

倒立通常涉及頭、頸、肩膀、前臂，或雙手的若干承重。請重溫第二章中關於頸部解剖學（請參閱第31頁），以及第五章中關於肩關節解剖學的說明（請參閱第86頁），複習這些說明會讓本章中「凝神練習」單元的說明更容易理解。因為我們已經討論過肩關節，在此，我們將從前臂、手腕，以及手部的解剖學開始說明，讓我們對上肢的研究與知識愈發完整且完善。

關於前臂、手部以及手腕，我們要知道其中最顯而易見的一點就是，它們通常不承重。這並不是說它們無法承重，而是說承重並非它們的主要功能；下肢的主要功能才是承重與移動；所以，如果我們要以上肢來承重，讓我們帶著充分的認識與意識來做這件事。

橈骨、尺骨以及肱骨組成了肘關節。

注意前臂、橈骨、尺骨的細長骨骼。

注意，尺骨在下方彎曲以連接肘關節後側的肱骨；在兩根前臂骨當中，尺骨的活動性較小。

然而，橈骨連附在肱骨上的方式與尺骨不同，使得橈骨的活動性更大。在被稱為旋前的運動中，橈骨能越過尺骨。記住，即使在你翻轉手掌、掌心朝下，或是前臂旋前、橈骨越過尺骨時，橈骨也始終位於前臂的大拇指側。不論你的前臂在什麼位置，橈骨始終保持在大拇指側；試著往各個方向移動你的前臂，不論掌心是朝上或朝下，你都可以用另一隻手去感覺橈骨：它始終保持在大拇指這一側。

要感覺橈骨的這種放射（radiating），或說交叉互換

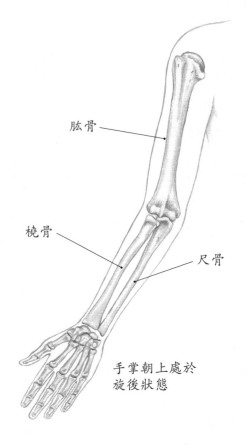

肱骨

橈骨

尺骨

手掌朝上處於
旋後狀態

圖8.1
右上肢的前視圖

（crossing-over）的動作，你可以這麼做。在椅子上坐直，右手的肘關節屈曲至九十度；這意味著你的肘關節大約朝肩膀彎曲一半，前臂的骨頭也與地板平行。翻轉你的掌心朝上。

現在，左手的手指越過身體，牢牢地握住右手的前臂，握在距離手腕大約六英吋（十五公分）之處，試著去感覺骨頭。如果你無法感覺到橈骨（在外側或側邊），換一個稍微不同的位置來握住你的前臂，然後再試一次。

當你在前臂上找到一個肌肉較少的位置，你可以很容易地感覺到你的橈骨與尺骨；這時，手指用力握緊，然後前臂旋前、手掌翻轉朝下。如果你留心去感受，一定會感覺到你的橈骨越過了尺骨，所以兩根骨頭交叉互換了。嘗試幾次，我們會在下一個單元中詳細討論這種旋轉的能力，以及這對承重來說意味著什麼。

在橈骨與尺骨的遠端是八塊腕骨。這些小骨頭與橈骨、尺骨，以及掌骨（或手骨）相連。最後，掌骨再與指骨（即手指的骨頭）相連。

橈骨與腕骨的關係，截然不同於尺骨與腕骨的關係。在橈骨與腕骨相連的關節處，你可以看到橈骨如何延伸得比尺骨更遠；正因如此，當人們跌倒在堅硬的地面，並用雙手托承住自己時，橈骨會承受大部分的衝擊力道。所以在跌倒時，遠端橈骨比遠端尺骨更容易發生骨折。

手腕的伸展（將手背拉往前臂）比屈曲（將手掌拉往前臂）的活動範圍更大。屈曲手腕的肌肉位於前臂表面，前臂旋後時就可以看到；而伸展手腕的肌肉也位於前臂表面，前臂旋前時就能看到。

你可以輕易地感受出箇中差異。坐在一張堅固的桌子前，右前臂旋前，右手肘屈曲到九十度；現在，將右手放在桌子下，讓手背可以舒適地貼在桌子底部，左手掌則放在右前臂的上方三分之一處。現在，試著伸展你的右手腕，譬如試著將手腕往天花板方向伸展，穩定地用手去推桌子，注意你前臂旋前側的肌肉如何收縮；試著伸展手腕以對抗桌子的挑戰。

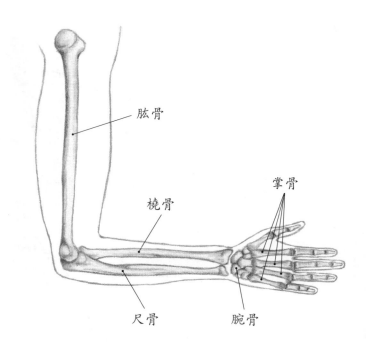

肱骨

橈骨

掌骨

尺骨

腕骨

圖8.2

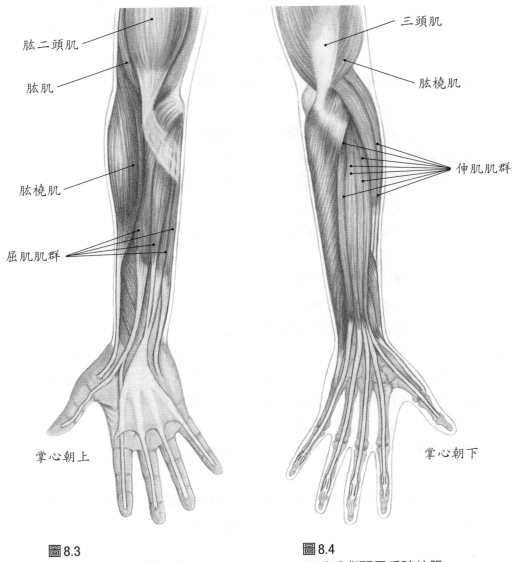

肱二頭肌

肱肌

肱橈肌

屈肌肌群

掌心朝上

三頭肌

肱橈肌

伸肌肌群

掌心朝下

圖 8.3
右手手掌顯示手腕屈肌

圖 8.4
右手手背顯示手腕伸肌

　　現在，用你的前臂旋後來嘗試這項相同的實驗。這一次，試著舉起並屈曲手腕來推抵桌子。你現在會感覺到旋後側的手腕屈肌強烈地收縮。

　　事實證明，我們上肢的運動模式，往往跟前臂的旋前與肘關節的伸展、前臂的旋後與肘關節的屈曲有關。這樣的理解會在你遵循以下對於下犬式、頭倒立式、手倒立式、肘倒立式的說明時派上用場。注意你上肢所有的骨骼與關節，比起下肢的骨骼與關節要細小多了。把你的手翻過來，看看你的手掌。

你看到掌弓了嗎？它不像你的足弓那麼大、那麼強壯。我們的足部其實有好幾個足弓以利重量可以平均分布，為我們在站立時提供平衡，在步行時創造必要的適當推進力，尤其是在跑步的時候。

手不如腳有力，也並非原本就準備好來發揮承重的作用。只要稍加觀察，就很容易理解為什麼當我們以雙手及手腕承受全身重量時，必須極為小心留意。

你的解剖結構如何運作

關於下犬式，我們已經討論過兩次了。第一次是在第五章中討論肩膀姿勢時提到（請參閱第 96 頁），第二次是在第六章中關係到膝蓋姿勢時提到（請參閱第 117 頁）。在此，我們將討論整個手臂、手腕、手，以及手指的位置。

在練習下犬式時，我們的雙手的確在承重，但重量並未直接、垂直地往下落在手腕與雙手上；因此對這些部位來說，下犬式中的承重不像手倒立式中的承重那麼明顯而直接。然而，最重要的是要知道，如何以保護手腕的方式來分配身體的重量。

站在一張厚重的桌子旁，雙手掌心朝下地放在桌子上，雙手距離略比肩膀寬，中指指向正前方；現在將身體前傾靠在桌子上，並將強大的重量放在雙手上。如果你感覺手腕會疼痛，請跳過這項實驗。

請注意，你的雙手可能傾向於往外擺動，使得重量會壓在你的小指而非大拇指上。在這種情況下，你可能也會注意到，你的手肘更容易彎曲。

現在，把重量移往雙手的拇指側，這是手腕較穩定之處。感受重量壓在大拇指下方掌丘與食指靠近掌心的第一個關節處，務必使你的大拇指往側邊伸展，並穩定地壓住桌面；你的手肘會伸直，整條手臂的肌肉也會被啟動，手腕可能也會感覺好很多。

雙手保持在這個位置上，開始從桌邊往後退，軀幹慢慢地朝地板方向移動，但仍然把注意力集中在雙手往下壓的拇指側以及食指的根部。注意，當你慢慢往後退時，你的整隻手臂會開始內旋，就像我們在第五章中討論到關於肩關節在下犬式中的活動；下次當你練習下犬式時，記得利用這樣的手部姿勢，來為你的雙手與手腕創造自由與穩定度。

在手倒立式中，雙手與手腕的姿勢會略有不同。有什麼不同呢？你相對於重力的位置不一樣。在手倒立式中，姿勢的重量會直接往下落在你的雙手上，而非像在下犬式中以對角線的方式分散開來。

所以，手部的姿勢必須改變，以便適應雙手與手腕被要求承受的額外重量。要感受這種變化，你可以在瑜伽墊上採四足跪姿，然後身體往前傾，讓重量落在手腕上；注意當你試著將雙掌平放在地板上時——就像在瑜伽體位法的課堂上，我們經常被教導要這麼做——有什麼感覺。

相反地，先想想你的腳，它的主要工作是承重，而它有好幾個足弓。既然承重不是手的主要功能，那麼，在承重時為你的手創造出掌弓，讓你的手更像腳，這不是很合理嗎？記住，對你的身體來說，形狀是由功能所創造，而功能又形塑出形狀。

為了創造出掌弓，請將你的雙手平放在地板上，將指腹拉往你自己的方向，現在，手指呈弓形、手掌也呈弓形，只有雙手的邊緣在地板上。對有些人來說，想像掌心握著一顆籃球會有幫助。現在，再次往前傾並讓重量落在雙手上，瞧！重量現在更平均地分布在雙手的邊緣處，手腕也會更舒適。此外，當你確實地練習手倒立式時，你會更好地保持平衡。

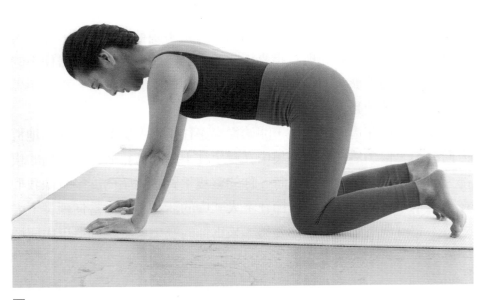

圖 8.5

這是因為有了掌弓，你可以創造出某種微移動來幫助你平衡，就像你用雙腳站立時所做的一樣。你或許並未意識到你正在進行這些微移動以保持直立的姿勢，但事實上就是如此；這些微移動又被稱為姿勢擺盪，是你的身體無時無刻都在對重力進行持續微調的過程。

創造出類似足弓的手部姿勢，會使你的平衡做起來更能動態地調適，也更輕鬆自如；比起試圖壓平手掌，這是一個並未如實反映出手部解剖學現實的瑜伽迷思，這種方式對手腕與手部更有幫助。

沒有任何老師會要他們的學生在站姿時把足弓壓平，相反地，老師會希望他們的學生維持正常的足弓，因為正常的足弓可以讓腳、腳踝、膝蓋、臀部，以及脊椎都有更好的生物力學運動。當你在手倒立式以及其他重量會落在手部的手臂平衡姿勢中承重時，不妨跟隨著身體的智慧去做，同時創造出你的掌弓。

另一種更進階的倒立姿勢是肘倒立式，不僅需要力量，還要注意手肘、前臂、手腕，以及手部在瑜伽墊上的位置。

在肘倒立式中，你與你的瑜伽墊最重要的關係就是穩定性。遠離牆壁會讓你更容易平衡，因為體重分散在前臂與手上，形成了更大的支撐面積；比起只用雙手與前臂前沿承重的手倒立式，這個姿勢的承重表面積更大。

置放手部與肘部的常見姿勢，是允許手肘往外移到比肩膀寬的位置，然後雙手往內移動；如此一來，你的手臂就形成了一個三角形。

這種姿勢會適得其反，因為肱骨不再是垂直的；當肱骨處於垂直的狀態，與肩關節的吻合度就會更高。誠如本書之前所述，兩個關節表面的吻合度愈高，關節的穩定性就愈高。當你以垂直的肱骨來練習

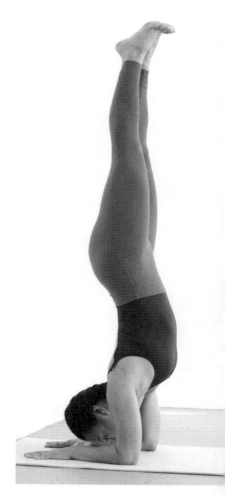

圖 8.6

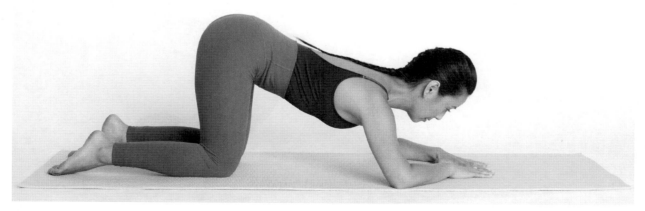

圖 8.7

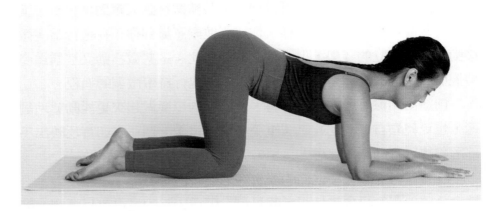

圖 8.8

肘倒立式時，肩臼與肱骨頭的吻合度與穩定度都會較高；這不僅讓你可以更穩定地練習這個姿勢，也會讓你更容易平衡。

爲了感受這種差異，在你的瑜伽墊上採四足跪姿。現在，放下你的前臂並讓兩臂形成三角形，同時，手肘往外移動至比肩膀寬的距離，大拇指和食指的指尖相觸。現在，身體往前傾或者略爲伸直雙腿，讓重量落在整個上肢。

再試一次。這一次，先將手肘置於肩關節正下方，同時保持手肘彎曲。現在，將手掌朝臉的方向翻轉過來，並讓右前臂平躺在地板上；接著，將前臂慢慢朝旋前方向轉動，同時尺骨略往外推，使前臂肌肉都被壓往前臂內側。

一旦你完成了旋前的動作，注意，你會感覺前臂的兩根骨頭都緊密地壓住了瑜伽墊。如果你只是把前臂放在地板上，你會覺得前臂在墊子上感覺「浮動」，而非密實地緊壓在墊子上。

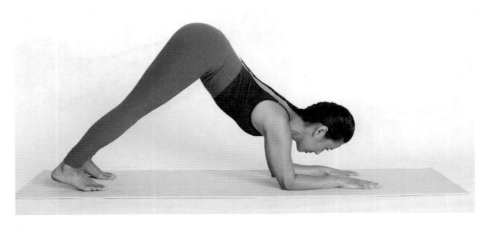

圖 8.9

現在，左前臂也如法炮製，然後伸直雙腿，把重量放在前臂上。小心別讓手肘往外移動，保持手肘不動；手肘與大拇指根部都再往下壓緊一點，並且伸直雙腿。

記住，當你旋前時，會有更大的力道來伸展手肘。手肘保持在肩關節正下方，讓上胸的胸肌來內收（向中線移動）你的肱骨（參見上圖8.9）；在這個姿勢中，這些強壯的肌肉將爲你的前胸提供穩定性。保持上臂、下臂，以及手部的原始正位都需要專注，但最終還是值得的。肱骨若能保持完全垂直，可讓重力經由上臂往下移，加上旋前所強化的下推動作，即可形成姿勢的基底。在你練習下面「凝神練習」單元中所教授的完整姿勢前，務必先檢視這些說明。

頭倒立式中的上肢姿勢比肘倒立式中的上肢姿勢，要來得更複雜些，因爲頭倒立式對於手指與手腕姿勢的要求更多。此外，頭與手之間的關係，對於練習安全又愉快的頭倒立式至關緊要。

只有在對你的頸部以及對你來說，練習倒立都是一個明智的決定時，再依照以下的說明開始嘗試頭倒立式。請閱讀以下「凝神練習」單元開頭所描述的倒立禁忌，並請始終謹記，要選擇較爲穩妥的作法。

再次踏上你的瑜伽墊，採四足跪姿。就像在前臂倒立式（Forearm Stand）中所做，小心地將手肘放在肩關節正下方，讓上臂的骨頭能保持完全垂直。

如同肘倒立式，將前臂旋後並放在瑜伽墊上。

在瑜伽墊上牢實地壓緊你的前臂，翻轉雙手讓兩手的掌心相對；現在，往外推擠你的尺骨，感覺整個尺骨牢實地貼住墊子。當你這麼做時，注意這個動作會讓前臂的所有肌肉移往手臂內側。現在，舉起

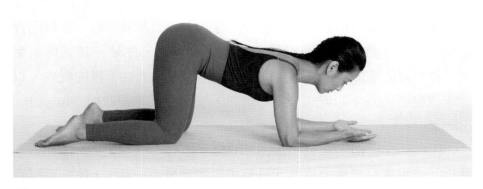

圖8.10

你的手，一次一隻手，讓每隻手的小指側貼住地板，你可以感覺到指骨緊實地壓住地板；最後，讓兩手的掌心相對，手指緊密地交叉互握，指根（又稱為手蹼空間）相觸。

身體往前傾，讓若干重量落在前臂上。你會感覺這股重量穩定而且毫不費力。現在，讓小指與無名指稍微分開大約半英吋（一點三公分）左右，讓你的手掌與手腕完全垂直於地板。

我建議你做這個動作的原因如下：坐下來看看你的右手掌，注意當你畫出一條從食指根部到小指外緣的假想線時，這條線形成了什麼樣的角度。

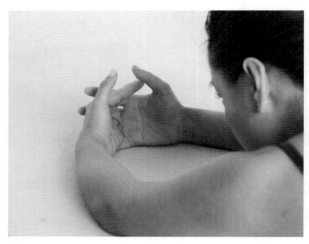

圖8.11

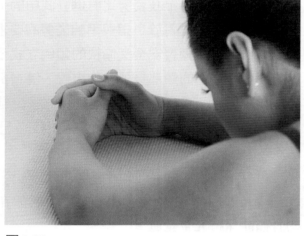

圖8.12

這條線從食指到無名指是筆直的，但在小指處突然往下傾斜；如果你在雙手十指交握時，把所有手指都平均地握在一起，你會發現你的手腕往外翻轉，亦即前臂旋後。將小指與無名指之間的手蹼空間（指根之間的空間）稍微分開一點，即可讓你的指根處畫出一條假想的垂直線。

切記，旋後時很難用上旋前時同等的力道去伸展手肘。當你進行頭倒立式時，你正在將自己推離地面；事實上，你是在試著伸展手肘，雖然你的關節並未移動。你正在收縮需要用力往下推的肌肉。以並未改變肌肉長度的方式來收縮肌肉，被稱之為等長收縮（isometric contraction）。

Isometric 這個字來自希臘語的isos，意為「相等」，而metron則意指「一種度量單位」或者「具有相等的度量」。因此，儘管手肘的

角度沒有任何改變，三頭肌（triceps）還是在收縮以試圖伸直它。在站立時，如果你半屈著膝蓋並保持不動，也可以感覺到一種類似的等長收縮；你大腿前方的股四頭肌會進行等長收縮，讓你得以保持直立的姿勢。

肌肉的這項功能稱為穩定。前臂的旋前肌以及其他肩膀、上肢肌肉都發揮穩定肩關節的作用，讓你得以運用上肢與頭部來站立，故稱為頭倒立式。

回到上述的手部姿勢，手指互扣，手腕略向內轉，讓重量穩定而不費力地落在尺骨上。身體往前傾並將頭置放於雙手之中──這是至關緊要的一步。

一個常見的瑜伽迷思告訴我們，頭部應該要完全放入雙手之中，如此一來，雙手與手指可以在後腦勺形成一個「帽蓋」。但是注意，當你這麼做時，你的雙手與手腕會往外轉；這時，往上一點，試著在你的前臂與手上加些重量。這會很難。事實上，如果你伸直雙腿，試著放下重量，仍然可以將雙手與前臂末端抬離地板。

相反地，把頭放在瑜伽墊上，距離交扣的十指稍遠，慢慢伸直膝蓋並往頭頂方向移動，直到後腦勺觸及你的手腕；但在此之際，你的手腕會保持略為內轉並壓住頭。現在，你會感覺彷彿你可以用手腕頂端來「抓」頭。

你的目光應該平行地平線，手腕上方穩定地推著頭，雙手略微

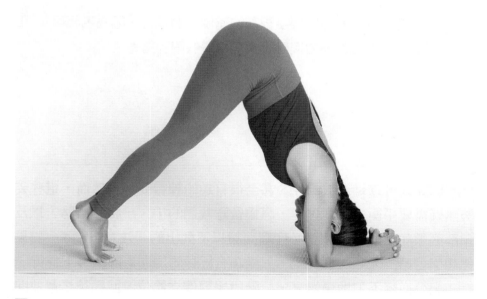

圖8.13

轉往頭部方向，十指穩定而輕鬆地互扣。將前臂往地板方向推，抬起肩膀，然後伸直雙腿。這個姿勢經常被稱爲半頭倒立式（Half Headstand）。記得要保持呼吸，想像你的肩膀分開往外延伸，同時保持前臂緊靠著頭部兩側。維持幾個呼吸之後，回到瑜伽墊上，再重覆練習一次。

　　想繼續學習完整的頭倒立式，請教一位經驗豐富的老師是為上策，他不但能提供你循序漸進的指引，更能讓你知道如何安全地靠著牆來學習完整的姿勢。

本章要點

→ 倒立體位並不會為大腦帶來更多血液或氧氣。

→ 傳統瑜伽教導我們，倒立體位對我們存在的各個方面都有著強烈而精微的能量影響。

→ 你的上肢與頸部並非正常的承重結構，因此在練習倒立時，你必須格外地謹慎留意。

→ 倒立有較簡單、也有較複雜的姿勢，因此大部分學生都可以找到一種他們喜愛的倒立姿勢，又可以安全地進行練習。

→ 倒立式最好是能跟經驗豐富的瑜伽老師學習，因為老師可以根據學生的能力與健康狀況來提供個別指導。

凝神練習

　　倒立式可以是很戲劇性、甚至很有趣的練習姿勢。然而，這些姿勢無疑需要平衡、極度專注，謹慎留意我們的手、手腕、肩膀，以及頸部必須如何配合。請務必仔細閱讀以下列出的「注意事項」，如果你想學習第二大類的倒立式，只能在有經驗的瑜伽老師指導下進行。

　　記得從容不迫地慢慢來，分階段學習倒立體位。回顧第二章並閱讀靠著牆進行肩立式的說明，注意這些說明如何逐步地帶你進入這個

姿勢。這就是學習並享受倒立體位的關鍵：緩慢而穩定。

注意事項

你可以從第一大類的倒立式開始練習，但如果你有以下一項或多項的情況，則請避免進行頭倒立式、肩立式，以及手倒立式：

- 你正值月經來潮或是正在懷孕中。
- 你生產完還不到十二週（注意，即使在十二週之後，最好還是徵得你的醫療照護人員同意）。
- 你從未接受過經驗豐富的瑜伽老師指導你做這些姿勢。
- 你有胃食道逆流，有時稱為胃酸逆流。
- 你最近剛動過手術（讓你的醫療照護人員同意你進行倒立）。
- 你的視網膜剝落或是罹患青光眼。
- 你患有未經治療或正在治療中的高血壓（只練習第一大類中的姿勢，先示範這些姿勢給你的醫療照護人員看，並徵詢他們的意見）。
- 你正從頸部扭傷、頸部椎間盤損傷，以及／或者任何頸部、手臂、前臂、手腕或手部的麻木、刺痛，或放射痛等病症中逐漸康復。
- 你的頸部患有關節炎。
- 無論出於何種原因，你都無法自在地嘗試倒立姿勢。
- 你以前從未練習過瑜伽體位法（你在家試做這些姿勢之前，請先在課堂上直接向老師學習第二大類的倒立式）。
- 你的前臂無法保持完美形狀來進行側平板式（參見第137頁的圖7.10），並穩定地呼吸九十秒。

所需器材

- 防滑瑜伽墊
- 兩塊瑜伽磚
- 瑜伽毯
- 平整無障礙的牆面
- 堅固結實的椅子（非強制選項）

站立前彎式（Standing Forward Bend, Uttanasana）

這是第一大類的倒立動作。在完整的站立前彎式中，你的頭部會低於心臟的位置。如果你已經有一段時間沒練習了，這是個極為簡單而自然的動作，可以讓你重拾並重溫第二大類的倒立式。

在大部分瑜伽體位法的課堂上，這是個一開始就可以教導的絕佳姿勢，也很適合你自己在家練習時一開始就做；因為，站立前彎式就像所有其他的倒立式一樣，確實可以讓人靜下心來，將專注力往內帶。作為一名具備多年教學經驗的教師，我可以證明站立前彎式是讓鬧哄哄的課堂迅速安靜下來、專注當下的好方法，這個姿勢可以迅速抓住學生的注意力，並為接下來的練習做好準備。

練習時，先在瑜伽墊上站好，雙腳分開約十英吋（約二十五公分）寬。在每隻腳前方都放一塊瑜伽磚，讓你用來支撐雙手與雙臂——端視你可以往下前彎到什麼程度。務使你雙腳的外緣完全對齊瑜伽墊的邊緣，注意，你可能會感覺到你正在內旋大腿，或以一種有點像是內八的姿勢站立；事實上，當你的雙腳外緣與瑜伽墊的邊緣保持完全平行時，你的髖關節是處於一種中立的旋轉狀態。

你一直在做的可能是對齊雙腳的內側或說足弓側，而這種對齊的方式事實上會讓髖關節產生外旋，這種外旋會使得髖關節更難進入深度的屈曲中。

現在，將雙手放在臀部兩側並吸氣。呼氣時，進入前彎的姿勢；往下彎時，記得要繼續徐緩、均勻地呼氣。最重要的是，保持下巴與頭部略往下垂，同時保持頸部的正常曲線。

許多學生在學習站立前彎式時，都被教導要拱起他們的頸部。你或許還記得我們在前面第20頁討論過脊柱的和諧曲線，由於和諧曲線的影響，當你拱起你的頸部時，你的腰椎也會同時拱起。

我無法苟同這個在進入站立前彎式時拱起頸部的瑜伽迷思，原因有二。其一，拱起頸部、連帶也會拱起腰椎，這事實上會縮短脊柱後部；拱起頸部並非讓脊柱保持延伸、拉長的好方法。

正常曲線下的脊柱是最長的，這是解剖學的現實。因此，進入站立前彎式時，請保持你的正常曲線；當你這麼做時，你會感受到腹肌正自動而適當地發揮穩定作用。

其二，如果你拱起脊柱，這會使得你的腹肌處於力學上的劣勢，

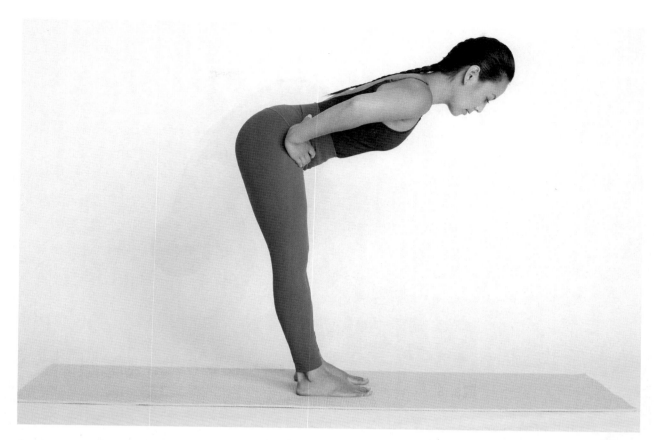

圖 8.14

無法在你前彎往下時，妥當地支撐或穩定你的脊柱或腹部器官，以對抗那股將你的軀幹往下拉的重力；在你正在運動中的軀幹，來到完全平行於地板的那個時刻，更是如此。你也會注意到，一旦你的髖關節屈曲超過九十度時，腹肌會自動收縮並且輕微地屈曲腰椎。這是正常的運動。

　　藉著將腰椎保持在中立曲線，你可以讓腹肌為你發揮最大的效用。如果你屈曲或圓拱起所有的曲線，腰椎的椎間盤就會承受巨大的重量──事實上是數百磅的力道。如果你從頸椎開始拱起脊柱，你的腹肌將更難用一種健康的方式來支撐你的腹部器官以及脊柱本身。

　　當你進入站立前彎式時，別移動得太慢；相反地，你可以用中等、適度的速度來移動。確定你正在將大腿前側肌肉往上拉，而不是將你的膝蓋往後推；著重於膝蓋往後的動作，可能會過度伸展你的膝蓋。將你的指尖輕放在前方的地板上或是雙腳外側，並保持呼吸。你也可以用兩塊瑜伽磚來支撐你的手指。如果你需要，你也可以將一塊磚放在另一塊磚上，然後將兩塊磚放在你前方，倚靠其上。

　　一旦你進入站立前彎式，檢查並確定你的脛骨完全垂直於地板。

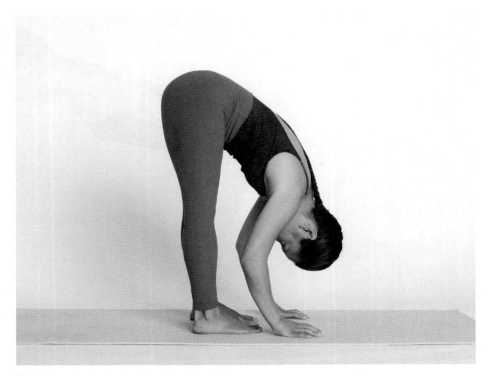

圖8.15

在前彎往下的過程中，骨盆必須往後移才能適應重力；然而，一旦你往下彎並保持穩定，確定你不只是將重量放在腳跟，而是放在包括踝關節所在的整隻腳後方三分之一處。

　　確保你讓頭部以一種完全放鬆的方式垂下，保持呼吸，不要彎曲膝蓋。把雙手下方的支撐加高並伸直膝蓋，遠比彎曲膝蓋以滿足碰觸地板的自我欲望更有幫助。切記，練習瑜伽體位法最安全的方式，就是將正位的優先順位置於活動幅度之前。

　　如果可能的話，請你的老師或朋友告訴你，你的骶骨在這個姿勢中是否往前並往下傾斜；另一種說法是，你的尾骨應該是這個姿勢中最高的部位。這意味著，你藉著將骨盆移動到髖關節之上來形成這個姿勢。這個動作不僅可以拉伸腿後的大腿後肌，還可以保護你的下背。

　　要起身解開姿勢，首先確定你的指尖有穩定地扶好。當你起身時，記得再次讓你的脊柱保持自然曲線。雙手放在腿部前側，起身時深吸一口氣。

　　站著不動片刻，確保你並未感覺頭暈。再試一次這個姿勢，這一次，或許可以改變你雙腳的寬度。如果你雙腳原本的距離較窄，加寬

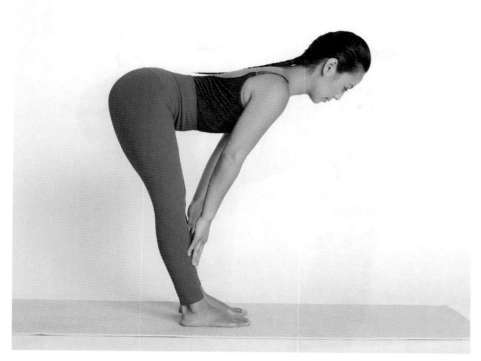

圖 8.16

它；如果原本的距離較寬，收窄它。你會注意到，如果你做出這個微小的改變，你第二次做站立前彎式的感覺會跟第一次一樣新鮮。

以下是一項技巧，可以幫助你在站立前彎式進行前彎時，感覺你將骨盆移到了股骨頭的上方。把你的瑜伽墊置放於牆壁前方，讓短邊碰觸到牆壁。

現在，背靠著牆站。雙腳分開十二到十四英吋（約三十至三十五公分）寬，距離牆壁大約十四到十六英吋（約三十五至四十公分）。略往後移，讓自己靠著牆，感覺坐骨粗隆與尾骨穩定地壓著牆面。

呼氣，下巴放鬆並往前彎，如前所述，小心地保持脊柱的正常曲線。這個技巧的用意是要讓你注意到，當你前彎時，坐骨如何緩慢地沿著牆壁往上移；這意味著，你是從髖關節開始往前彎曲。

你的坐骨持續而均勻地壓著牆，表示你的前彎確實是來自坐骨在股骨頭上移動的運動，而不是來自脊椎的屈曲或圓拱——這種姿勢特別會給下背部帶來極大壓力。當你的坐骨停止移動，這個回應的

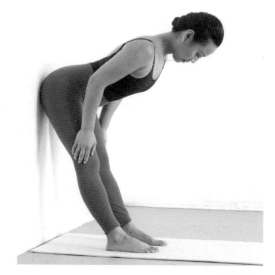

圖 8.17

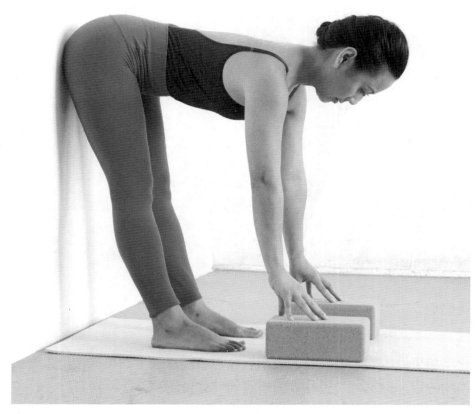

圖8.18

訊息是立即而清楚的：這意味著，你的前彎並非出自大腿後肌以及其他腿後肌肉的放鬆、拉伸，而是出自脊柱的動作。

當這種情況發生時，停止前彎。現在，你知道了你的前彎在什麼程度上是真正的前彎、在什麼程度上是「假的」前彎——因為是由你的背而非骨盆來帶動。下次當你練習站姿前彎時，你或許會想用瑜伽磚來支撐你的雙手，或甚至靠著一張牢固的椅子，在對你來說合適而安全的範圍中練習。

當你起身時，吸氣並讓你的尾骨壓住牆壁；手臂在身體兩側自然垂下，脊柱保持中立位置。腹肌微收，但下背仍然保持正常弧度。起身之後，做幾個呼吸，再開始練習下一個姿勢。

站姿寬腿前彎式（Wide-Legged Forward Bend, Prasarita Padottanasana）

這是第一大類的另一個倒立姿勢。踏上你的瑜伽墊，雙腳分開大約四英呎半（約十一公分）寬；你可以自行實驗不同的距離寬度。務使雙腳外緣與瑜伽墊的邊緣完全平行。

如圖8.19所示，雙手置放於大腿頂端，垂下你的頭，讓頸部可以與脊柱的其餘部分對齊，並保持脊柱的正常曲線；呼氣，慢慢地前彎，務必讓膝蓋保持完全打直、膝蓋骨朝前。

現在，把指尖放在地板上，雙手與肩同寬。保持手肘伸直，檢查並確定你往下前彎時，並未將骨盆往後推；髖關節外側應該完全對齊踝骨外側，否則你可能會不慎地過度伸展你的膝關節。如果這對你來說很容易，你也可以將雙手輕放在腳踝外側。務必完全放鬆你的頭，讓它自然下垂。

保持呼吸輕柔順暢。務使你的骨盆像之前的姿勢般往前傾斜。當你準備起身時，將指尖置於肩膀正下方的地板上，手肘伸直，停留一個呼吸；然後，按照之前的指導，將雙手放回大腿頂端。

起身，吸氣，利用腿後的肌肉（尤其是大腿後肌）往腳跟方向拉，讓你前側下方的肋骨別往前推。當你起身時，你會希望背部保持正常弧度，感覺腹肌在你往上提時略微收縮。

但這個動作是完全自然的，你不必讓它發生。如果你有意識地收

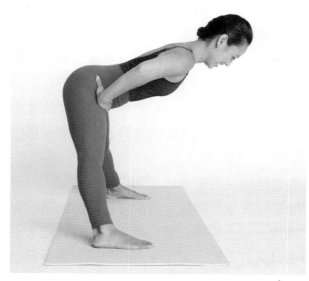

圖 8.19

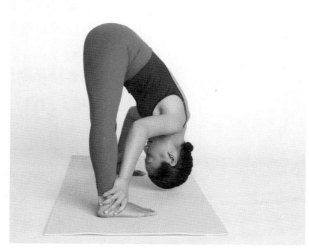

圖 8.20

起腹部，有可能會過度收縮腹肌，最終結果可能會是背部呈圓拱形，這樣的姿勢對下背部與該部位的椎間盤並不健康。當你保持垂直時，做幾個深呼吸，再做一次這個姿勢。這兩個姿勢都屬於第一大類的倒立，以一種大多數健康的人通常都做得到的方式，把頭部帶到低於心臟的位置。

※　※　※

本章的下一個單元會教你如何練習第二大類的倒立體位。這些姿勢比之第一大類的姿勢難度更高，需要更高層次的身體意識、更強大的力量和靈活度，以及更敏感的平衡能力。

老實說，我對於到底要不要把這些姿勢放進這個單元之中，感覺頗爲矛盾；因爲在我看來，這些姿勢不該從書本中習得，我們都應該直接向經驗豐富的瑜伽老師學習這些姿勢，因爲他們才能分辨我們是否以及何時能夠開始練習這些姿勢，以及在學習第二大類任何倒立姿勢的每個階段中，如何根據個別學生所需來加以調整。

然而，說服我將這些姿勢囊括進來的原因，是我從一九七一年開始教授瑜伽以來，在許多不同的教學環境中所觀察到的現象。這些姿勢有極大的潛能可以改善健康並提升自我反思，但是當我巡迴教學時，我經常注意到，許多學生似乎在倒立技巧上的訓練並不充足。而自從網際網路出現後，我也注意到，許多關於這些倒立體位的瑜伽迷思愈發被廣泛地傳播。

所以，我決定將第二大類中的若干體位放進這個單元，認爲我至少可以幫助一些人避免養成危險的習慣，甚至預防受傷。我誠摯地希望遵照我以下的指導來進行練習的讀者，都已經爲這些練習做好了充分的準備。

在你嘗試任何第二大類的姿勢之前，請仔細地再讀一次前述的「注意事項」內容。如果你對於是否該嘗試這些姿勢心存疑慮，那麼請勿嘗試。

請別根據書中對於這些姿勢的說明來進行你的第一次嘗試。你應該先找一位經驗豐富的老師來好好地教導你，幫助你進行你的第一次嘗試。我熱切地希望你在練習第二大類倒立體位時能照顧好自己，別讓你的雄心壯志淹沒你與生俱來的睿智，或是你對於如何照顧好自己的常識感。言盡於此，我們這就開始吧。

靠牆半手倒立式（Half Handstand at the Wall, Ardha Adho Mukha Vrksasana）

首先，回顧本章前述討論過有關手的擺放姿勢。請特別注意你的雙手如何擺放，這一點極為重要；在這個姿勢與下一個姿勢中，雙手的距離應該與肩同寬。

肩寬到底是多寬呢？一個許多人深信不移的瑜伽迷思是，肩寬是手掌的中心對齊肩關節窩時雙手置放的位置。但試試這個方法：把你的瑜伽墊靠牆置放，短邊靠著牆；坐在墊子上，背對著牆，雙臂舉高至九十度，亦即雙臂平行地板。

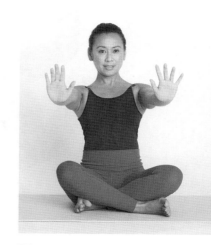

圖 8.21

注意你的鎖骨，它們的寬度自然嗎？如果你遵照瑜伽老師經常教導的方式，讓手掌對齊肩關節，你很可能會觀察到你的鎖骨形狀並不自然，而是有受到擠壓的感覺。伸出一隻手來觸摸另一邊的鎖骨，你就會知道我意指為何。保持這個姿勢，想像你正在把一塊沉重的巨石推開，這個動作感覺起來似乎不怎麼強而有力。

現在，雙臂再張開寬一點，直到你確實對齊正位，讓你的鎖骨有自己的空間與自然的形狀；這個位置，可能比你原本以為的再寬一點。當你的雙臂略往外移時，你是否注意到你的肩胛骨改變了位置，或許往下沉了點、往外展開了些？

再次想像你正要把一塊沉重的巨石推開。我猜想這一次，你會感覺肩胛骨部位更穩定，腹肌也會自動地收縮；雖然腹肌不是肩膀的肌肉，你已經知道為什麼腹肌會收縮：正如你在第七章中所學到的，這是因為腹肌重要而有力，事實上，它也是至關緊要的軀幹穩定器。當你推著一塊巨石或是支撐你的體重來對抗重力時，你需要腹肌來發揮它們的穩定功能。

現在，在瑜伽墊上採四足跪姿，頭背對著牆。當你把雙手置放在地板上時，頭部保持往上抬，從右腳開始往牆上走；毫無疑問，你可能要嘗試好幾次，才能找出你可以開始往上走的位置與牆壁的確切距離。如果需要的話，不妨多嘗試幾次略微不同的距離。

記得用你的腳趾與前腳掌的整個表面走在牆面上，雙手也要一直保持在肩膀下方的位置，並且雙手距離比肩膀略寬；手肘打直，頭部往上。當你的頸部伸展時，你神經系統中的伸肌反射作用往往也會讓你的四肢伸展。藉著讓頭部保持略微上抬、而非全然下垂，即可利用

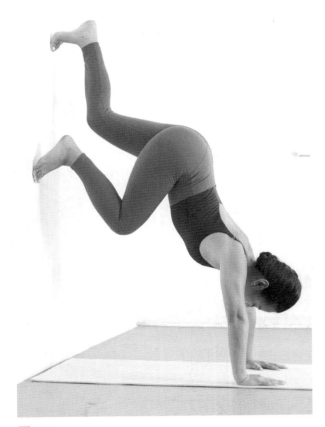

圖 8.22

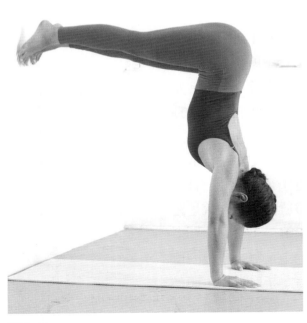

圖 8.23

這種反射作用來幫助你的手肘保持完全地打直。

當你學習這個姿勢時，只在牆上走一小段是完全沒問題的——事實上我鼓勵你這麼做。有些學生在家練習這個姿勢時，會將他們的瑜伽墊放在一道堅固的樓梯底端；如此一來，與其在牆上走，他們可以往後走兩、三個台階，感受半手倒立式以及重量落在雙手、手臂，以及肩膀上的感覺。

等到你的力量與自信都增強時，你就可以走上牆至九十度角，但腳跟還是要保持稍微抬離牆面，前腳掌與腳趾則停留在牆面上。這會讓你的雙腳停留在牆上時，還可以多點空間來調整你的身體，看是否需要再遠離或靠近牆壁一、兩英吋（約二點五至五公分）；如此一來，你就不必為了要做出微小的調整而重新回到瑜伽墊上。有了這些許的自由，你在這個姿勢中會感覺更有機動調整的空間。

這裡也有一個我認為的瑜伽迷思，就是關於你的雙腳必須平貼在牆上的說法。我發現這麼做是沒有必要的，事實上，這麼做反而會阻礙這個姿勢中的輕盈自在感。而更重要的是，我發現這種做法實際上會讓學生感覺手腕與雙手承受更多的重量。

切記，你在這個姿勢中的動作，目的是要把你自己往上推，而不是要把你的胸部推成平行牆壁的角度，從而使你的背部跟著拱起。建立你的正常曲線。輕鬆地呼吸，一開始只要停留十秒鐘，等到你愈發理解並享受這個姿勢時，再逐漸增加停留在牆上的時間。

解開動作時，一次一隻腳地回到瑜伽墊上。休息一會兒再重做一次，這一次，先抬

起左腳踏上牆面。半手倒立式深具刺激與專注作用，最好在課程一開始時進行，可以按照你的練習順序，或許安排在下犬式之後即可接著進行。

手倒立式（Handstand, Adho Mukha Vrksasana）

最好可以跟瑜伽老師學習這個姿勢。但當你有自信理解進行的方式，就可以開始練習；正如你在前一個姿勢中所做，一開始時，先把瑜伽墊的短邊靠牆置放。

開始時，雙手面牆，然後將雙手放在瑜伽墊上，比肩膀略寬；藉著將指腹略往內拉，讓手掌的肌肉參與進來，製造出掌弓。這麼做不僅可以讓你的雙手與手腕保持穩定，還有助於讓你在遠離牆壁時保持平衡。如果這聽起來不那麼熟悉，請重溫本章中「你的解剖結構如何運作」的單元，其中關於手部承重時的置放位置之討論內容。

現在，將你的右腿往前踏至離牆一半的距離，並以右腳的前腳掌站立。

將你的體重往前移，並讓肩膀在雙手的正上方。這一點很重要；你不會想讓肩膀太往後放，因為你的腳往上踢時，你不僅會把軀幹往

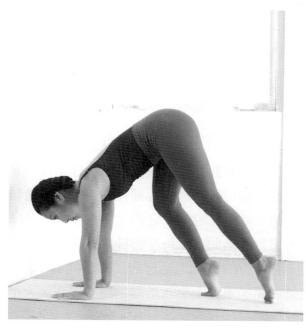

圖 8.24

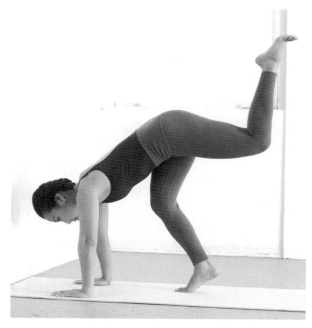

圖 8.25

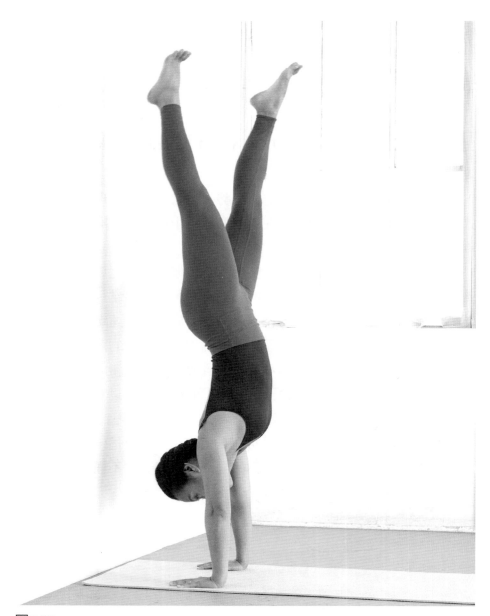

圖8.26

上帶，更會讓軀幹水平地移往牆壁方向。當你讓重量保持往前移，掌握這個姿勢就容易多了；因此，盡可能讓你的軀幹往前。別塌陷進肩關節中，而是要不斷地往上抬，並且「脫離」它們。

頭部始終保持往上抬，這對於幫助你保持手肘伸直極爲重要。你的右腿是你的「推動腿」，在後方的左腿則是你的「擺盪腿」。大部分人以爲讓你往上抬的是擺盪腿，事實上應該是推動腿；現在，大部分往上抬的力道是來自右腿。

在保持手臂垂直的情況下，右腳的前腳掌往上舉，並盡可能朝著

牆壁方向抬高你的骨盆。切記，當雙腿推動你往上時，如果你將注意力放在骨盆的移動上，反而會更容易往上抬起。你真正需要做的，只是讓你的骨盆移動到肩膀的上方──或幾乎在上方，你的雙腿就會跟著移動。全程保持頭部上抬、手肘打直。

吸氣，隨著呼氣，右腳與腳踝用力推，運用你強壯的大腿肌肉有力地伸直右膝。當你開始這麼做時，擺盪你的右腿往上加入你的左腿，此時，你的左腿已經往上舉了一大半；但是，右腿不應該太快動作，左腿必須已經往上舉了三分之二的距離，再開始擺盪右腿往上。

當你在學習這個姿勢時，讓雙腳腳跟都能碰觸到牆壁。內轉你的腿，讓雙腳的前腳掌互碰，而腳跟則略微分開；從大腿內側往上抬，從腹股溝內側到踝骨內側皆往上伸展。保持呼吸往上抬，遠離你的肩膀。

頭部繼續保持往上抬。當你對這個姿勢愈來愈熟悉、自信時，你在往上抬時可以讓頭部下垂；但在那之前，請別嘗試讓頭部下垂。保持頭部往上抬會比較安全。

身體放下來時，先讓右腿下來地板上，然後再把左腿帶下來。你或許想在站立前彎式中休息一下、停留幾個呼吸，然後再重複一次這個動作。我一直認為，同樣的姿勢最好可以重複做上至少兩次，如此一來，你第一次所學到的東西就能重複烙印在你的神經系統與身體記憶之中。

在這個姿勢中，或許你不假思索地先抬起左腿彷彿是習慣般自然，不妨學著換成先抬起右腿。這會讓你回到「初學者之心」的可喜狀態，幫助你保持謙遜。如果你是老師，你也會有學生偏好先抬起左腿；如果你能從你的身體、而非只是你的心智去了解如何先抬起左腿以及先抬起右腿，這將有助於你對他們的指導。

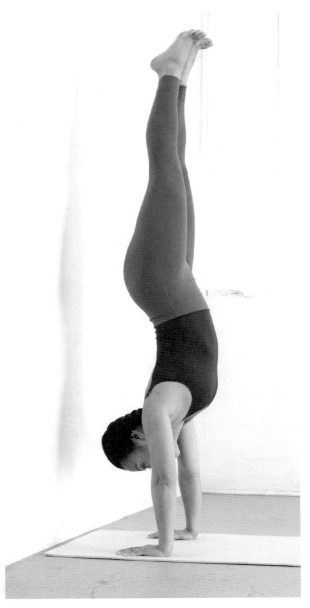

圖 8.27

肘倒立式（Elbow Stand, Pincha Mayurasana）

　　許多學生發現這個姿勢比手倒立式更困難，因為肩膀、胸椎，或上背部的彈性與靈活度會面對更大的挑戰。我會建議你前幾次能在經驗豐富的老師幫助下，去嘗試這個姿勢。

　　剛開始時，在牆邊把你的瑜伽墊展開鋪好，讓短邊靠著牆，在墊子上採四足跪姿。如本章第149頁「你的解剖結構如何運作」的單元所示，將前臂旋前並置放於地板上，確定你的尺骨位於前臂的外側、肌肉則位於前臂的內側。當你這麼做時，你會感覺均勻而穩固地壓在地板上的尺骨，正位於前臂的外側。

　　確定掌心對齊手肘，左前臂與右前臂完全平行；抗拒那股想將手肘往外移至側邊、雙手往內移的衝動，你或許會想在大拇指與食指間放一、兩塊瑜伽磚，以保持前臂對齊最初的正位。切記，你也想保持鎖骨的正常長度，所以務必保持好雙手的位置。

　　如果你準備好了，在雙臂與雙手保持不動的情況下，伸直雙腿並以前腳掌站立。確定你的骨盆抬高了。身體往上抬時，抬起頭部，同

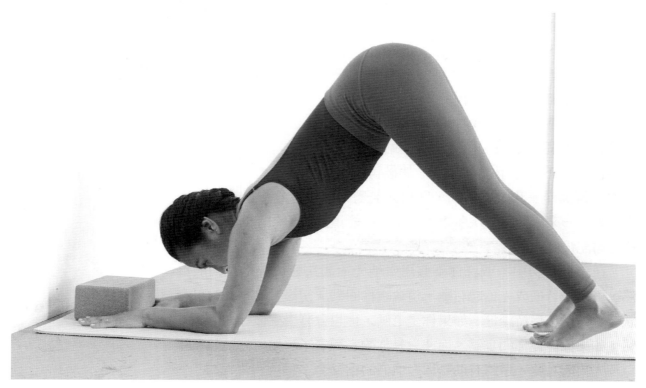

圖8.28

168

時將你的胸廓朝牆壁的反方向（房間中央）移動，下巴往外、往上推。

這裡需要的是胸椎的大幅伸展與後彎。因此，藉著用力抬起頭部，並讓胸廓朝房間中央移動，你將使整條脊椎更容易後彎。

在往上踢的過程中，要記住的最重要事情之一，就是讓上背朝房間中央移動，同時保持肩膀不動。許多學生一開始做得很好，但是在往上踢時，他們的肩膀往往會往前塌陷。用你的前臂往後推，你真正需要做的，就是把骨盆移到胸廓上方，如此一來，雙腿也會跟著移動。把你的專注力放在穩定肩膀、拱起胸椎與頸部、移動骨盆至肩膀上方，你就會成功進入這個姿勢。

現在，就像在手倒立式中所做，你先以一腿往上踢。右腿是推動腿，大部分人都會用右腿推動，所以，讓右腳離牆近些；骨盆保持盡可能抬高，作為擺盪腿的左腿也開始往上移動。當你往上抬時，務必要呼氣；讓你的腳跟輕碰牆壁。保持呼吸。

如果你想學著在距離牆壁幾英吋的地方平衡，把你的注意力放在恥骨上方到肚臍的中間；將此處往內收，你的腿就會略微離開牆壁並進入垂直位置（完成後的姿勢請參見第149頁圖8.6）。

記得頭部要保持往上抬。保持這個姿勢，不論你是靠著牆還是處於平衡狀態，停留五個呼吸，然後一次一條腿地下來到瑜伽墊上。休息之後再做一次。當你愈來愈能熟練地掌握這個姿勢時，試著練習換成另一條腿先往上踢。

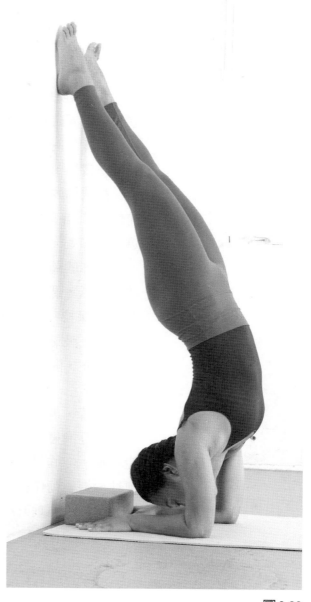

圖8.29

半支撐頭倒立式（Half-Supported Headstand, Ardha Salamba Sirsasana）

這一開始的練習是設計來幫助你強化肌肉，使你得以保持在頭倒立式中，同時鬆動你的肩膀與上背以增強這些部位的彈性與意識。在我教授多年的初學者課程中，我會單獨教這個變化版本，因為它本身就極為實用，也可以在教授完整的頭倒立式之前先教授它。

攤開你的瑜伽墊，採四足跪姿。現在，先把手肘放下，然後伸出前臂並十指交扣，正如前面的「你的解剖結構如何運作」單元中所述。

當你的前臂沿著尺骨與地板緊密交接，十指互扣，如第151頁所述。吸氣，然後呼氣並伸直雙腿，頭部往上抬。在每個姿勢中，始終要記得保持呼吸；呼吸不僅是你的焦點，也是你施力多寡的衡量標準。現在吸氣，然後呼氣，往上抬並回到倒V形的姿勢中。

現在，開始往前移動到前臂與雙手上方，讓身體盡可能接近水平位置。

接著，再向後抬起，回到倒V形位置。繼續在這兩個位置間來回移動、互換幾次。你可能會發現，你想讓雙腿略開，或者往前或往後走一點。你的雙腿愈往前移，這個動作的挑戰性就愈高；反之，雙腿愈往後退，動作就愈容易。

保持手腕垂直或略往內轉，跟尺骨一起，與瑜伽墊保持牢固而緊

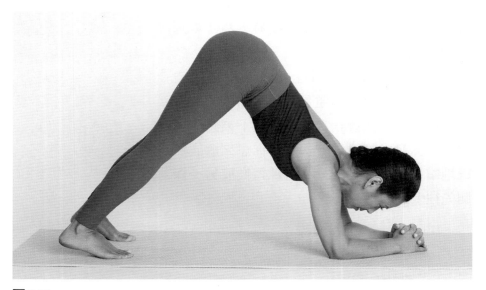

圖 8.30

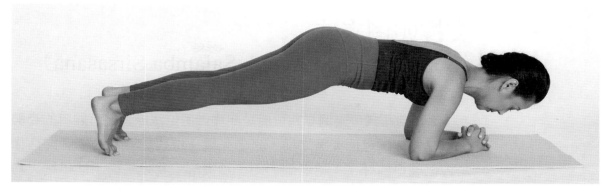

圖8.31

密的接觸。注意你的上背如何移動，你的肩膀肌肉運作到什麼程度，以及你的腹肌如何自然地發揮穩定器的作用。這就是為什麼這個姿勢是頭倒立式與肘倒立式的絕佳準備姿勢，它可以幫助你獲得這些姿勢所需的彈性與力量。

重複幾次之後，下來瑜伽墊上休息。現在解開你的手指，並從另一個方向交扣你的十指。為了理解我的意思，以你感覺最自然的方式，在你的臉頰前方十指交扣；對我來說，我感覺最自然的方式是左手拇指在右手拇指的上方、左手食指在右手食指上方、左手中指在右手中指上方，以此類推。現在張開雙手，將雙手分開幾英吋，然後再次交扣十指，但這一次，不論原本哪一根拇指與手指在它們的「對稱指」上方，現在都變成在下方了；以我的情況來說，我左手的拇指與所有手指，現在都變成在右手對稱指的下方。

當你以新的位置交扣十指時，老實說，你會感覺有點怪，此時，再練習一次半支撐頭倒立式。在抬高你的骨盆並隨著呼吸前後移動之前，請先留神打造一個穩固的基礎。

當我第一次做這個動作時，我學到了一件令人吃驚的事：當我採用自己不常用的「右手拇指在上」十指交扣手勢來練習這個姿勢時，這個姿勢竟然變得極難。我的肌肉以一種新的方式運作，我意識到，我養成了一種使用上半身的習慣——偏好使用身體的一側。因此，我開始練習這個姿勢三次：一次用我較弱的一側，一次用我較強的一側，然後用我較弱的一側再練習一次。這種練習方式幫助我平衡左側與右側的力量。

當你結束練習時，以孩童式（參見第九章第192頁）坐回瑜伽墊上，並坐在你的腳跟上休息。做幾次深長的呼吸並沉思片刻。姿勢之間的間歇對於自我意識來說，其重要性並不亞於你花在練習這些姿勢上的時間。

支撐頭倒立式
（Supported Headstand, Salamba Sirsasana）

　　除了蓮花式，頭倒立式可能是與瑜伽體位法練習最有關聯的姿勢了。在你嘗試這個姿勢之前，務必先請一位經驗豐富的老師評估你是否已經準備好了；給老師們的一項提醒：我幾乎從不向年紀大約五十五歲以上的學生介紹這個姿勢，而是介紹半頭倒立式來替代。身為老師，我們著實無法從外觀來評估學生頸椎的健康程度，因此在教授瑜伽體位法時，我始終選擇較為謹慎而不費力的穩妥做法。在我看來，一位專業的老師應該具備充足的創意，能為水平不等的學生們找出其他替代的倒立姿勢。

　　練習時，在牆邊展開你的瑜伽墊，讓短邊靠著牆。現在，在墊子上放一條結實的瑜伽毯，為你的頭提供若干襯墊。有些學生被教導要在光禿的地板上，或是很薄的瑜伽墊上練習頭倒立式，但我認為頭頂是很敏感的，因此需要一些護墊來保護。但毯子若是太厚，也會影響你的穩定度。

　　在瑜伽墊上採四足跪姿，如本章第151頁的方式，在墊子上擺放你的前臂、雙手，以及手指。記得雙手的小指要略微分開、手腕上方

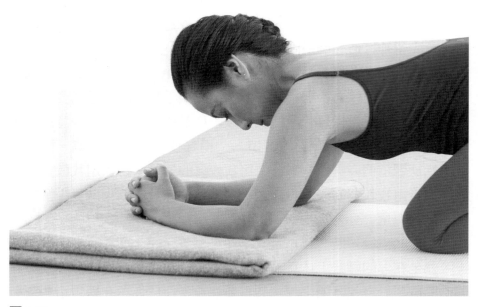

圖 8.32

（橈骨側）要略往內轉。

第二個選擇至關緊要。頭部要放在雙手之中到什麼程度？正如我在本章「你的解剖結構如何運作」單元中提到，我不同意的另一個瑜伽迷思，就是把整個頭部完全放入雙手之中。在極少數情況下，這種做法可適用於某些人。

現在，讓我們來嘗試一下。讓你的頭緊貼著雙手置放。你會發現，這麼做會讓你的手腕往外轉，使得手腕上部與頭部無法保持緊密的接觸；不僅如此，現在你的前臂不再旋前，而是變成了旋後。

還記得我們稍早曾經討論到，旋前與伸展是如何一起發生的嗎？旋前可以幫助你運用上臂後方的三頭肌，而三頭肌正是手肘的主要伸肌；因此，運用三頭肌可以幫助你發揮槓桿作用與更大的力量，以便在頭倒立式中運用手臂往下推。如果你把頭深深地埋進雙手之中，你就會失去食指之間手蹼空間的連結，你的手腕會往外翻，前臂會處於旋後的狀態。這會讓你更難以有效地利用三頭肌，把自己往上推入頭倒立式的姿勢之中。

現在，重新讓你的前臂、雙手、手腕參與進來，再讓頭部靠著手腕的橈骨側置放。你的雙手既非完全打開、亦非完全閉合，你甚至可能會喜歡上用前臂「抱住」頭部兩側的感覺。

以下是個小技巧，關於將重量放在頭頂的位置。首先，將若干重

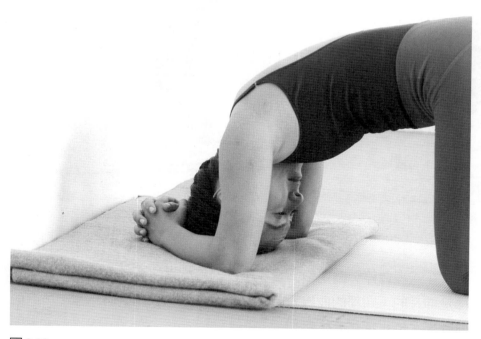

圖 8.33

量放在頭頂正上方的前面或正面這一側，你的目光會變得略往下看。如此一來，當你往上進入頭倒立式時，你會自然地滾往頭頂方向，並在那裡找到你的平衡，你的目光會直視房間內部。如果你滾過了頭、來到後腦勺，你的頸部曲線會變得太平；如果你滾得太靠前，頸部曲線會變得太拱。學習這項技巧可能要嘗試好幾次，向你的老師尋求幫助與回饋。

伸直你的雙腿，往軀幹方向走、膝蓋彎往胸部，抗拒那股讓肩膀往地板塌陷的衝動；讓您的骨盆稍稍後傾，超過您的雙手，進而讓你的雙腳離開地板。

別試圖伸直雙腿抬起，相反地，讓膝蓋保持彎曲。現在，如同你在手倒立式中所做，抬起一腿往上踢；前腿是推動腿、後腿是擺盪腿，立刻將雙腿帶往牆壁，讓雙腿的脛骨平行地板方向。

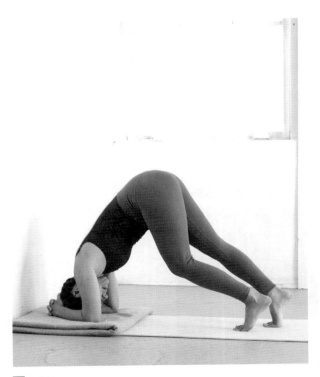

圖 8.34

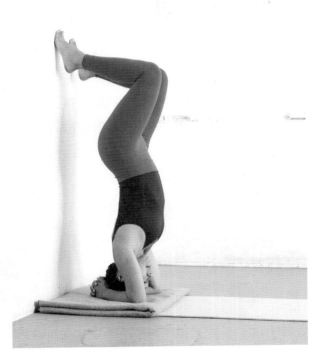

圖 8.35

在這裡暫停，確定你的目光平行地板方向，肩膀有力地抬起，頸部是伸長的；頸部的曲線看起來應該跟你以山式站立時一樣，所有的曲線都保持正常且完好無損。

如果你是頭倒立式的初學者，就像這樣把雙腳留在牆上，停留

五個呼吸，然後下來到瑜伽墊上，以孩童式（參見第192頁）休息幾個呼吸（以下會說明如何安全地下來到墊子上）。以這種方式練習幾次之後，你就可以開始一次一條腿地、從牆上移往雙腿垂直地板的姿勢。當你這麼做時，緩慢地移動，花點時間找到平衡點。我發現當我專注在腹部，亦即肚臍與恥骨的中間點時，我就能迅速地找到平衡點。

在這個姿勢中，保持呼吸輕鬆自然。雙腿往內轉，雙腳前腳掌互碰、腳跟分開，並藉由前腳掌適度地往上伸展。持續監看肩膀的上提，以及手腕在頭部弧度處堅定但輕鬆的壓力。目光直視房間的中央。

切記，沒有任何一種感覺在頸部是健康的。感受頭部有些許壓力是正常的，而且可以是相當舒適的；但是，倘若你的頸部有任何感覺，立刻下來到瑜伽墊上。你甚至可能會想要讓物理治療師、脊椎按摩師，或是復健科醫師等醫療專業人士來檢查你的頸部。別忽視這種感覺。

當你準備下來時，慢慢放低一條腿，然後是另一條腿，立刻坐回腳跟，將前額放在地板上休息。這是重要的一步。頭倒立式對你的心血管系統、器官、肌肉、大腦都有影響，在起身並繼續前進之前，給你自己片刻時間休息，先行整合並體會頭倒立式的功效。

不像其他姿勢，我並不建議你在一次練習過程中練習頭倒立式超過一次；頭倒立式是個強有力的姿勢，對人體有著深遠的影響。一次練習過程中做一次頭倒立式已經足夠。在頭倒立式之後練習肩立式，是一種令人愉快的順序；這兩種姿勢彷彿倒立式的陰和陽，彼此完美互補、相得益彰。假以時日，許多學生都可以學會在這些姿勢中停留長達五分鐘之久，但這也完全取決於個人差異。

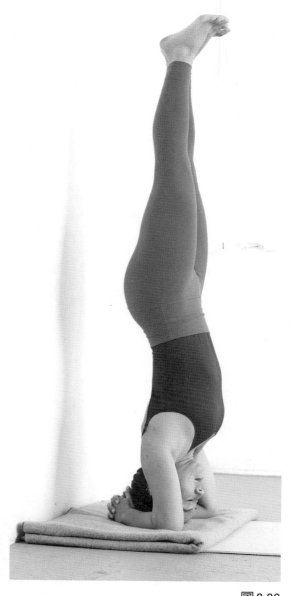

圖 8.36

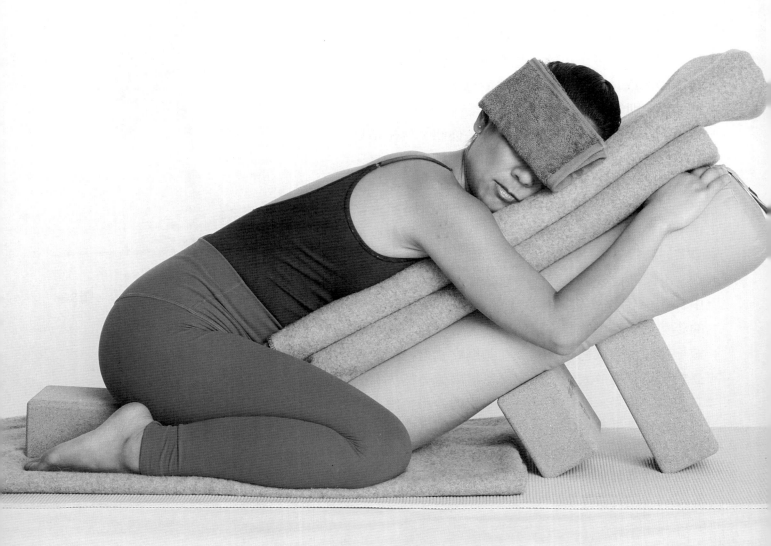

9

特殊時期

月經來潮、懷孕、更年期時如何練習

練習時始終專注在今日的身體、而非昨日的身體上。

在我第一次去到印度浦那，在拉瑪瑪妮艾揚格瑜伽教學紀念機構（Ramamani Iyengar Memorial Yoga Institute）跟隨艾揚格家族學習瑜伽時，我非常渴望藉著每天努力做好每個姿勢來拓展我的練習內容，同時滿溢著勢不可擋的青春能量與天真自信。我深信我可以面對任何身體或情感上的挑戰。

在第一個星期，一切都進行得相當順利；但第二個星期開始時，我的月經來潮了。幾個在機構學習的舊生告訴我，我本該參與普通班的課程，但由於我的生理期，我必須在房間後方、鄰近開放陽台的一個特定區域中進行練習；此外，我得練習一系列極為特別的姿勢，主要包括前彎的姿勢——有些是積極性的、有些是有支撐的動作。在我的經期當中，我每天都必須進行這套特別的練習。

我一點也不喜歡這個構想。不僅是因為開放的陽台朝向街道、充滿交通的喧鬧聲響，這也同時意味著，我會錯過在我面前進行的站姿、手倒立式、強有力的後彎，以及肩立式，也就是我所認為的「真正的瑜伽練習」。這讓我很苦惱。

當艾揚格（B. K. S. Iyengar）本人毫無預期地走到我面前，摘下他的手錶遞給我，然後滔滔不絕地說出我該做的一系列姿勢，告訴我每個姿勢都要在一側停留五分鐘；這時，我叛逆的態度有了一百八十度的轉變。但這還不是全部。我還得帶著其他必須進行這套替代練習

的所有女性跟我一起上課，一共有大約八名女性。

我得告訴她們要進行哪個姿勢、換哪一邊、何時進入姿勢、何時開始。這有點像是讓狐狸來看管雞舍，因為我打從心底就抗拒不能跟班上其他人一起練習的這件事。但是突然之間，我以一種嶄新的方式「認可」了這項練習。艾揚格先生出了十分聰明的一招，而且隨著時間推移，我也愈來愈能欣賞並體會他的這項做法。

在老師密切關注下，我不敢違背他的指示，於是我盡職地按照他的指示練習姿勢，並且欣喜地發現，這樣的練習正是我當日所需，平衡了我的能量並將我帶入內心的寧靜之地，在那裡，我整個存在的管弦樂隊正在完美甜蜜地演奏。那一天，我獲益良多。

返家之後，我仍然繼續在經期期間進行這項特別的練習，我也想教會其他的女性這個方法；而當我討論到這個方式時，我發現，還有其他跟我不一樣的意見。所以在本章中，我們將討論到與月經、懷孕、更年期等健康過程相關的練習哲學。

我們也將探討在瑜伽世界中，當我們在這些健康而正常的特定狀態下練習體位法時，始終圍繞著我們、揮之不去的瑜伽迷思。我們會仔細思考傳統印度教師所信奉的體位法練習哲學——他們經常用來支持處於這些狀態下的女性。我們也會以這些觀點，來跟在西方女權主義觀點中出生與成長的瑜伽老師們所信奉的體位法練習哲學，進行比較與對照。

希望這種虛心坦懷、沒有偏見的方式，能幫助我們每個人了解瑜伽迷思，這些迷思會影響我們作為女性練習的選擇，以及什麼對我們自己的身體是正確的。畢竟，這樣的自我認識就是整個瑜伽教義的核心。

你為什麼必須了解這一點

這一點或許顯而易見，但瑜伽的練習不僅僅關乎身體。西方瑜伽課的差別之大，出乎你所能想像：有些在我看來，似乎是「跟著梵文名稱在練習」；而另一種極端的型態，則是幾乎不移動、也完全不挑戰學生的體位法課程。還有的，就是各式各樣、介乎這兩者之間的課程。

我想在此介紹的，是宇宙或普遍存在的古老觀念——普拉納之息（Prana），說明在我們體內流動的能量即為生命力本身。普拉納之息類似「氣」（chi），也是一股能量，針灸師可以用針以及草藥來使我

們體內的這股能量得到平衡；這股能量可強可弱，可能受到阻礙或激烈流竄、可能感覺得到或被無感忽視，儘管如此，它仍然存在於所有的人體之中。

儘管對普拉納之息的研究是終其一生的功課，但我想在此先介紹普拉納之息在人體中的五種主要表現形式，或稱爲普拉納風息（pranas vayus）：

- 普拉納（prana）〔p小寫，有別於普遍存在的普拉納之息（P大寫）〕掌管心臟與呼吸功能。這股風息傾向於往上行。
- 阿帕納（Apana）掌控肚臍以下的腹部以及在該部位的所有器官，譬如腎臟與生殖器官。這股風息傾向於往腳的方向下行。
- 薩瑪納（Samana）存在於普拉納與阿帕納之間，掌控消化功能以及消化器官。
- 烏達納（Udana）掌控頭部、頸部、眼睛、耳朵、舌頭，以及鼻子。整體說來，它掌控著四肢與身體的感知意識。
- 瓦雅納（Vyana）無處不在，因此掌控所有其他的普拉納風息以及我們的運動。

雖然有五種主要的普拉納風息，我們在本章中只會專注在普拉納與阿帕納，以及它們與這些姿勢對女性經歷月經、懷孕，以及更年期的女性，有什麼影響。

我之所以將普拉納與阿帕納的這些原理包含在這本關於瑜伽迷思的書中，是因爲我相信，我們有時並未完全意識到我們練習與教授這些姿勢的實際力量。我們可能明白瑜伽體位法可以如何提升肌肉的彈性與力量，但我們往往並未意識到瑜伽體位法的深層效果，尤其是倒立姿勢對我們的能量所產生的巨大影響。

爲了說明這一點，我想和大家分享一個故事。多年前，一位女士參加了我正在教授的一場週末研討會，並告訴我她最近的病史。她告訴我的話，跟她的普拉納能量沒能自由流動的想法是一致的。我建議她練習一系列的姿勢，我認爲能刺激、從而提升她的阿帕納能量，促使這股能量如常地自由流動，終能幫助她的經期正常運作。因此，在整個週末的課程中，她只做了一系列傳統教授我們的姿勢，有助於讓阿帕納以一種健康的方式流動。

這場研討會在周日結束，到了周二，她發了電子郵件給我，說她

的狀況已然完全好轉，而且她的醫師也證實了。當然，這也有可能是偶然發生的結果，但在數十年的教學生涯中，我有過許多這樣的經驗。

更確切來說，我並不建議把瑜伽體位法當成萬靈丹，或是取代專業醫療協助的做法，但我確實深信，體位法的練習可以對我們的健康產生深遠的影響。

我想分享的另一個故事是一位瑜伽學生告訴我的，她屬於一個關係緊密的冥想團體成員，經常參加為期一週或三週的冥想靜修課程。

她對我講述，在這類的靜修當中，女性參加者的月經通常都不會再來；我當然知道壓力、外傷、低體脂、極度疲勞、過度頻繁的飛行旅程，或者疾病，都會干擾女性的正常月經，但絕非冥想靜修。我曾經就此詢問一位知名的生理學家為何會發生這種情況，我的問題顯然使他深感困惑，他也沒能給出任何答案。

我也沒有答案。但我的確從個人經驗、自一九七一年以來教授瑜伽課程的經驗，以及與其他女性瑜伽老師的互動當中了解到，瑜伽體位法的練習確實會對瑜伽學生的月經週期與功能產生影響。

我在這裡的建議是，讓我們一起來探討與女性相關的瑜伽體位法練習這個主題。我想請你嘗試本章稍後會介紹到的若干姿勢，也想請你試著去關注這些我所推薦的姿勢，在我們討論到的特殊時期中對你的身體、心理、情感、能量所產生的影響。

我所提出的第一個問題是：為什麼我們會認為所有人，不論年紀、健康狀態、生活環境，有時甚至包括了處於特殊時期的女性，都應該以如出一轍的方式來練習瑜伽？這無疑是最大的瑜伽迷思。我現在已經不像二十歲時那樣練習了。我生命中的每個十年都會影響我的練習，因為我會將練習形塑成當時最適合我的方式：有時候我需要挑戰，但其他時候我需要休息；有時候我需要令人舒適的例行練習，但有時候我需要打破慣例，來讓我的練習保持新鮮感。

重點在於，每當我們練習時，每個體位法都應該是我們要自問的一個問題；相反地，我們總是告訴身體該做什麼，而不是傾聽身體告訴我們它想做什麼。月經、懷孕以及更年期的最大好處之一，就是身體與生俱來的智慧能夠、也經常會在這些特殊時期掌控一切。

如果我們夠聰明，我們會讓身體的智慧作主，從而更能接受身體的非凡智慧，傾聽它的低語與需求；我們會享受它不斷改變的狀態，並且讓自己愈發滿足於這個我們所安住的、不斷變化的身體。

你的結構

女性的身體是個奇蹟，它可以在一個器官中長出寶寶，而這個器官可以膨脹到懷孕前的五十倍大小，然後在寶寶出生之後，又恢復到原來的大小。女性的大腦中充滿了天然的化學物質，讓我們產生養育他人、與他人建立連結的衝動。我們可以跑馬拉松、指揮交響樂團，並且在各類學術研究與各行各業上都有傑出的表現。

然而，並非所有的女性都是同一個模子印出來的，事實上差得遠了。不過，我們通常都有相同的生理激素，並且深受這些激素的影響。關於女性的一個有趣事實是，我們大腦的兩個半球之間有更多的神經連結，並且可以在這條神經連接的超級高速公路進行精神上的充電。令人遺憾的是，正因如此，我們極為擅長一心多用。

一心多用跟瑜伽剛好相反，瑜伽練習是為了讓我們從正常思考大腦的狂風暴雨中往後退一步。研究顯示，一心多用讓我們以為我們更有效率了，但事實上並非如此。人類的大腦本是設計來一次做一件事的，我建議我們開始學一項我喜歡稱之為「一心一用」（unitasking）的新練習，讓我們藉由一次做一件事來實踐我們的瑜伽。一心一用可降低壓力，或許還可藉由提醒我們這一刻之美──因為我們讓自己全心全意地活在生命中每一個獨特的當下──為我們的生活帶來莫大助益。

但是當然，不僅是大腦連結的方式，女性也在其他方面跟男性有別；其中之一，就是女性的骨盆解剖結構與男性不同。當微小物質剛開始在子宮中成長，最終會變成人類時，除非在發育的特定時期受到雄性激素的影響，否則，它就會有一個女性的骨盆，亦即產科骨盆（obstetric pelvis）。從大自然的觀點看來，這是有道理的；這意味著大自然所預設的骨盆是女性的骨盆，而非男性的骨盆。無法確定或有疑慮時，大自然寧可創造出一個產科的骨盆。

諷刺的是，所有的解剖書籍討論的都是男性的骨盆，以及女性骨盆與「標準」的男性骨盆不同之處。值得注意的有趣之處在於，因為第一批解剖學家極可能是男性，所以他們會假設，大自然預設的骨盆是男性的骨盆。

女性骨盆的深處有陰道、子宮、輸卵管，以及卵巢。根據傳統智慧，骨盆也是阿帕納能量的源起之地；這股能量安住在橫膈膜下方，在經期與孕期時，阿帕納能量極高。因此，在這些時期避免練習某

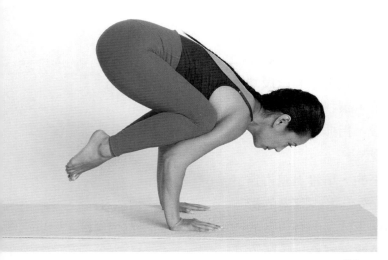

圖9.1

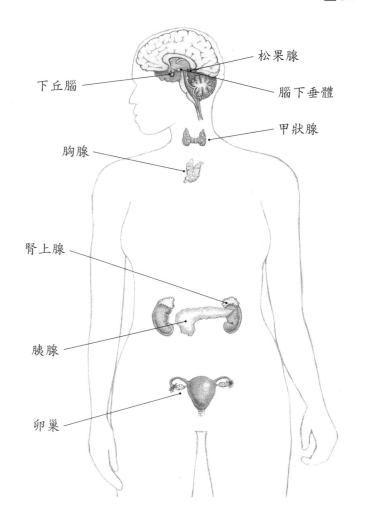

松果腺

下丘腦

腦下垂體

甲狀腺

胸腺

腎上腺

胰腺

卵巢

圖9.2

些姿勢是有道理的——像是會使已然極高的阿帕納能量更高的倒立式。然而，瑜伽迷思往往堅持所有女性，不論是否適逢月經或懷孕，都應該跟她未值經期或孕期時一樣繼續練習。

此外，譬如站姿、手臂平衡〔像是如圖9.1所示的烏鴉式（Crow Pose, Bakasana）〕之類的積極性姿勢，連同其他手臂平衡以及倒立姿勢，往往會抑制阿帕納，並激起胸腔的普拉納。

後彎姿勢也可以提升普拉納，雖然某些支撐的後彎姿勢可以用來提升阿帕納。普拉納太多時，就跟阿帕納太少時一樣，都會使女性失去平衡。

如果女性要在一生的所有階段練習瑜伽體位法，我認為，重要的是我們不僅要考慮到這些姿勢的身體層面，更要考慮到它們的能量層面。同時很重要的是，瑜伽老師對普拉納之息的系統，以及這股流經我們身體的能量之精微、強大影響，應有一定的了解。

然而，瑜伽迷思堅持所有女性不論是否適逢月經或懷孕，都應該繼續練習所有體位法，認為這些體位法對是否有月經與懷孕並無影響。但如果這些姿勢對我們並無影響，我們為什麼要練習它們呢？

你的解剖結構如何運作

我們將在這個章節回答的若干問題，包括了：什麼姿勢對阿帕納的影響特別大？哪些姿勢可以被視為「冷卻」、哪些可以被視為「加熱」或激活女性骨盆中的器官？瑜伽體位法如何影響卵巢等內分泌器官？

整體而言，內分泌腺體受到位於大腦中央的腦下垂體所控制。腦下垂體經常被稱為

「主腺」，因為它有助於調節所有其他的腺體。其他內分泌腺體還包括有甲狀腺、副甲狀腺、胸腺、下丘腦、松果腺、腎上腺、胰腺、睪丸或卵巢。

我在教師培訓課程中一直教授的基本原則是：凡是敞開、抬高的都會受到刺激，凡是封閉、降低的都會平靜下來。這個想法可以運用來作為一個基本的方法，讓你開始注意這些姿勢的練習對月經、懷孕、更年期女性的影響。

以下就是一例。在支撐橋式（Supported Bridge Pose）中，大腦的位置較低，而腹部的位置不僅較高，而且是敞開的。

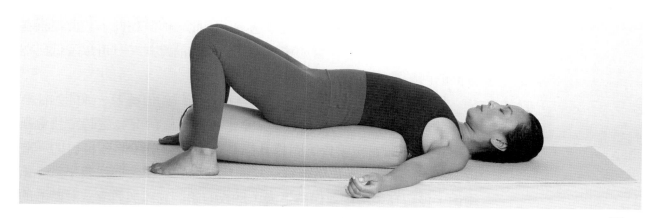

圖9.3

因此，這個姿勢可以讓大腦靜下來並刺激骨盆器官，像是腸道與女性的生殖器官。我不會要你在經期時做這個姿勢，因為這時阿帕納已經很高了，再刺激它會讓你的能量變得不平衡；相反地，如果有人便秘、月經不規則，或是難以受孕，我會讓他們練習這個姿勢。

坐姿前彎式是另一個例子。

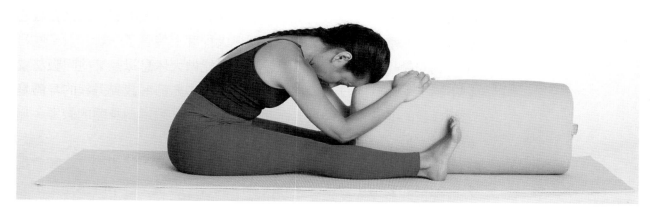

圖9.4

在這個傳統的前彎姿勢中，骨盆的狀態封閉、位置降低，因此根據我們的前提，腹部器官會平靜下來。這是為什麼這個體位加上支撐的瑜伽枕與張開的寬腿姿勢，在月經時做很有用，在阿帕納水平變高的懷孕期間也是如此。

倒立式對阿帕納的影響很有趣。切記，阿帕納總是流往腳部。因此，舉例來說，當你以肩立式倒立時，阿帕納就能自由而強有力地從橫膈膜流往骨盆底。此時，骨盆敞開而抬高，激發了阿帕納的能量。因此，我相信在月經期間練習這個姿勢不是個好主意，因為這個姿勢會增加過多的阿帕納，從而干擾阿帕納在月經時的自然狀態。

有些學生並未遵循這項方針，於是發現她們的月經突然停了、然後又來，但第二次的經血量就會過多。因此，與其如此，我會建議在月經時做其他姿勢——譬如積極性或支撐的前彎式——可以降低已然升高的阿帕納。

我從印度回來之後，頓悟了在月經期間該如何練習，並開始注意到我的能量會在經期前一天產生變化。當這種情況發生時，我會無可避免地感到如釋重負，因為我以某種方式獲得了照顧自己的「許可」。我意識到，我渴望進行一項極為安靜的練習，取代我平常「衝衝衝，停留在姿勢中並保持下去，為我的頭倒立式與肩立式計時」的方式。

所以，我開始在我的月經真正開始的前一天，就開始練習支撐前彎式以及其他幾個安靜的姿勢。我相信，這會幫助我在經期的體驗更為輕鬆；我的月經變得可預測、規律、略微縮短、不會絞痛。我很快就擺脫了那個認為不該讓經期影響練習的瑜伽迷思，事實上，我很高興能讓我的經期影響我的練習。

懷孕與練習瑜伽體位法，是我所獲得的另一項啟示。我對這個瑜伽迷思的依戀——懷孕並不會對我的練習造成多大影響，深藏在我的腦海之中。幸運的是，我的身體在很大程度上接管了一切。在某些日子，我的晨吐非常嚴重，以至於我如果能做大休息以及某些呼吸法就很不錯了；在其他日子，我可能會感覺精力充沛。我覺得我的身體是老師、我的心智則是學生，而非反過來；我必須遵循身體的教導，無法逃避。另一個瑜伽迷思就此幻滅了。

懷孕是另一個阿帕納能量極強的狀態。因此，諸如倒立之類會提升阿帕納的姿勢，並不建議在懷孕時練習。但是，懷孕時應避免倒立姿勢還有其他的原因。

在懷孕的前三個月、也就是第一孕期，大約十三又三分之一週時，受精卵進行著床，胎盤也開始發育。我認為這不是一個練習倒立的好時機，而我也很高興並沒有針對這個主題的具體研究，因為這麼做並不道德。

　　但是，常識告訴我，倒立姿勢並非我在這段期間真正想練習的姿勢，同時我也肯定不會教導其他女性在第一孕期練習倒立。請注意聽：誠然有些瑜伽練習者說，他們覺得在第一孕期中倒立感覺很好，但是在瑜伽課堂上，沒有任何人能真的確實知道懷孕的子宮中發生了什麼事。我嚴重懷疑歷史上的女性，在她們懷孕的第一孕期中曾經倒立過！

　　同理，我也不建議在懷孕的第二孕期中練習倒立姿勢，因為寶寶的胎位尚未固定。我相信在這種狀態下倒立，可能會導致臍帶纏繞住寶寶。但是，當女性並未做倒立姿勢時，這種情況仍然有可能發生，所以我們為什麼要自找麻煩呢？我聽過好些這樣的傳聞，在懷孕期間繼續練習倒立姿勢（甚至手倒立式）的孕婦，寶寶出生時發生臍帶繞頸的現象。這是必須考慮的一點。

　　利用某個特定角度、經過調整的和緩倒立姿勢來翻轉寶寶，使其臀位朝下的姿勢，是可能做到的：在懷孕特定週數時，讓孕婦每天花固定時間躺在一塊「斜板」上。如果這種做法證明可以成功翻轉許多臀位朝下的寶寶，那麼從邏輯上來說，倒立可以從而改變施加於寶寶身上的重力，讓寶寶翻轉過來。如果你不需要翻轉臀位朝下的寶寶，為什麼要在懷孕時倒立呢？或許在懷孕時練習瑜伽的倒立式，反而會導致原來並沒有的臀位不正（breech presentation）現象發生。一旦懷孕結束、產後身體恢復正常狀態，你就可以慢慢、逐漸地恢復倒立姿勢的練習。

　　懷孕是一種健康而正常的狀態，但儘管如此，懷孕仍是一種不尋常的狀態。我第一次懷孕時，我的態度是想證明我並未受到懷孕的任何影響，我的身體仍然可以勝任所有未懷孕前做過的事，甚至包括慢跑。我記得我從朋友那裡聽到「最令我愉快」的好話是：「你看起來不像懷孕七個月了。」我把這當成是一種恭維。但是後來我開始納悶：看起來像懷孕七個月到底有什麼不對？

　　孕婦得承受許多來自社會的壓力。其中一例就是其他人，甚至是陌生人，都認為他們有權上前來碰觸你懷孕的肚子，或者提供建議或故事；而這些故事的開頭通常是這樣：「我的姐妹經歷了最糟的生產

過程。」但這並不是孕婦所需要的。與其給孕婦增添這類的壓力，她們需要的是更信任自己、每天得到休息、練習簡單的姿勢，並且在當下找到喜悅與樂趣——而她們不太可能在頭倒立式中找到這樣的喜悅與樂趣。

第三孕期也不是做倒立式的好時機。阿帕納能量在第三孕期中相當高，而倒立只會讓它更高。此時的腹肌雖然摸上去觸感緊實，但事實上已被大幅地撐大、拉長，並不如感覺上強壯。光是諸如肩立式的

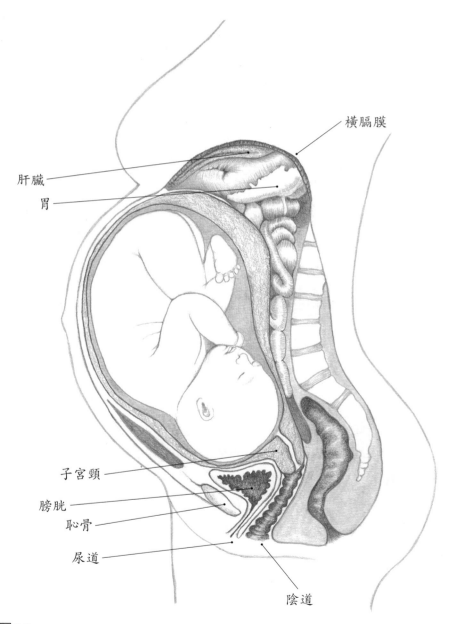

橫膈膜

肝臟

胃

子宮頸

膀胱

恥骨

尿道

陰道

圖9.5

倒立姿勢，可能就需要從仰躺開始進入，這並不是一個好主意（稍後我們會詳加說明）；同時，把雙腿往上帶入頭倒立式或手倒立式的動作，需要藉助腹肌的力量，但此時的腹肌可能無法提供這樣的力量。

　　一旦孕婦進入倒立式，寶寶、胎盤、增大的子宮、羊水，以及所有腹部器官的重量，全都會「往下落」在橫膈膜上。這或許會讓你呼吸困難，無疑也會增加胸腔內的壓力。

　　更重要的是，如此一來會干擾到寶寶出生前胎頭朝下的位置。我知道這一點是因為有證據顯示，讓懷孕三十二到三十五週的女性以非常特別的支撐頭朝下姿勢躺下，實際上可以促成寶寶轉向正常的胎頭朝下姿勢。如果寶寶可以藉由特意倒立的刺激而翻轉成頭朝下的胎位，那麼瑜伽體位法的倒立式可以刺激寶寶翻轉成這樣的一個姿勢，也就不足為奇了。

　　這就是倒立力量的有趣證據。就個人而言，我相信兩件事：其一，倒立是強大的姿勢；其二，沒有任何理由在瑜伽課上要孕婦進行倒立姿勢，反而有許多理由不該這麼做。

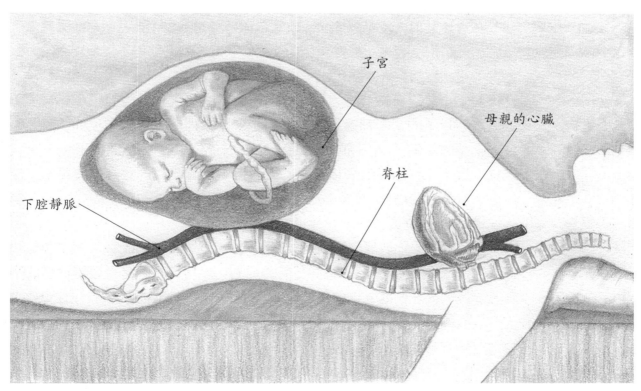

圖9.6
接近妊娠末期的孕婦仰躺時，下腔靜脈會受到擠壓。

最後，由於一種被稱爲下腔靜脈症候群（inferior vena cava syndrome）的生理過程，我並不鼓勵懷孕三個月的女性以瑜伽姿勢長時間仰躺。

腔靜脈是將血液從下半身帶回心臟的主靜脈。注意圖9.6中，靜脈如何位於脊椎骨的右側。切記，靜脈不像將血液從心臟輸送到身體的小動脈與動脈，並沒有肌肉壁；這意味著，小動脈與動脈可以保持它們的形狀，但靜脈卻不能。

靜脈可以因壓力而受擠壓，也可以延展、膨脹來容納愈來愈多的血液，尤其是在脆弱的瓣膜受損時。這就是靜脈曲張發生的狀況。由於小動脈與動脈有一層肌肉壁，可以收縮並放鬆來使血液流進與流出，因此，並沒有所謂動脈曲張的現象存在。

如果孕婦仰躺過久，尤其是在妊娠末期，寶寶、增大的子宮、胎盤，以及羊水的重量都會落回腔靜脈，並干擾血液流回母親的心臟。這意味著，母親的心輸出量（cardiac output）降低，流往胎盤與寶寶的血液以及伴隨而來的氧氣皆減少了。母親可能會感覺像是快要昏倒，寶寶也可能因爲缺氧而感到痛苦。

並不是所有女性在妊娠末期仰躺都會感覺頭昏眼花，有些人可能會比其他人更早感受到。或許這種擠壓的過程，會在孕婦並未意識到的情況下發生。但無論是什麼樣的狀況，我們爲何不以最安全的方式來練習與教導，讓母親與寶寶都快樂而健康呢？

當孕婦躺下時，可藉由抬高其軀幹來避免下腔靜脈症候群，正如以下的「凝神練習」單元所示。當其他學生在課堂上仰躺時，懷孕的學生可以用側臥大休息（Side-Lying Deep Relaxation Pose）來代替〔有關側臥大休息姿勢的說明，請參見我的書《恢復平衡：深度放鬆的瑜伽》（Restore and Rebalance: Yoga for Deep Relaxation）第114～119頁〕

如果你教導孕婦如何做側臥大休息，請讓她們側臥左邊。再檢視一次圖9.6，由於下腔靜脈略微偏右，產科醫師通常會建議他們的孕婦病人左側臥，以免壓迫到下腔靜脈。由於這個原因，我往往會要求我的懷孕學生躺在她們的左側。如果你懷孕了，你也可以自行運用這種方式來練習側臥大休息。

我想再提供一點關於倒立姿勢的注意事項，這涉及了產後時期。許多專心致志的瑜伽修行者在生產後急於恢復倒立的練習，因爲他們懷念他們的倒立練習。然而，生產後會出現稱爲惡露的陰道分泌物，

持續四到六週，子宮內膜從胎盤剝離之後也開始癒合。

在惡露完全結束之後，你會覺得你已經有了心理準備，可以開始再練習倒立姿勢；這時，不妨諮詢你的專業醫療照護人員，確定你的身體已經準備好了。別嘗試倒立式，直到至少六週之後，否則倒立式可能會導致惡露的流量不減反增；或許部分原因是，倒立會導致阿帕納增加，而阿帕納的水平在產後初期仍然很高。當你恢復倒立式的練習時，慢慢地開始，只要抬高雙腿幾分鐘，或是做做下犬式，然後觀察你的身體如何反應，再進行更進階的倒立姿勢，譬如頭倒立式。

最後，女性生命最後一個獨特的階段，就是過了生育階段的更年期。女性的身體會隨著更年期的到來而改變，就像青春期開始而產生變化一樣；伴隨著更年期而來的改變，會影響你的身體在瑜伽體位法中移動的方式。

注意你是否深陷於這樣的瑜伽迷思：如果你是積極練習瑜伽的女性，那麼在生命的這個階段，你的瑜伽體位法練習的方式仍應保持不變。讓你多年的生活經驗與面面俱到的瑜伽體位法練習中所獲取的智慧自我展現吧。

注意你可能會變得更樂於練習調息法（pranayama）（呼吸練習）、修復瑜伽（Restorative yoga），以及冥想，而以往你所練習的積極性瑜伽體位法，卻逐漸失去了吸引力。但或許有些日子，當你積極地進行強有力的練習時，你會覺得以前的自己又回來了。我的要求是，當你處於人生的這個階段時，你要以更有自信、更信任自己的態度來傾聽你自己，讓你自己「成為瑜伽」，不論是在練習姿勢時，或是在每天的日常生活中皆是如此。讓你為自己所點燃的慈悲之光，也能照耀在他人身上。

比起以往任何時候，更年期的這段期間更是讓你的身體引導你進行瑜伽體位法練習的最佳時機。對大部分女性來說，這項引導往往會召喚你對自己少些挑戰、多些感受，臣服於你的內在智慧。

不論一個女性是否成為母親，更年期都是老化無可避免的一部分。更年期的定義是一整年沒有月經，但許多女性在所謂的圍停經期期間，就開始有症狀了；在月經完全停止之前，這個時期可能會持續五到七年之久。

圍停經期通常會在女性四十幾歲開始，但不可避免地有一個正常的開始時間範圍。圍停經期的症狀可能包括了月經不規律、熱潮紅、乳房脹痛、情緒波動、憂鬱消沉、肩膀疼痛、性慾衰退、疲勞、睡眠

障礙、陰道乾燥，但不僅限於此。這些症狀與伴隨著年齡漸增而來的許多激素所產生的緩慢改變，都有著直接的關聯性。

圍停經期是讓你的體位法練習變得極為規律且重要的最佳時機。許多女性到了圍停經期，會發現支撐後彎以及支撐倒立，都是緩解圍停經期症狀的最佳姿勢。

我會建議你，讓這類姿勢在你的練習中占百分之五十的比重，因為這類姿勢有助於提升原本水平較低的阿帕納能量。如果你還有月經，那麼就回復到之前建議的練習類型來降低阿帕納。

本章要點

→ 瑜伽體位法所牽涉的不僅是身體姿勢，尊重普拉納之息在身體中的表現至關緊要。

→ 在月經期間練習可讓阿帕納能量靜下來的姿勢，會讓人深感舒緩。

→ 懷孕期間最好不要練習倒立式。

→ 圍停經期與更年期的症狀，藉著練習可提升阿帕納的姿勢，應可獲得緩解。

凝神練習

在經期、孕期、圍停經期，以及更年期時，對女性有益的姿勢實在太多，很難只挑選出三種；希望這三種姿勢能對你的練習與教學有幫助，因為這三種姿勢一直都在我的練習與教學當中占有一席之地。

注意事項

如果你的膝蓋有受傷或疼痛，請避免練習孩童式，而以坐姿孩童式（Chair Child's Pose）來取代。你可以在我的《恢復平衡：深度放鬆的瑜伽》（*Restore and Rebalance*）一書中的第28～33頁找到這個姿勢的說明。

確定雙腿外側在支撐束角式中有良好支撐，以免對孕婦的恥骨聯合與骶髂關節造成任何壓力。在懷孕期間，由於鬆弛素的產生，固定這些關節的韌帶會自然而然地變得鬆弛。

　　如果你有下列一項或多項的情況，請避免練習半肩立式：

- 你正值月經來潮或懷孕。
- 你分娩後還不到十二週（注意即使在十二週之後，先徵得你的醫療照護人員的同意仍是個好主意）。
- 你有胃食道逆流。
- 你最近才動過手術（讓你的醫療照護人員同意你練習倒立）。
- 你患有視網膜剝離或青光眼。
- 你患有未經治療的高血壓。
- 你正從揮鞭式頸部創傷（whiplash）、頸部椎間盤受損，以及／或者任何頸部、手臂、前臂、手腕、手部的麻木、刺痛、放射痛等病症中復原。
- 你的頸部患有關節炎。
- 不論出於何種原因，你都不想嘗試倒立的姿勢。
- 你從未練習過瑜伽體位法（在家自行嘗試倒立式之前，請先在課堂上直接向瑜伽老師學習倒立式）。

所需器材

- 防滑瑜伽墊
- 瑜伽枕
- 三塊瑜伽磚
- 多達六條的瑜伽毯
- 一面光禿的牆壁
- 瑜伽繩
- 眼罩
- 計時器

支撐孩童式
（Supported Child's Pose, Salamba Balasana）

　　以下是我推薦給經期中女性的一個姿勢。注意這並不是倒立的姿勢，腹部的狀態封閉、位置降低，為的是減少在經期中已然升高的阿帕納能量水平。

　　攤開你的瑜伽墊，鋪上一條瑜伽毯當作墊子。注意圖9.7中的示範者所使用的、摺疊起來的瑜伽毯。從膝蓋開始，將一塊瑜伽磚放在身體下方，然後坐回瑜伽磚上，確保你是坐在瑜伽磚面積最大、最穩定的表面上。

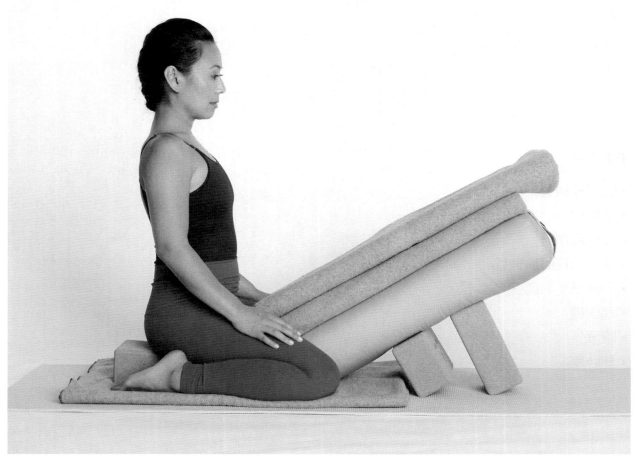

圖9.7

如圖所示，將另兩塊瑜伽磚放在你前方，一塊以最高的高度、一塊以中等的高度置放，然後將你的瑜伽枕放在這兩塊磚的上方；將瑜伽枕的短端置放於你的雙腿之間，並盡可能地靠近你的身體。務使瑜伽枕感覺穩固，瑜伽磚也不會傾斜。將一條摺疊的瑜伽毯以縱長的方式置放在瑜伽枕上，毯子的尾端往下塞進你的雙腿之間。你可以稍後再決定，是否還需要再置放一條瑜伽毯來增加高度。

　　有些學生喜歡在瑜伽枕的長邊中段位置，緊緊地綁上一條瑜伽繩。確定瑜伽繩緊緊圍繞、綁住瑜伽枕。當你採取這個姿勢時，你可以把手臂往下朝地板放，然後雙手往上斜放、滑到瑜伽繩下方。這是支撐雙臂的一個簡單、舒適的方式。

　　現在，身體前傾並躺在瑜伽枕上，讓瑜伽毯密實而舒適地壓住你的腹部，將頭轉向一側。你或許會喜歡蓋住雙眼；從瑜伽繩下方將雙手與雙臂滑向天花板方向，讓瑜伽繩把雙臂固定在舒適的位置。在你完全安頓下來之前，你可能會想要在肩胛骨下方的背部蓋上一條厚重、摺疊起來的瑜伽毯，覆蓋住你整個的骨盆。毯子愈重愈好，重量會讓人感覺舒緩。

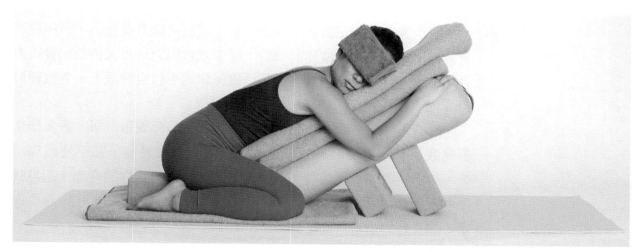

圖9.8

　　停留在這個姿勢一到五分鐘，確保你在一半的時間後將頭轉向圖9.8的另一側。把氣吸往你的背部，閉上雙眼，收起下巴，然後放鬆。

　　解開姿勢時，轉動你的頭部，讓前額往下靠在瑜伽枕上，然後做幾個深呼吸；將雙臂從瑜伽繩中滑出，然後坐起。現在，要完全解開姿勢，讓身體前傾，雙手雙膝著地。將腳趾往下轉，伸直膝蓋往後走，直到身體的重量都落在雙腳上。站起身時吸氣。這種起身的方式

可以保護你的膝蓋。

　　如果你有經痛，還可以試試另一個變化版。如前所述地擺好你的姿勢（除了不需要瑜伽繩之外）。在你坐好之後、往前彎之前，雙手握拳。

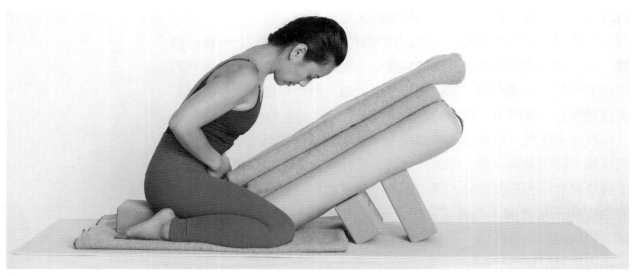

圖9.9

　　將手腕內側放在髂前上棘上，雙手以對角線方向往下，斜指向恥骨方向；如此一來，當你前傾時，雙拳就會用力地推入位於恥骨正上方的下腹。當你躺在瑜伽枕上時，確保你的手肘自然垂下，並放鬆肩膀部位。

　　此時，你的下腹會承受很大壓力，但應該感覺很舒服。許多學生都向我反映，這種施加於子宮的反壓可以舒緩經痛，甚至使經痛消失。如前述說明，保持姿勢五分鐘。記得將氣吸往你的背部。起身時臉朝下，用雙手幫你坐起來。再一次，起身時吸氣，伸直膝蓋往後走，讓身體的重量落回雙腳。

支撐束角式（Supported Bound Angle, Supta Baddha Konasana）

　　孕婦們都很熱愛支撐束角式，因為這個姿勢可以讓她們感覺敞開，同時又可以被撐托住，並安心地交出自己。展開你的瑜伽墊，並集結你的瑜伽輔具。

將你的瑜伽枕與瑜伽磚按照前述孩童式的說明擺放好，但這一次，你會用上兩個瑜伽枕。有些人覺得，使用兩個瑜伽枕會讓這個姿勢更簡單、更穩定；但如果你只有一個瑜伽枕，就使用圖9.10中所示的瑜伽磚。務使你的瑜伽枕以一種能夠嚴實地支撐你的背部，並且極為穩固的方式置放，然後，在最上面的瑜伽枕鋪一條摺疊成長條形的瑜伽毯。

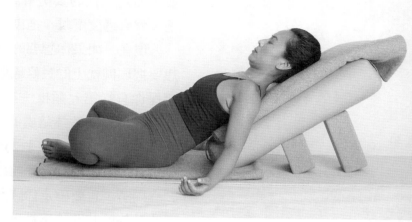

圖9.10

把其他的瑜伽輔具擺放在你伸手可及之處，坐在瑜伽枕的末端，雙腳腳掌併攏在一起。現在，身體往前傾，讓骨盆往後退，目標是讓你的整個下背部沿著地板往上、穩固地緊貼在瑜伽枕上。如果這個部位有縫隙，你就會往下陷，使得胸腔無法打開；別讓你的下背部失去支撐。

當你把自己安頓在這個姿勢中時，將兩條瑜伽毯捲起來，使它們變得相當厚，然後深深地放入髖關節外側；這個做法的用意不是為了支撐膝蓋，而是支撐位於髖關節根部的股骨。即使你很柔軟、有彈性，足以輕鬆地將大腿放在地板上，還是要用這個方法來支撐——尤其是你柔軟度很好的話，更該這麼做。

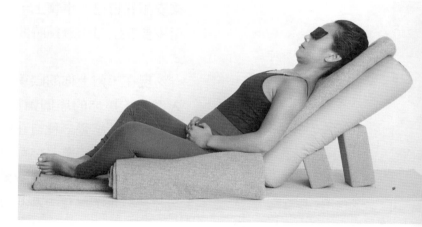

圖9.11

如果你的柔軟度不佳，你肯定需要支撐，才能在接下來的二十分鐘內感覺舒適；我會建議你停留在這個姿勢中二十分鐘，才能獲取它為你帶來的完整好處。但是，如果你的柔軟度很好，在雙腿張開的情況下練習這個姿勢二十分鐘，加上諸如鬆弛素的孕期荷爾蒙在你身體中所發揮的作用，可能會過度拉伸骶髂關節的韌帶，如前面第三章中第55頁所述。還記得骶髂關節的作用是穩定，而非移動。韌帶的功能，是在骨頭與骨頭之間發揮固定的作用，如果韌帶被過度拉伸，就無法發揮這樣的作用了。我們任何時候都不該過度拉伸韌帶，而懷孕更是不該這麼做的最重要時候。從構造上來說，被過度拉伸的韌帶並不具備恢復正常長度的能力。

一旦你的雙腿被支撐、安頓好了，就用瑜伽磚或是另外兩條捲起的瑜伽毯來支撐你的手肘。雙手放在大腿上方，檢視雙手是否舒適地擺放，以及是否比手肘的位置來得高。這種「雙手較高」的位置很重要，因為這樣的姿勢會讓肩關節更舒適、更穩定。如果你的雙臂下垂，就會過度牽引、拖曳肩關節。

　　現在，如果你想要的話，可以在頸部下方加些支撐物。你可能會想要把瑜伽枕上的長條瑜伽毯的末端捲起來，置放於你的頸部下方；確保你有從第七頸椎—第一胸椎的部位提供支撐，該部位也就是你感覺頸部與軀幹連結處的「大腫塊」（有關為頸部提供支撐的更多細節，請參閱第十一章第235頁）。別只是放一捲布在頸部下方，更要確定你的下巴位置低於前額，這將有助於讓你的大腦安靜下來。

　　同時，也要確定你關閉了手機的鈴聲，並且設定了計時器上至少二十分鐘的時間。事實上，我喜歡把計時器設定在二十二分鐘左右，如此一來，在我的二十分鐘「正式」開始之前，我可以多幾分鐘時間來安頓好自己。事實上，我會練習這個姿勢長達一整個小時，但一般至少要花上二十分鐘時間，才能讓神經系統真正切換並進入放鬆的模式。

　　現在，戴上你的眼罩，並用一條毯子蓋住全身，開始讓你自己沉入這些支撐你的瑜伽輔具當中。這樣做的目的不是去感覺延伸、擴展，而是去感覺一種自在的「漂浮」感；開始觀察你的呼吸起伏，就像輕柔海洋的漲落。你可以享受用鼻子來進行一連串（五到十次）的深長、徐緩呼吸（有關特定呼吸法的更多說明，請參閱第十章中「你為什麼必須了解這一點」的單元）。

　　讓你自己被吸入其中，遠離你身體的最外層邊界，隨著你的意識慢慢往內蜷縮，就像一隻懶洋洋的貓，心滿意足地蜷縮在溫暖的爐火前。有意識地將你的焦點轉移到思維之下，保持寂靜、沉默、自在。如果你想要的話，可以向正在你體內成長的寶寶發出歡迎與寬慰的能量。

　　當你的計時器響起時，慢慢地從這個姿勢中移出。先將你的雙膝併攏，然後小心地滾向左側、離開支撐的輔具，向左側躺一會兒。當你準備好時，用雙手與雙臂幫助你坐起。站起來時，緩慢地動作，然後繼續你的這一天。

雙腳靠牆倒立式
（Legs-Up-the-Wall Pose, Viparita Karani, VK）

　　這個姿勢往往在瑜伽課上被稱為VK，是提升阿帕納能量、打開胸腔、讓大腦的位置低於心臟的一個支撐倒立式，它確實會導致腦波產生變化，因此經常被建議作為舒緩圍停經期的混亂症狀之用，也適用於女性生命後期的這些日子。如果你正值月經來潮，記得跳過這個姿勢別做。

　　將瑜伽墊的短邊靠牆置放，並在牆壁與瑜伽枕之間放一塊瑜伽磚，再將一條瑜伽毯摺疊成長條狀，與瑜伽枕呈九十度角的方式置

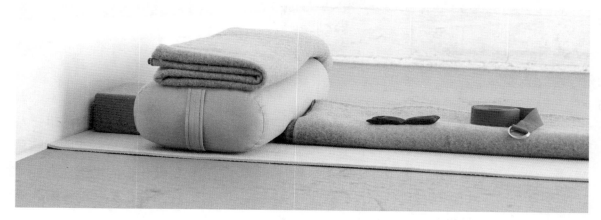

圖9.12

放。你或許會發現，瑜伽枕對你來說不夠高；如果是這種情況，你可以在瑜伽枕上再加一條折成長條的瑜伽毯來增加高度。

　　如圖9.13所示，膝蓋跪地、在瑜伽枕旁坐下，面朝牆壁的反方向，右側髖關節與瑜伽枕的中段大致對齊。

　　身體前傾，小心地翻滾，就像你在床上翻身一樣。確保你並未將自己往外推，而只是往側邊翻滾。當你滾動的同時，將雙腿擺放到牆上。

　　這個姿勢的關鍵在於，你的尾骨應該放在瑜伽枕的最邊緣處，或甚至略微懸在靠近牆壁的瑜伽枕邊緣上方，又更為理想。你的身體應該略呈拱形，這意味著你前方肋骨的下緣會往外擴展開來。

　　確定你的頸椎C7節並未緊壓在地板上，而是略微往上抬起；另請注意你的骨盆位置高於你的心臟，而心臟位置則高於頭部。你的軀幹不應該平放，而是以後彎姿勢、朝兩側敞開。

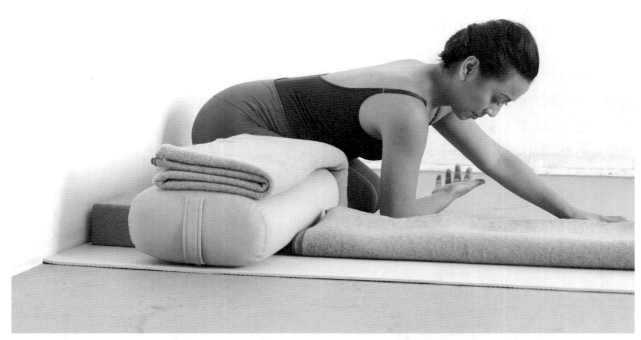

圖 9.13

　　一旦姿勢調整到讓你感覺舒適了，你必須為雙腿做兩件事。首先，準備好一條摺疊的瑜伽毯；現在，彎曲你的膝蓋，在雙腿的膝蓋骨下方、脛骨上方綁上一條瑜伽繩，確定這條繩子穩固地綁住雙腿，以便讓雙腿得以被輕鬆地支撐在牆上，並且保持往上抬起的姿勢。這個做法也有助於讓你更加放鬆。

　　再者，在你完全伸直雙腿之前，用那條摺疊好的瑜伽毯蓋住你的雙腳；如此一來，當你伸直雙腿、腳跟靠牆置放時，會感覺腳跟很舒服。同時，毯子也能讓雙腳保持溫暖。現在，讓你的雙臂自然地朝身體側邊張開。

　　如果你想要的話，也可以用一條攤開的毯子蓋住身體的其餘部位。把眼罩戴上，你可以停留在這個姿勢中十五分鐘之久，但若是開始感覺雙腳發麻，就先解開姿勢下來。

　　當你停留在這個強有力的姿勢中時，讓這些瑜伽輔具來支撐你就好。放下所有的思考、規畫、要做的事，特別是去思考要為其他人做什麼事。對大多數女性來說，圍停經期的這段時期往往非常忙碌，她們發現自己要照顧家庭，或許要養育青少年，或是面對空巢期，擔負兼職或全職的工作，甚至照料年邁的雙親。不妨將雙腳靠牆倒立式視為一個迷你的假期，讓這個姿勢成為你的庇護與慰藉之所。

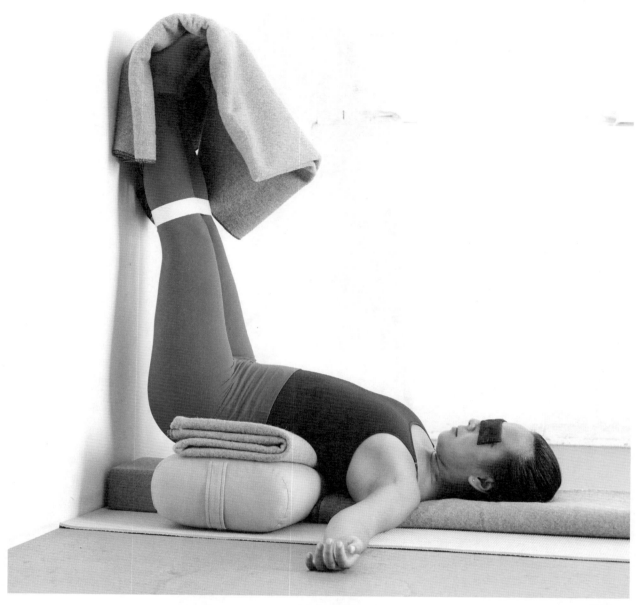

圖 9.14

解開姿勢下來時，先彎曲膝蓋、取下腳上的瑜伽毯，然後解開瑜伽繩。你可以翻往側邊，或是輕柔地用雙腳將身體推離牆壁，直到你的骨盆來到地板上，然後翻身側臥再慢慢坐起。或許VK這個姿勢不但可以讓你獲得休息，還可以讓你對生活與生命的看法產生新的看法。

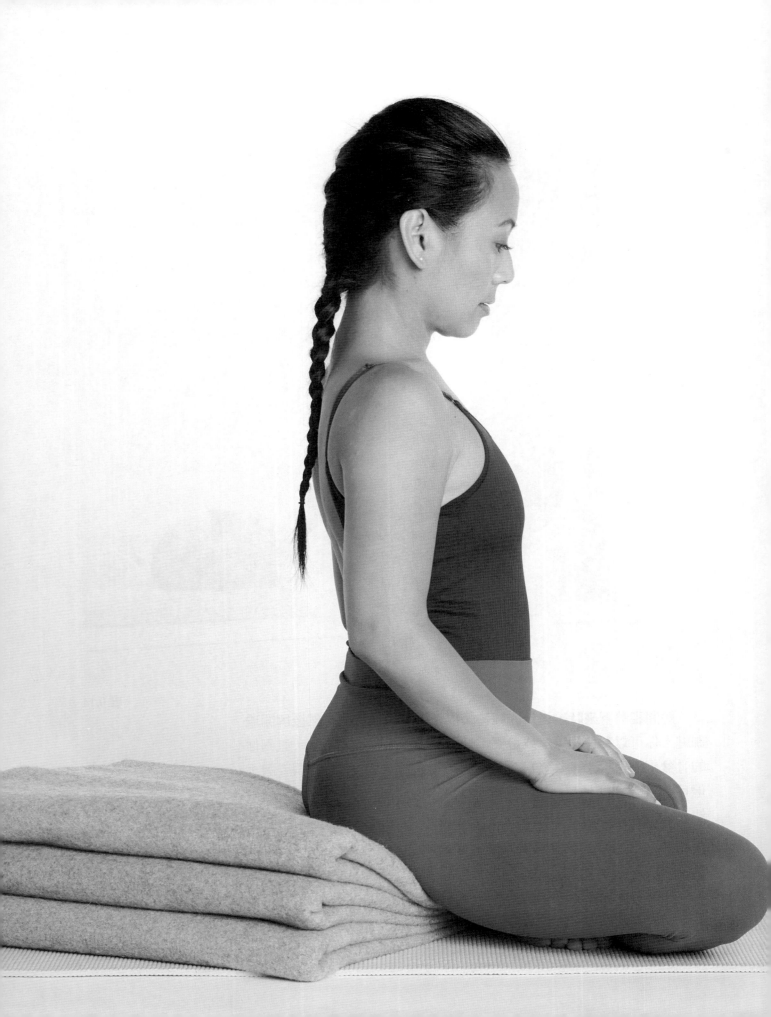

10

隨著呼吸起舞

橫膈呼吸法（diaphragmatic breathing）以及其他關於呼吸的迷思

呼吸是身、心之間的信使。

　　我第一次體驗到呼吸有多麼強大的力量可以影響心智時，我甚至還沒聽說過瑜伽；當時是我大三、也是大學最後一年的冬天，正值一月的期末考期間。我在四天內有四場期末考，而且不知怎地，剛好完全按照從難易度的順序排列，從最難的考試開始，到最容易的考試結束。

　　當時，我走進教室參加四場期末考試中的最後一場，那是我最喜愛的教授，也是我最喜愛的科目，我對教材內容瞭若指掌。但是，當教授發下試卷以及藍皮答題本讓我們寫下答案時，事情發生了：當我閱讀試題時，我的腦子裡一片空白。我從來沒有遇過這樣的狀況。這可能是我在準備期末考時，因熬夜與缺乏睡眠而產生的副作用。

　　當我閱讀試題時，感覺毫無頭緒。我對於這堂好幾個月以來極為喜愛的課程，竟然什麼也想不起來。但是，出於某種未知的原因，或許是來自一個友善的宇宙隨機賜予的祝福，我並未驚慌失措；我只是交叉雙臂放在桌上，身體前傾，把頭放在雙臂之中，開始緩慢而深長地呼吸。

　　我的教授朝我走過來，輕聲詢問我是否不舒服，我向他保證自己沒事；然後我保持原來的姿勢，有意識地呼吸了大約十分鐘，再坐直身子，打開了我的藍皮答題本，開始寫下答案；我所學習、研讀的一切終於泉湧而出。最後，我保持了這堂課的高分。

但是，真正的一課，即我的呼吸與心智密不可分、我可以藉由呼吸來「改變」我的心理狀態，在我交出藍皮答題本、離開試場大樓之前，就已經被遺忘了。

又過了兩年，我才在我的第一節瑜伽課上，重新認識了呼吸的驚人力量。呼吸的意識以及呼吸的練習，隨著我幾十年來瑜伽練習的進展，已成為我日常生活的一部分了；至今，我仍在學習這項生理功能——這項能改變心智與情緒的深遠力量。

你為什麼必須了解這一點

呼吸是一種獨特的自主作用。我們可以一整天完全忘記它，而且睡覺時肯定不記得；儘管如此，呼吸的過程無論如何都會繼續提供我們的細胞氧氣，並且在呼氣時釋放二氧化碳。

另一方面，我們可以全神貫注在呼吸上，如此一來，我們就能在專注時或在水下時屏息，或者用呼吸來操控心智——正如我在上述故事中所做，或者練習被稱為調息法的瑜伽呼吸技巧。呼吸對我來說是如此地有趣，因為它是心智與身體之間的溝通管道；一方面，我們可以信任它會讓我們活命，而且大部分時候我們都忘了它的存在；但另一方面，呼吸也是可以隨我們的意志去進行操控的溝通管道。這兩種可能性可以並存無礙。

相較之下，我們就無法對我們的心臟做同樣的事。當我們還是母親肚子裡發育不過幾週的小生命時，我們的心臟就開始跳動了，在我們活著的每一天中皆是如此。我們可以學著讓心跳的速度變慢，但我們著實無法像控制呼吸那樣地去控制心跳。

調息法是專注於呼吸的瑜伽練習，也是帕坦加利（Patanjali）在《瑜伽經》中提到的「八支」瑜伽之中的第四支（第二篇二十九頌與四十九至五十三頌）。不讓人驚訝的是，調息法被放在第三支（體位法或身體姿勢）與第五支〔被稱為攝心（pratyahara）的一種心理意識，意味著將心理意識從感官對外的感知中收攝回來〕之間。

這樣的順序無疑是一種特意的安排，因為調節呼吸的技巧對於改變心理狀態極有幫助，它藉由身體的技巧來引發心理變化。但是，除了改變呼吸的生理層面之外，還有一個要素存在：古老的瑜伽智慧教導我們，調息法的練習也與能量有關。

探究這點的一個方法，就是去拆解梵語的調息法（pranayama）這個字。毫無疑問，Prana意指「能量」，而yama則意指「約束」；

因此，調息法的一個更精微的定義是，這項練習是保存、引導、利用一個人的呼吸來傳送普拉納，以獲得其所渴望的身體、情感，以及心理成效；這樣的成效是關於創造出一種身心狀態，不僅可帶來健康，更是體驗更高層次意識狀態的一項精準調諧之工具。

帕坦加利在《瑜伽經》的第二篇五十一頌中特別提到，練習調息法有可能讓呼吸變得幾近靜止。調息法的練習核心在於減緩並平靜呼吸，而非加快、增強呼吸；隨著這種呼吸減緩與平靜的狀態，身心都會受到深遠的影響。

然而，許多瑜伽學生似乎仍然深信，調息法的「目標」是讓呼吸變得愈來愈深，並可以積極性地止息愈來愈久。但是，傳統教義的教導剛好相反。

事實上，經過多年的練習之後，我跟許多其他人一樣都體驗到，在練習調息法時，呼吸有時候就像是消失了，讓人感受到全然靜止的身心，似乎只留下了深刻的寂靜感。

不論你是瑜伽學生、老師，或者兩者都不是，我相信重要的是去了解你隨時都擁有這樣的力量，可以用你的呼吸來與你的身心連結，讓自己平靜下來、減輕恐慌情緒發作，還可以在你分娩、冥想、練習瑜伽體位法時提供幫助，有時甚至有助於減輕你的疼痛感受。

呼吸是永恆的祈禱文，始終在上下起伏、無休止地吟誦。我所知的絕佳冥想之一，就是只去觀察呼吸的起伏；這種觀察呼吸的練習，可以在瑜伽墊上，也可以在車子裡進行，地點並不重要，因為呼吸始終存在，隨時可以被觀察、可以用敬意來實踐它，也可以讓我們知道自己在當下以及其他時候的內在狀態。因此，潛力無窮的呼吸可說是我們永恆的老師，彷彿為我們提供了一塊無所不在的「瑜伽墊」。在你一天當中的任何時候，呼吸只需要你的專注力，就能為你發揮無窮的作用。

我相信，觀察呼吸是練習調息法的最高形式，因為它不涉及任何形式的控制；所有想要控制它的渴望與嘗試，都是直接來自於我們的自我。而完全不帶任何情感與目的地冷靜觀察呼吸，可能是我們把自己徹底帶入當下所能做的、最強有力的一件事了。

在哈達瑜伽所有系統的體位法練習當中，呼吸扮演了重要的角色；我們被教導要配合進入、解開每個體位法的動作來吸氣與呼氣，有時亦被要求停留在姿勢中做特定幾次的呼吸。呼吸是練習調息法的重點，練習冥想時也是如此，大部分冥想系統都以某種形式的呼吸意

識以及／或者呼吸操控，來指導練習者。

呼吸是我們與生命最初也是最深刻連結的示現，你甚至可以說，呼吸就是生命。出生時，生命以呼吸的贈禮來歡迎我們；死亡時，我們的呼吸緩慢地停止，變成帶領我們穿越入口、進入我稱之爲「可信賴的未知」的一陣微風。每天練習簡單的調息法，會在呼吸練習當中改變你的心理狀態，但也會在你的心智與靈魂中留下善意的足跡，逐漸改變你的生命。

你的結構

呼吸需要神經系統、血液化學，以及肌肉系統之間的完美協調。呼吸系統由口、鼻、咽、喉、氣管、支氣管、小氣管、肺、肺泡組成，肺泡是肺中實際進行氣體交換的小囊。

注意我們的肺，有多少比例在身體的側面，又有多少比例在身體的後背；事實上，有些估計認爲，有高達百分之六十的肺部組織位於

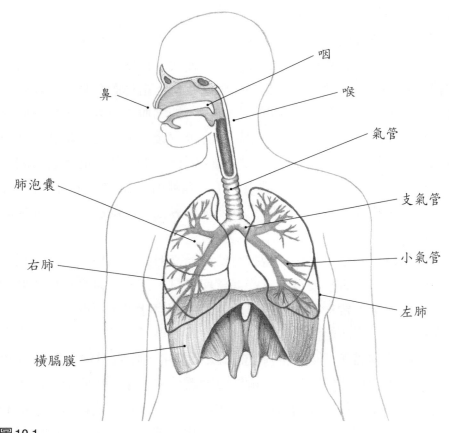

圖 10.1

身體的後背；別忘了，在胸腔前方，心臟佔據了很大的空間，而肺部
必須與心臟分享這個空間。

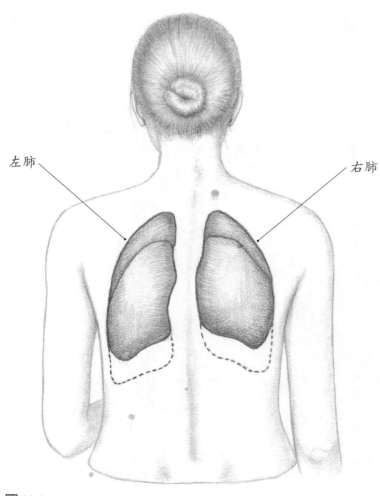

左肺　　　　　　　　　　　　　　　　右肺

圖10.2
肺部後視圖

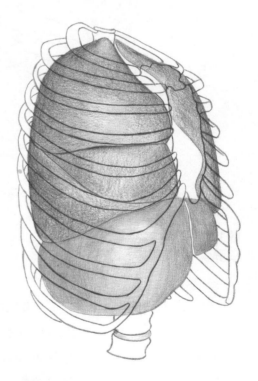

圖10.3
肺部側面圖

橫膈膜是呼吸的主要肌肉，它將胸廓、胸部，以及腹部分成兩個不同的腔；就像心臟，橫膈膜也幾乎可以一天二十四小時不間斷地收縮，而不感到疲倦，只在每次呼氣之後極為短暫地休息一下而已。

橫膈膜連附於胸骨末端的劍突、第七到第十肋骨的肋軟骨、側面的第十一、十二肋骨以及前三節腰椎的椎體與弓狀韌帶（arcuate ligament），止於被稱為中央腱的最內部結構處，然後往上與心包膜（心臟的筋膜囊）的內面融合。

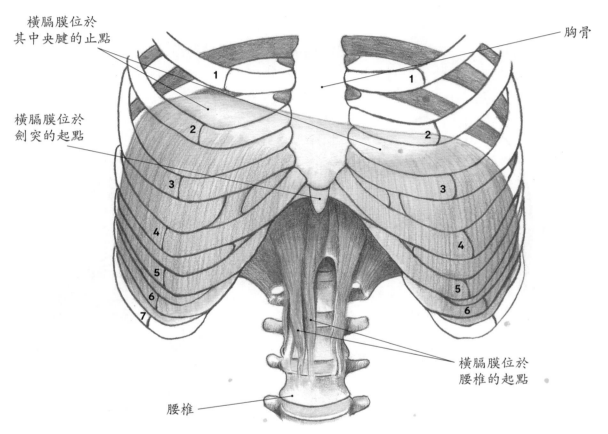

橫膈膜位於
其中央腱的止點

橫膈膜位於
劍突的起點

胸骨

橫膈膜位於
腰椎的起點

腰椎

圖 10.4
橫膈膜 —— 起點與止點

了解這一點之後，你就能想像姿勢可以如何影響橫膈膜。如果胸部垂陷、脊柱屈曲，橫膈膜的位移（上下運動）就會受到阻礙；你很容易就能向自己證明這一點，無論是站或坐時，你先彎腰駝背，然後試著輕鬆地做個深呼吸。你彎駝、塌陷的姿勢會直接阻礙橫膈膜上下移動的能力。

由於橫膈膜與三節腰椎及胸廓相連，當你以山式站立時，若是內捲尾骨並扭曲胸椎（肋骨的起點）與腰椎曲線，就會跟彎腰駝背的姿勢一樣直接阻礙到呼吸。這又是另一個別在山式中內捲尾骨，或者屈曲或拱背坐下的理由（請參見第一章，回顧在山式中的正常曲線）。

如前所述，橫膈膜是呼吸的主要肌肉。橫膈膜的收縮是促使我們吸氣的動力，而吸氣時，橫膈膜會往下降。橫膈膜的這種肌肉運動，是透過膈神經（phrenic nerve）的刺激而產生；「橫膈膜的」（phrenic）這個字與「狂亂的」（frantic）這個字有關聯，後者是我們在無法吸入足夠空氣時的感覺。

在正常、安靜的呼吸中，我們需要呼氣，是因為橫膈膜在完全吸氣之後會產生自然回彈。然而，在更積極性的呼吸中，呼吸的輔助肌肉會放鬆到參與進來，亦有助於產生呼氣的動作。

呼吸的輔助肌肉包括了腹肌、外肋間肌、內肋間肌、後上鋸肌、後下鋸肌，以及腰方肌。

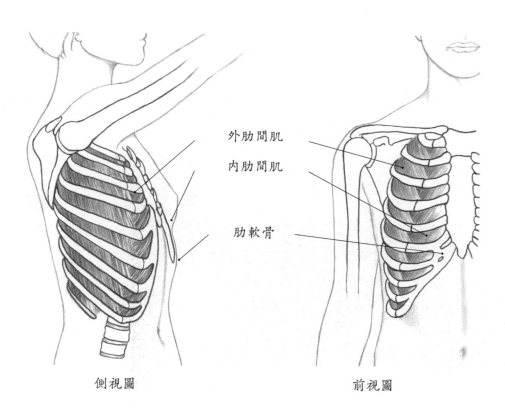

外肋間肌

內肋間肌

肋軟骨

側視圖

前視圖

圖10.5
肋間肌

方肌與鋸肌有助於將肋骨往下拉或往上拉，端視它們的特定位置來決定。

腹肌在強力呼氣時是主動而活躍的，舉例來說，在我們跑步、需要快速呼氣的時候；當我們的肺部有疾病以及肺部的自然彈性降低時，腹肌也會在我們咳嗽時參與進來幫助我們呼吸。其他像是胸肌與上斜方肌的肌肉，也能幫助呼吸。但是在安靜的呼吸中，我們幾乎只用橫膈膜來呼氣。

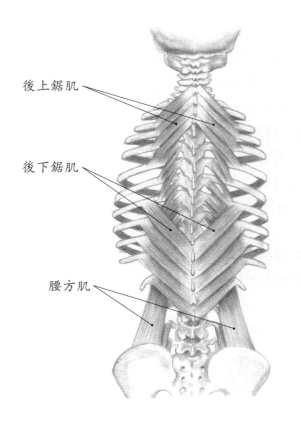

後上鋸肌

後下鋸肌

腰方肌

圖10.6
呼吸輔助肌肉後視圖

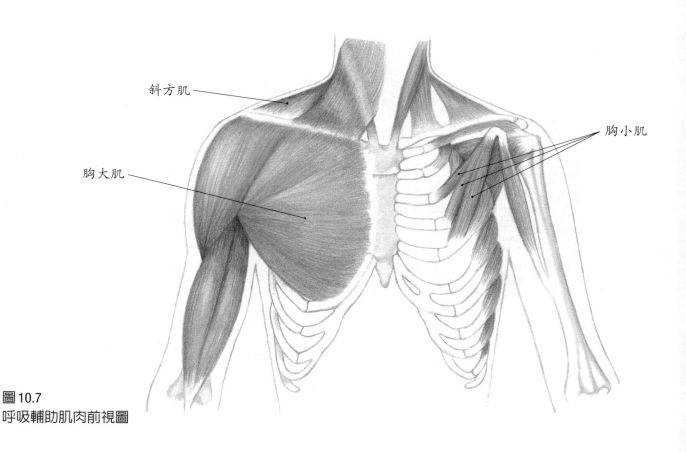

斜方肌

胸大肌

胸小肌

圖10.7
呼吸輔助肌肉前視圖

你的解剖結構如何運作

橫膈膜的收縮是驅使我們吸氣的動力，並由膈神經控制；膈神經受到腦幹的呼吸中樞刺激，而腦幹正是細胞測量血液中二氧化碳含量的水平高低所在。當呼吸中樞偵測到血液中二氧化碳的含量上升，膈神經藉著引起橫膈膜肌肉收縮，來刺激呼吸週期的啟動；然後，二氧化碳從血液中被釋放到肺部，再被呼出體外。接著，整個循環又重新開始。

但是，我們從未呼出肺部所有的空氣；當我們活著時，肺部始終殘留著大約一又四分之一夸脫的空氣量。吸氣和呼氣時，進出肺部的空氣量稱為潮氣量，潮氣量會隨著呼吸用力的程度而改變。

當橫膈膜受到膈神經的刺激而收縮時，橫膈膜肌肉纖維收縮而往內朝中央鍵縮短；事實上，這使得橫膈膜下降、壓往腹部器官，並連帶按摩到腹部器官以及與橫隔膜相連的腎臟。這種下降的動作會在胸腔中創造出更多空間，有利於使肺部擴展並讓空氣進入肺部——因為相對於體外的壓力，此時肺部的壓力降低了。當肺部的氧氣被轉移到肺泡囊的血液中，然後被輸送給全身的細胞，膈神經就會停止放電。

切記，驅動呼吸循環的要素是血液中二氧化碳含量的上升，而非氧氣含量的降低。深呼吸確實有利於充分的氧氣交換，但是，在肺部健康、空氣品質良好的情況下，深呼吸不會改變肺中的氣體擴散，或影響血氧的水平。不論是你在睡覺或跑馬拉松，你血液中的氧氣飽和程度都保持著相當穩定的水平；如果由於淺呼吸習慣、高海拔，或疾病引起的肺功能受損而導致血氧水平下降，你可能會病得很重。

認為吸氣量增加也會使血液中的氧氣增加，是一個瑜伽迷思。再強調一次，對於肺部健康、呼吸模式正常而放鬆的學生來說，呼吸的深度並不會增加血液中的氧氣含量。我們真正能操控的是二氧化碳的水平。我的理論是，調息法練習中的減緩呼吸，有助於讓我們「學會」容忍血液中略高的二氧化碳水平，從而藉由重新訓練大腦慢一點開始呼吸，來減慢呼吸的循環；這只是一個理論，但也會是一個進行起來很有趣的實驗。姑且不論這個理論是否準確，調息法的練習的確會逐漸減緩呼吸的頻率，假以時日，在安靜的呼吸中會減緩到每分鐘

六到十個呼吸。有些證據顯示，減緩呼吸對健康極有助益。[1]

在安靜的呼吸中，橫膈膜的自然回彈以及呼吸輔助肌肉的放鬆，會達到它們被運用來幫助吸氣、引發呼氣的程度。運用橫膈膜的自然回彈來產生呼氣，不需要消耗太多的代謝能量，因為我們大部分的日常活動並不需要用力呼氣。

當我們需要更快速地交換氧氣與二氧化碳，譬如在跑步或跳舞時，呼吸的輔助肌肉就會參與進來，主要是為了以更快速或更用力的方式來幫助我們呼氣。

重要的是要了解，像是我們在調息法中所練習的安靜呼吸，並不會真的涉及把腹部往外推的動作。一個常見的瑜伽迷思是，當我們在呼吸練習中把腹部往外推，就是在做「橫膈呼吸法」。對此，我總是開玩笑地反問：「所有的呼吸不都是橫膈呼吸嗎？你可以不用橫膈膜來呼吸嗎？」

我同意當我們輕鬆地躺下來呼吸時，腹部會有輕柔、輕微的上下起伏動作；但這並不是我要描述的。我看過瑜伽學生在吸氣時激烈地把腹部往外推，以致於腹部異常鼓脹，有時候在過程中，確實看起來像是懷孕好幾個月。但解剖學的現實教導我們，肚子裡頭沒有肺。

當我看到這類練習方式時，也往往會看到他們的胸廓在呼吸時的運動極微；一個簡單的解剖學事實是，身體裡哪裡有肋骨，哪裡就有肺。在練習體位法時，拉伸肋間肌有助於呼吸練習，因為有彈性的肋間肌會讓胸廓更容易隨著每次吸氣而擴展，而且也會讓肋骨在呼氣時產生更強勁的自然回彈力。但是，鼓脹腹部根本不會擴展肋骨，實際上還極有可能會削弱腹壁的力量。

對於這項在調息法練習中鼓脹腹部的技巧，我所持的另一個反對意見是，從解剖學上來說，我們的肺部組織大約有百分之六十是位於後半部的身體。我喜歡指導我的學生獲取一種意識以及一種能力，讓他們可以在呼吸練習中打開側肋骨與後肋骨，從而讓肺部擴展至它的最大限度。對我來說，這似乎是一種比鼓脹腹部更有效的呼吸方法。

但瑜伽首先是一種體驗式的練習。我的要求是，你可以帶著有意

---

[1] 馬克‧魯索（Marc A. Russo）、丹妮爾‧桑塔雷利（Danielle M. Santarelli），以及迪安‧奧羅克（Dean O'Rourke），「緩慢呼吸對健康者的生理影響」（The Physiological Effects of Slow Breathing in the Healthy Human），《呼吸》（Breathe）第13卷4期（2017年12月），https://breathe.ersjournals.com/content/13/4/298。

識、輕鬆，以及開放的心態來嘗試以下的呼吸練習。藉由更專注於你的胸廓，而非鼓脹你的腹部來學習呼吸，希望你很快就能開始感覺更自然、更愉悅。我預期你會享受與身體的呼吸智慧和諧相處的樂趣。

本章要點

→ 呼吸是我們身心連結的深刻體現。

→ 呼吸是一種自主作用，但是可以被調整成有意識地操縱與控制。

→ 深呼吸不會提升血液中的氧氣含量。

→ 血液中的二氧化碳水平控制著呼吸的循環。

→ 在你的一天當中，將注意力隨時放在呼吸上，有助於提升你的自我意識與減輕壓力的能力，從而讓自己平靜下來。

→ 腹部裡頭沒有肺。

凝神練習

我們很容易忽視有意識地呼吸幾分鐘所產生的力量。除了以下的正式練習，在車中等待某人或是在早上打開電腦之前，你都可以花幾分鐘時間，靜下心來觀察你的呼吸。

我最喜愛進行這項非正式練習的時間之一，就是在飛機的座位上，從飛機開始在跑道上滑行、一直到升空。只要有機會，就記得觀察你的呼吸，尤其在你感覺不滿、激動時，這項練習又特別有趣。在這些難熬的時刻，如果你可以觀察自己的呼吸，你會驚訝於自己擺脫負面情緒的速度有多快。

注意事項

以下提供的練習相當溫和。當然，如果你感冒了，或是罹患了呼

吸道流感等更嚴重的疾病，請勿練習。切記，你的練習不該讓你產生緊繃感或壓力感；放下你想讓呼吸愈來愈深的野心，相反地，學著去專注於呼吸時的流動性，以及你從吸氣、呼氣，再回到吸氣時所創造的平穩流暢性。

如果你想進一步練習調息法，不妨找一位經驗豐富的老師。即便以下所介紹的練習很基本，但如果你有任何下列狀況，還是要在開始練習之前，務必諮詢你的專業醫療照護人員。

- 氣喘
- 未經治療的高血壓
- 慢性阻塞性肺病（chronic obstructive pulmonary disease, COPD）
- 任何其他重大的肺部疾病

所需器材

- 堅固的椅子（非必須）
- 防滑瑜伽墊
- 五到六條的瑜伽毯
- 瑜伽枕
- 眼罩
- 計時器

以下介紹的前兩項練習，屬於我稱之為「呼吸意識」練習的類別，設計來幫助你了解呼吸的機制、感受肋骨在呼吸時如何移動。後兩項練習則是基本、正式的調息法練習。

有些學生喜歡在早晨展開其他瑜伽練習之前，先進行其中一項或多項的呼吸練習；有些學生則喜歡在活躍積極的體位法練習結束時進行呼吸練習，將身心自然地導向大休息；還有些學生偏好將呼吸練習與瑜伽體位法的練習完全分開，舉例來說，在下午三點或者傍晚四、五點時進行呼吸練習。無論你喜歡在什麼時間進行這些呼吸練習，務使自己感覺溫暖、舒適，肚子別吃得太飽，並選擇一個安靜、令人愉快的練習地點。

呼吸意識

—— 練習 1

剛開始進行這項練習時，應該要坐著練習。在你對坐姿練習感覺舒適之後，也可以用稍後會加以介紹的等長呼吸法（Sama Vritti）中所使用的相同姿勢來躺下練習。

首先，坐在一張舒適的椅子上，讓脊柱展現出自然曲線。切記，橫膈膜與數節腰椎相連，因此任何下垂塌陷都會干擾橫膈膜移動的能力；如果你坐在椅子上，這通常意味著你會坐在靠近椅子前緣的位置，雙腳放在地板上，如此一來，你的脊柱就能自由地伸展、延長，呈現自然的曲線，而不是挺直。

你也可以坐在瑜伽墊上進行這項練習。在你的瑜伽墊上放兩條或多條摺疊的瑜伽毯，並以輕鬆的盤腿姿勢坐在瑜伽毯的一角。觀察圖 10.8 中的示範者，注意她並未坐在毯子的邊緣，而是正好坐在毯子的一角；如此一來，她的大腿就能自然垂下。特別注意她的下背與身體交接處的彎曲幅度，這就是腰椎的自然曲線。如果腰椎與骨盆處於中立位置，就能準備好讓脊椎的其餘部分（包括頸椎）感覺舒適。

當你舒適地安頓好時，微收下巴、閉上雙眼。現在，將雙手放在肋骨下方、最後一對肋骨略上方的身側，掌心朝下，大拇指指向後方，其他手指則指向前方。

緩慢地開始用鼻子吸氣，感覺雙手下方的動靜。你或許會感覺到身體側邊的肋骨正往上提並往外撐開。如果你把食指略

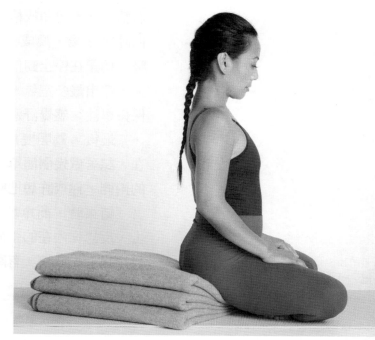

圖 10.8

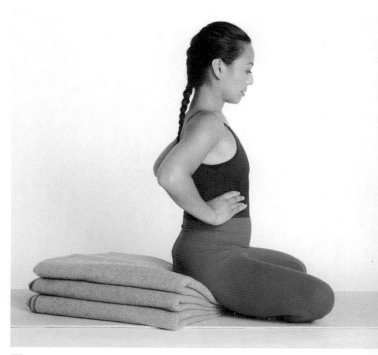

圖 10.9

微往前、放在胸廓前方，大拇指則放在胸廓的側邊，你也會感覺到，你的胸廓同時在往前並往後擴開。

停留在這個姿勢中幾個呼吸，然後試著專注於只把空氣吸入你的右肺。在不彎曲或移動脊柱的情況下，只專注於把空氣吸入右肺；幾個呼吸之後，換成把空氣吸入左肺。然後，用左右肺一起做幾個呼吸；切記在停止動作之前，均勻地移動所有的肋骨。你不必試著去吸入、呼出最多空氣，只要比你正常呼吸的量再多一些即可，只要你能保持專注、感覺舒適就夠了。

最後，鬆開雙手，以舒適的姿勢放在大腿上方，手掌朝內。現在，試著做幾個簡單、緩慢的深長呼吸，全神貫注於將呼吸帶入身體的兩側。你或許想把雙手放回兩側的肋骨下方，再試一次。

結束時，簡單地坐著，讓呼吸保持簡單而正常，雙手放在大腿上，反思你內在的平靜感。在片刻的沉思之後，進行二十分鐘的大休息也很令人愉快。有關如何練習大休息的建議，請參見第十一章。

呼吸意識

—— 練習 2

這項練習會將意識帶入你的身體後方，大部分的肺部都位於那個位置。首先，把你的瑜伽輔具放在手邊：瑜伽墊、瑜伽枕（愈長愈好）、一條瑜伽毯來墊你的頭；你還需要另一條瑜伽毯，可以捲起來放在腳踝下。

把你的瑜伽枕放在瑜伽墊上，臉朝下俯臥。以感覺舒適的方式將雙臂置放在身體兩側，將雙腳放在捲起的厚毛巾或小枕墊上，以您的下背部感覺較舒適的方式為準。大部分學生喜歡低下頭，但如果你想要的話，也可以用一條瑜伽毯來當枕頭。這個姿勢應該會相當舒適。

首先，就像我們在任何形式的呼吸練習中所做，觀察你的呼吸；接著，開始盡可能地在每次吸氣時，積極地把空氣吸入身體的後背。你可能會對胸廓後方的呼吸量感到驚訝。

做幾次深長、緩慢、輕鬆的呼吸。切記，在練習時別勉強或催促自己，這點非常重要。你不會想要感覺激動、焦躁不安，或者喘不過氣。用你的心智，緩慢而穩定地引導你的呼吸進入身體後方；別忘了，百分之六十的肺都在這裡。注意，不僅身體的後背會隨著你的呼吸移動，你的後側腰也是如此。

幾個呼吸之後，停下來，保持不動。注意你的心智。接著，再試著做幾個呼吸。當你完成後，小心地滾下或滑下你的瑜伽枕，然後仰躺在地板上。緩慢地做五次呼吸，當你將空氣吸入背部時，保持意識，再練習二十分鐘的大休息。

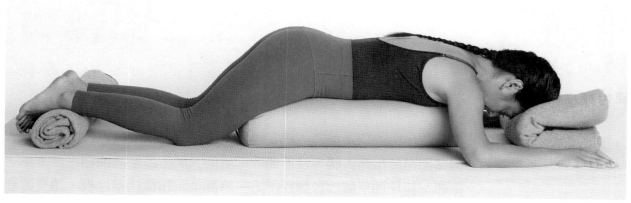

圖 10.10

等長呼吸法

—— 調息法練習 1

Sama 意味著「均等」（equal），vritti 意味著「干擾」（disturbance），這是「和諧」（harmony）的另一種說法，因為和諧是我們喜愛的一種干擾。因此，這種調息法是使呼吸的所有四個部分——吸氣、止息、呼氣、止息——等長。然而，在這裡介紹的練習中，我們只會專注在均等、平穩的吸氣與呼氣。

你可能沒有意識到，即便我們在尋常的一天當中並未意識到我們的呼吸；呼吸並不真的均勻而平穩。當我在進行一項實習以便完成培訓、成為一名物理治療師時，學到了這一點。

當我跟一位經驗豐富的呼吸治療師一起工作、作為我成為物理治療師的部分訓練時，她告訴我，呼吸機器被設定為每隔一段時間就會有一次不均勻的呼吸，這麼做是為了讓機器在被用來幫助患者時，能夠更精準地複製正常的人類呼吸。

所以，長時間讓呼吸保持完全均勻平穩的想法，是一種形式的「約束」或限制；這就是我稱其為調息法練習，而非呼吸練習的一個理由。在呼吸練習中，我們更傾向於觀察自然呼吸，而非試圖以某種特定的方式去控制呼吸。

首先，將瑜伽輔具如圖 10.11 所示地擺放好。

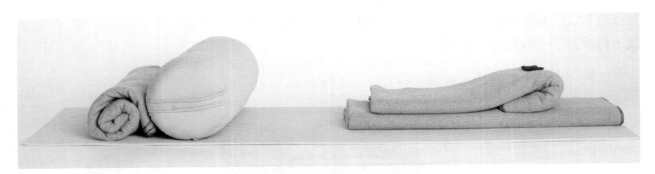

圖 10.11

這裡的用意是讓頭部略高於胸部，然後讓胸部略高於腹部。將瑜伽枕放在你的膝蓋下方，讓它可以為你的膝蓋後方提供特別的支撐，但又不至於抬高大腿。位於髖關節處的大腿上部應該明顯地往下垂。捲起一條瑜伽毯置放於腳踝下方，將腳後跟稍微抬離地板，讓雙腳懸空。再次強調，你在這裡所使用的支撐輔具應十分明確而具體；置放

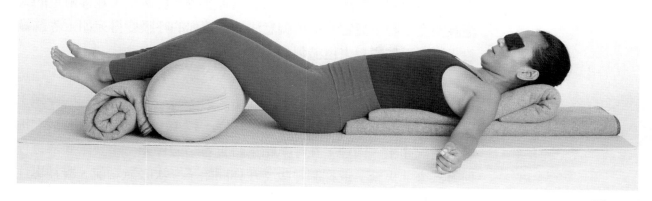

圖10.12

在腳踝的輔具只是為了支撐阿基里斯腱。請確定你的膝蓋高度是腳踝高度的兩倍。

在兩條摺疊成長形的瑜伽毯最邊沿坐下，你的身體與兩條毯子之間應沒有任何空隙，身體應該緊貼著毯子；但這並不是要你坐在毯子上，相反地，你應該坐在瑜伽墊上。使用瑜伽毯是為了支撐你的腰骶脊椎。

向後躺下，伸手將上層毯子的末端往下摺，以支撐你的頭部與頸部；但這項支撐應該確實地往軀幹下方延伸些，而非只停在頸部的中段。確定你的下巴略低於前額，然後蓋上一條毯子，戴上你的眼罩，雙臂滑到毯子下方，並往身體兩側打開。因此，你的腋窩應該是張開的，如此一來，你的上臂內側完全不會碰觸到側邊的肋骨，哪怕是一點點。

躺下後要做的第一件事，是花一、兩分鐘時間確定自己感覺完全舒適，然後再花至少五到十分鐘的時間放鬆。在練習調息法時，放鬆極為重要。一項古老的教導是這麼說：當你在練習調息法時，你的內在愈是寂靜不動，調息對於你神經系統的影響就愈強大。

當你完全放鬆時，開始觀察你的呼吸，盡可能不要以任何方式來改變它；別試圖讓它變得更深長或更均勻，只要中立地觀察它就好。這可能需要花上一段時間才能做得完善。

開始練習時，先緩慢地吸氣；當你這麼做時，你可能會想要從喉嚨後方發出輕微的聲音。這個聲音是藉由想像你從喉嚨底部呼吸、想像你的「鼻子在喉嚨裡」而發出，但你聽到的這個聲音，音量應該剛好大到讓你能夠聽見，而且也只有你聽得見。

這是一種被稱為勝利（ujjayi）呼吸的調息法所產生的聲音，它可以成為非常有效的練習焦點。切記，這聲音應該要極其微細，而且

當你持續練習這項調息法時，它甚至會變得愈發微細，在你附近的人應該要完全聽不見它。這項調息法旨在讓你的呼吸變得宛如上等絲綢般光滑，而非聽起來粗糙刺耳。

想像這第一個呼吸所吸入的空氣，充滿了大約一半的肺部。在這樣的吸氣量之下，在你開始緩慢呼氣之前，應該會產生自然的停頓；要讓從吸氣到呼氣之間的轉換變得緩慢、輕柔、穩定，不會有猛然抽吸的情況產生。同理，在呼氣結束時也會略微停頓。不要讓腹部以任何方式來「夾緊」或抑制呼吸；在你開始下一次吸氣之前，凝神專注於這個瞬間的停頓上。

現在，正常地吸氣、呼氣。然後，開始吸入另一個深長、緩慢的調息法呼吸；這一次，吸入比之前略多的空氣，呼出同樣的空氣量，但在呼吸的過程中沒有猛然抽吸或時快時慢、時輕時重的情況。你至少要做上三或四次調息法的深長吸氣與呼氣後，你才會感覺，肺部彷彿充滿空氣到它最大容量的大約百分之七十五。肺部組織必須隨著呼吸輕緩地拉伸，就像肋骨之間的肋間肌必須被輕緩地拉伸。花些時間，以輕柔和緩的方式來進行練習。

還記得前述介紹過從肋骨呼吸的練習嗎？現在就這麼做。吸氣時，想像你正將身側的肋骨往上提、往外擴，然後讓你的肺也跟著這麼做；如此一來，你會邀請呼吸的空氣進入並前往尋找你的肺。肋骨是吸氣的創造者，然後肺部會跟著加入。

呼氣時，想像你的肺正從胸廓內層分離開來，在肋骨浮動、往下來到靜止的位置時，輕柔地擠壓你的呼吸。關鍵是要記住，在每個呼吸中，你的吸氣是由肋骨產生，呼氣則是由肺部產生。至少，這是我建議你如何思考的方式。事實上，這一切都是同時發生的，但以這種方式來思考，不僅可以提供你一個焦點，還可以把心智拉進你的胸膛之中，遠離外在的世界。

做一次正常吸氣，再做一次正常呼氣。在每次長吸氣與長呼氣之間，做一、二次這種較短的、正常的呼吸；沒有必要試圖去盡可能地延長這種調息法的呼吸。

溫柔地對待自己。最重要的不是呼吸的數量，而是品質。繼續在吸氣時擴張肋骨，在呼氣時擠壓肺部；當你以這種方式練習時，腹部的運動會極其輕微。

當你以這種方式運用身體兩側的肋骨而感覺舒適時，就可以開始將後背部位也加入你的專注焦點之中。現在，你不僅在吸氣時讓兩側

的肋骨往上提，也同時將氣吸入後背之中。切記，大部分的肺部組織都在那裡。

按照以下特定的順序來練習這項調息法：觀察呼吸，藉由打開兩側的肋骨以及後背的肺部來加深、減緩吸氣；藉著將肺部朝胸廓中央移動來呼氣，宛如一顆正在放出空氣的圓滾氣球，亦朝著中心移動。做了這個深長的呼吸之後，再做一次正常的較短吸氣與呼氣，恢復自己的精神。切記，在這項調息法的練習中，不要鼓脹你的腹部，畢竟肚子裡頭沒有肺！在有肋骨的地方呼吸，因為有肋骨的地方就有肺。

在練習的過程中，你不會感受到任何野心、緊繃壓力，或是費勁的嘗試。你的心智撤退到頭腦的中央深處，你的身體完全放鬆，你的呼吸自然起伏並且佔據了你所有的注意力。

在這項練習中，如果你有任何時候感覺喘不過氣或是焦躁不安，放掉你的練習，讓呼吸跟隨它自己的智慧一陣子，然後再重新開始。你知道自己必須先停止、再重新開始，往往是在你愈來愈難以從開始到結束保持呼氣完全一致的時候。

如果有任何猛然抽吸、不平順、「渴望呼吸」感的狀況出現，安靜地呼吸一會兒。當你再度開始練習時，縮短吸氣的時間，使其完全等同呼氣的時間；如果你思考一下，你會發現，將減慢呼氣視為一種形式的止息是有道理的。減緩呼氣的確會讓我們把更多的二氧化碳保留在肺部，如果我們無法在最後保持完全輕鬆的呼氣，就表示我們在那一刻太努力要完成這個動作；請藉由傾聽你的身體來進行調息法，逐漸在練習上取得進展。

練習大約十到十五分鐘之後（你可能想設定鬧鐘），完全聽任呼吸自行流動，再次觀察它就好。如果你仍感舒適，不妨停留在這個姿勢中並進行二十分鐘的大休息。

或者，如果你想要的話，也可以練習第十一章中介紹的大休息變化之一。不論你是保持原來的姿勢，或者選擇另一種大休息的變化，當你開始正式的放鬆練習，花幾分鐘時間反思你的呼吸可以如何改變、你的身體感覺如何、你的心境又是如何。當大休息結束時，吸氣，並在呼氣時翻滾到你所選擇的一側；躺在側邊幾分鐘，用雙臂幫自己慢慢坐起。

我建議你練習這項等長呼吸法至少六個月，再嘗試練習以下介紹的不等長呼吸法（Visama Vritti）。我將等長呼吸法視為調息法練習中的「山式」，如果你有一段時間沒練習、外出旅行或身體不適，或

者承受著巨大壓力，就回過頭來練習等長呼吸法；只在你的生活環境或狀態行有餘力時，再將不等長呼吸法添加到你的例行練習之中。

調息法練習比體位法練習精微得多，而且調息法的進展不像體位法的進展，無法如此容易地被察覺。我想說的是，體位法練習的進展剛開始是一條往上飆升的陡直曲線，但隨著時間年復一年地過去，這條曲線會開始變得平坦；調息法練習的進展則剛好相反。當一個人開始規律地練習調息法時，進展極微而且似乎非常緩慢，幾乎察覺不出來。但是，如果你一直忠於你的練習，那麼你的進步曲線，雖然一開始時上升得極為緩慢（幾乎是一條扁平的線），假以時日，它的進展會開始往上飆升，猶如體位法練習一開始的進展般顯而易見。

你的朋友可以看出你體位法的進步，但你可以感受到自己在調息法練習上的進步——從你心理狀態的穩定度以及對生活中惱人之事的坦然接受度，皆可察覺出來；而且當你規律地練習調息法，這一點對你來說，會愈來愈明顯可見。

不等長呼吸法

——調息法練習2

這項練習在某些方面類似前述的等長呼吸法，但不同之處在於呼氣的時間比吸氣要長：visama意味著「不均等」（uneven）。在你持續練習等長呼吸法六個月之後，就可以開始嘗試下一步了。

把你自己以前述等長呼吸法的相同姿勢擺放好。當你放鬆、安頓下來時，像之前一樣開始：先觀察你的自然呼吸，注意你的觀察可以如何讓你平靜下來。

一旦你開始感覺自在，繼續深長而平穩的吸氣，然後再深長而平穩的呼氣。在每次長吸氣與長呼氣之間，夾雜一次正常的呼吸。保持這樣的節奏幾分鐘，逐漸用你的呼吸來伸展你的肺，並專注在吸氣與呼氣之間的平穩轉換。

當你準備好時，逐漸延長你的呼氣時間。舉例來說，你可能想要在吸氣時緩慢地數到四，在呼氣時緩慢地數到六。然後，做至少一次沒那麼深長的正常吸氣與呼氣；接著下一個呼吸，再回到吸氣數到四、呼氣數到六的比率。你可以逐漸增加吸氣與呼氣的計時，但原則是，試著讓呼氣比吸氣稍長一些。

切記要用肋骨來啟動吸氣，尤其是後背與兩側的肋骨。並想像肺部「收縮」以啟動呼氣，所以當你呼氣時，感覺起來像是肋骨往下壓往肺部；因此，呼氣的動作感覺比吸氣更爲積極。這幅想像的畫面，讓許多學生都覺得很有幫助。事實上，所有的這些過程都是以其本身充滿智慧的節奏、自然而然地發生。

哪裡有肋骨，哪裡就有肺。拋開那個說你必須深呼吸到腹部的瑜伽迷思，讓你的腹部保持被動；在沒有你干預的情況下，它只會自然而輕微地移動。

在你花了大約十到十五分鐘的時間練習不等長呼吸法之後，讓呼吸開始恢復、跟隨它自己的節奏，然後安靜地躺著；再次觀察你的呼吸，然後結束練習。放下任何嘗試去控制呼吸的念頭。

你可以在原來有著輔具支持的位置上練習大休息，或者從第十一章中選擇另一種變化版本的大休息。最後，休息二十分鐘之後，在任何你感覺合適時即可翻滾到你所選擇的一側，用雙臂幫自己慢慢坐起。

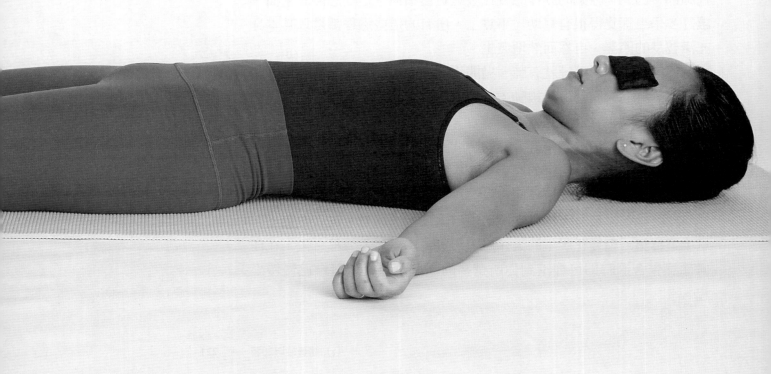

11

大休息

為何放空二十分鐘並非浪費時間

保持靜默不動、樂於接受，就是與宇宙合而為一。

　　大休息也被稱爲攤屍式，它不是有些人在結束瑜伽課程時所期待的姿勢，如今有些類型的瑜伽體位法根本不教它。多年前，當我第一次上瑜伽課時，也完全沒有預期到老師會教這個姿勢；我認爲躺下來休息是在浪費時間，我們明明可以起身做更多姿勢，伸展成更有趣的體位，以讓人印象更爲深刻的柔軟度與力量來撫慰我們的自我。

　　我生命中這段充滿青春活力的時期只有一個眞正的問題：我幾乎每晚都難以入眠。因此，當我終於有機會接觸到大休息這個姿勢時，我很驚訝一個人眞的可以故意選擇放鬆。如果我有想過這件事，我只以爲放鬆準備睡覺只是某件剛好發生在你身上的事——若是你夠幸運的話；入睡是一件我無法加以影響的神祕之事。但是，當我學會了如何練習有目的、有選擇的深度放鬆技巧，我完全被迷住了；因爲我的失眠消失了，我的生活也變得更美好了。

　　多年之後，我在一場爲瑜伽老師開設的研討會中授課；當課程就要以大休息來結束時，我出於好玩，要求老師們舉手告訴我，在他們自己每週的課程結束時，他們會要求學生在大休息中停留多久。他們的回答，從「從來沒做過，我告訴他們在家自己做，這樣我們才不會在課堂上浪費時間」到「五或十分鐘，或許可能十二分鐘」都有，但沒有一位老師回答我「二十分鐘」；這是我眞正建議的大休息時間。

　　然後我要每個人都閉上眼睛，舉手告訴我，他們在自己的練習當

中是否規律地練習大休息至少十五到二十分鐘；幾乎沒有任何人舉手。別忘了，這場研討會是專為瑜伽老師所開設的課程；因此，我對於這樣的反應感到既難過又驚訝，於是第二天，當我們在課堂上討論這個結果時，我跟他們分享了大休息要練習二十分鐘的重要原因。或許這個小插曲也加深了我對於這個姿勢的力量，以及修復瑜伽（Restorative yoga）整體的濃厚興趣。

請別深陷這樣的瑜伽迷思：認為大休息可以在五分鐘好好地練習完成，或是認為它根本不是一個需要練習的重要姿勢。事實上，我甚至會說，如果你一天當中只有二十分鐘可以練習瑜伽體位法，那麼你應該選擇做大休息，因為它的效果是如此深遠而且助益良多，以至於我把這個姿勢稱為「二十分鐘的奇蹟」。大休息可以改善健康、降低壓力、激發創造力，當你規律練習它時，還可以改變你的生命。

你為什麼必須了解這一點

大休息永遠不會是一種浪費時間之舉，絕對不是。它可以復甦你的能量、振奮你的心情，讓你從嶄新的觀點來看待這一天剩餘的時光，並且減輕你的壓力。

我們不必花多少時間來研究壓力的廣泛影響，就能發現壓力已被視為所有疾病與身體不適的一部分。壓力是導致老化的主因，能使任何疾病的症狀惡化、加劇疼痛的感受，還能使端粒（telomere），也就是每條DNA鏈末端的保護層，產生實質的變化。

史黛西‧盧（Stacy Lu）在《美國心理學會》（*American Psychological Association*）刊登的「慢性壓力如何損傷我們的DNA」（How Chronic Stress Is Harming Our DNA）一文中指出：

> 每次細胞分裂時，都會損失一些端粒；一種被稱為端粒酶（telomerase）的酵素可以補充這樣的損失，但慢性壓力與皮質醇暴露（cortisol exposure）會減少端粒酶的供應。當端粒縮減得過多時，它通常會消耗殆盡或演變成促發炎（pro-inflammatory），從而啟動老化過程的運轉，以及相關的健康風險。 ①

---

① 盧，「慢性壓力如何損傷我們的DNA」，頁28。

延緩老化、降低焦慮感與壓力的最佳方法之一，就是規律地練習放鬆的技巧，像是大休息。有別於所有合法或非法的藥物，大休息不會產生任何有害的副作用；這個姿勢的所有副作用，對身心都只有好處而已。

自二〇〇一年以來，我一直在特定的工作坊訓練瑜伽老師如何教授修復瑜伽。我將修復瑜伽定義為「運用輔具把身體支撐在舒適自在的位置，以促進放鬆與健康」，想藉由我的修復瑜伽方式獲得認證的學生，必須提交一個計畫，涉及為他們的三位學生準備好修復瑜伽的擺位姿勢；他們會寄給我輔具的擺設與姿勢的照片，並解釋他們選擇這些姿勢的原因，以及每位學生的健康簡史。

對我來說，計畫報告中最棒的部分就是閱讀學生提出的評論；那些學生接受了我所培訓的老師為他們提供的擺位姿勢，而我已經讀過他們數以千計的這類評論——從極為簡單的意見到充滿戲劇性的轉折都有。

以下就是若干實例：「在我們的課程結束之後，我睡了六個月以來的第一個好覺。」「我們上完課後，我的頭痛消失了。」「在我們上完課，並在家練習了一陣子之後，我的經期多年來第一次恢復正常。」「在我們一起上課之後的那個工作週，我沒有對某個難相處的同事做出反應，而是保持冷靜。這對我來說意義重大。」「由於練習了修復瑜伽，我不再便祕了。」「自我們上課之後，我練習了數週的修復瑜伽，腸躁症的症狀逐漸減輕，現在似乎已經消失了。」「我從修復瑜伽中學到以及練習的東西，讓我的慢性焦慮症大大減輕，我或許可以停藥了。」「修復瑜伽幾乎可以幫助我從極限運動競賽中立即恢復過來，沒有痠痛或緊繃感。」

雖然這些評論看起來或許讓人驚訝不已，但絕非出自虛構或捏造。這些人以一種極為私人與個別的方式所反映出來的，就是壓力有其後果；或許這許多我們視為「正常」的「現代生活症候群」，實際上只是我們每個人應對壓力的不同方式。我們有些人對壓力的反應是焦慮，有些是頭痛，有些是消化系統失調，還有些是五花八門、各式各樣的功能障礙、身體不適，以及疼痛。

二〇〇六年，我擔任了一項研究的顧問，那是一項在美國國家衛生研究院贊助下所進行的研究，探討修復瑜伽（包括大休息）對圍停經期女性的潮熱紅症狀之影響。這些女性每週練習三次、每次四十五分鐘的修復瑜伽，兩次是在課堂上跟老師一起練習，一次是在家自行

練習。

　　研究結束時，這些女性回報說，她們的熱潮紅嚴重程度與發生頻率都降低了。然而，血液測試還證實了其他好處。有些參與者發現，放鬆可以降低或穩定他們的血糖水平；有些參與者的低密度膽固醇以及三酸甘油脂水平也降低了。

　　規律的放鬆練習，似乎幫助參與者找到了更平衡的健康狀態。藉由降低壓力反應，這些女性的身體達到了體內平衡（homeostasis）的自然狀態。換句話說，當壓力減輕時，身體更能找回它的自然狀態，也就是健康。

　　我們有各式各樣的修復姿勢，就像積極性的體位法一樣五花八門、各有千秋。但是，我將大休息稱爲修復瑜伽中的「山式」，因爲山式通常是在瑜伽體位法課程一開始時就會教授的基本姿勢，它的中心在於我們身體的垂直線以及身體與重力的關係。大休息也是放鬆的基本姿勢，是一個從有瑜伽體位法的練習以來就一直被教授的姿勢。

　　我認爲在積極體位法課程結束時練習大休息的眾多原因中，很重要的一個是，大休息讓身體有時間去整合才剛練習的積極體位法，幾乎就像是身體在「消化」積極體位法的效果，並將新的知識融入神經系統之中。

　　然而，大休息不僅是瑜伽課程結束時的一項儀式，它更將你剛才做過的所有動作匯集在一起，從中創造出一種新的意識狀態。別錯過這個美妙的存在狀態。

你的結構

　　當你還在子宮裡的時候，可能也是你最放鬆的時候。或許部分的原因是在子宮時，你所有的關節都處於屈曲狀態，也就是略微彎曲。或許這是爲什麼在我們的一生當中，每當打瞌睡時，總是蜷曲著身子。或許我們的大腦、周邊神經系統、肌肉，以及關節都還「記得」出生前的屈曲姿勢，並將這個姿勢與安全聯想在一起。不論是什麼原因，大多數人似乎在所有的關節都有輔具支撐並略呈屈曲的狀態下，更能享受大休息這個姿勢（有關如何以瑜伽輔具來練習大休息，請參閱以下「凝神練習」章節的說明）。

　　你或許並未意識到你的關節也有神經，它們會讓中樞神經系統知道你的身體在空間中的位置；這些神經被稱爲本體感受器或位置感神經，讓我們知道自己的空間位置，並幫助我們適應重力。我的理論

是，當你在大休息中讓關節受到支撐而略呈屈曲，會刺激位置感神經去告訴你的大腦，放鬆是安全的，就像在子宮中一樣。

另一個利用你的結構來幫助你放鬆的方法，就是在大休息中特別注意頭部的確切位置。你不妨試驗一下。坐在椅子上雙腳著地，骨盆均勻而平衡地落在前半部的椅面上，恥骨略往下朝椅子方向移動；這三件事應該會讓你的脊柱處於完美曲線，或者解剖學家稱之為「正常曲線」的位置。

確定你的雙眼直視前方，而非往上或往下，頭部在身體正上方保持著平衡；也要確定你坐著時頭部並未前傾，換句話說，你的頭就位在肩膀的正上方，並未往前伸出。

現在，下巴略往上抬。注意你的眼睛如何自然而然地往上看，你的注意力也往上並離開了你的身體。現在，讓頭略微往下傾斜，這次注意你的目光如何跟隨著頭部移動，你的注意力也自然而然地被往下帶，進入內心的靜謐所在。

當你練習大休息時，頭部的位置很重要。有些學生發現，當他們在沒有任何輔具支撐的情況下躺在地板上時，他們的頭很容易就會往後垂倒或往後傾斜，而且下巴會高於額頭。這可能跟他們的胸廓從前到後的寬度有關，胸廓前後較為寬厚時，頭部必然會往後垂。還有些學生發現他們的頭往後垂，是因為他們的後腦勺下方以及頸後部位的組織緊繃；當一個人以頭部前傾的姿勢或坐或站長達數年、甚至數十年之久時，就會發生這種情況。

不論你的頭部在大休息時是否會往後傾斜，我總是建議，只要練習大休息，就用若干輔具來抬高頭部，通常是一條摺疊的瑜伽毯，讓下巴可以保持略往下垂。在這裡，我們必須理解一項重要的區別。

頭部與頸部的構造截然不同。頭頸當然是相連的，但許多學生似乎更關心對於頸部、而非頭部的支撐；所以這些學生往往會在頸部下方放一條捲起來的毯子或布巾，但並未給予頭部同樣的支撐。這項對策事實上會增加頸椎曲線的彎曲幅度，從而使得頭部往後垂降、下巴抬高。正如你在前述內容中發現，這個姿勢往往傾向於刺激你的大腦、而非讓它安靜下來。

這種支撐頸部的做法，被採用的理由是「保護頸部的曲線」。但這項推理並未考量到一個事實，那就是：我們無時不置身於重力的大海中，我們的肌肉、關節、骨骼一直在對萬有引力做出回應；當你站著或坐著時，正常的頸椎曲線就是為了支撐頭部的重量，使你在垂直

位置時的所有動作，皆能適應往下的重力。

但是當你躺下時，正如在大休息中的姿勢，重力之於頸椎結構的影響已然大幅下降，頸椎也會自然而然地變平些。站立時最好能保持自然的頸椎曲線，但躺下時就不是這麼回事了。

這是因為，當你處於水平的位置時，頸椎所負擔的重量極微。因此，讓頸椎變平些，從而讓下巴垂下並誘發內省與放鬆，對絕大多數的學生來說都不成問題；除非你的醫療服務提供者有明確指示你要這麼做，否則極可能的情況是，你真的不需要在大休息時用捲起來的毯子或布巾來「支撐頸部的曲線」。

如果你現在可以仰躺，請躺下來。伸手去感覺你的頸後，這個部位可能感覺柔軟而放鬆；如果你在站立時這麼做，即便你的頭部只是極其輕微地往前傾，你都可能注意到頸後肌肉的緊繃程度相當驚人。

所以，當我們躺下時，讓下巴略微往下傾斜是有益健康的；這個動作尤其涉及上頸椎關節，亦即顱骨與C1關節，以及C1關節與C2關節。

在有輔具支撐的大休息中，頸部的其餘部位會變得略微平坦，但沒關係，因為頸部此時並未支撐頭部對抗重力，頭部完全由地板支撐著。這樣的支撐讓我們可以略微屈曲地躺著，而頸部不會感受到緊繃壓力。

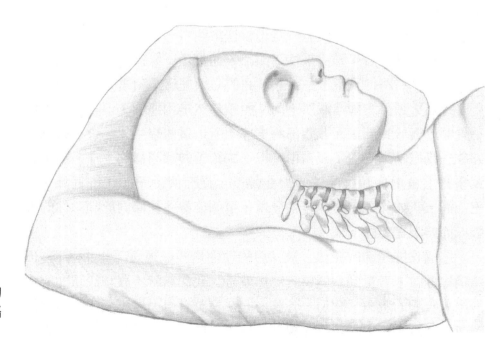

圖11.1
在大休息時支撐頭部的情況下，頸椎會呈現略微屈曲的狀態。

要你在躺下時，捲起毯子或布巾放在頸後中央以「保護」頸部，只是一個瑜伽迷思。大休息時在頸部下方墊一捲支撐物，並不會發揮某些人認為這個做法應該帶出的效果，反倒會彎拱或拉長頸部，這意味著下巴會往上抬，從而讓大腦更加激動不安。在這個姿勢中，若是下巴能略往下垂，亦即讓脊椎呈輕微屈曲的狀態，那麼頸後就會是柔軟的，注意力會被往內拉，大腦也會變得安靜。切記，這只是輕微屈曲，大部分來自上頸椎關節。在大休息中，我們先專注在頭部位置，然後支撐頸部兩側，從而創造出這個姿勢。本章稍後將對這項做法詳加介紹。

因此在大休息中，支撐身體的技巧其實就是操縱神經系統，並使其得以深度地放鬆。如果操縱這個字眼似乎會讓你感到不快，不妨想想這一點：我們每天無時不以多種方式操縱我們的神經系統，洗澡、跑步、喝咖啡、倒立，只是其中的幾例。當然，還有許多其他方法可以操縱我們的神經系統。

顯而易見的問題是：我們選擇什麼樣的操縱方式，有意識或無意識的？瑜伽是設計來藉由練習——諸如瑜伽體位法、調息法，以及冥想，來操縱神經系統的古老體系，旨在促成觀點或意識上的根本改變，讓我們終能減少苦痛、活在生存的真理之中並且理解它。

我熱切地希望，你每天都能選擇去操縱你的神經系統以進入深度放鬆的狀態。如此一來，你身心的殘留物不僅將為你的生命、更為你所接觸到的所有生命，我相信，也包括這整個地球，帶來極有助益的影響。

你的解剖結構如何運作

我將大休息定義為頭部與心臟處於同一水平，或者非常接近水平的姿勢。在任何類型的體位法練習中，我們都可以將姿勢分成其他兩類：頭部在心臟上方，以及頭部在心臟下方；但在大休息中，我們可以平衡大腦與心，所以，大休息可說是一種更為「中立」的體位法。

頭部與心臟相對於重力的關係，會對你的器官產生影響。當你坐起、往後傾斜約四十五度角時，大腦會開始明顯地安靜下來；四十五度角是躺椅、安樂椅，或是臥椅的常見角度。當我們坐上這類可後仰的躺椅時，我們憑直覺就知道這個角度，因此我們會往後躺，讓椅子來到一個舒適的斜躺位置。而當我們坐上一張無法往後仰躺的飛機座椅上時，我們也會想念這個角度。

這種身體上的傾斜角度，是藉由激活一種被稱為網狀活化系統（reticular activating system, RAS）的神經束來改變大腦；網狀活化系統負責喚醒其他的神經束，當我們的身體傾斜到四十五度角或更大角度時，網狀活化系統的活躍程度開始降低。因此，當我們開始傾斜，就會開始體驗到放鬆感。當我們躺下來練習大休息以及躺下睡覺時，在斜躺的姿勢下，網狀活化系統對我們的影響會更加強烈。

關於練習大休息，一個瑜伽迷思是這麼說的：如果你可以在晚上獲得充足睡眠，你並不需要從這個姿勢中獲得休息。然而，生理學告訴我們的事實是，休息與睡眠是兩種截然不同的神經狀態，在大腦研究中可以明確地區別出來；而事實證明，若想獲得真正的健康，兩種狀態我們都需要。事實上，學生們往往會發現，當他們在白天花時間休息，在晚上會睡得更好。

我經常在課堂上告訴我的學生，在教授或練習大休息時，要記住這四大要素：定、靜、暗、暖。這是我們的生理機能在放鬆時需要的條件，當這四大要件齊備時，我們就能提升學生在課堂上放鬆的機會。

要放鬆，我們必須保持靜止不動。身體的運動會刺激神經系統，這是一個簡單的事實；但如果我們感覺不舒服，就很難保持不動。這就是為什麼在練習時，瑜伽輔具是如此地重要，因為這些支撐的輔具可以讓我們感覺更加舒適。

身體最需要支撐的重要部位，就是頭部。如果你的頭頸感覺不舒服，那麼你就無法進入深度的放鬆。在以下的「凝神練習」單元中，我們會說明如何支撐你的頭部與身體的其餘部位來讓你感到舒適；你所有的關節都會處於輕微屈曲的狀態，讓你只想保持靜止不動。

為了鼓勵大家練習大休息，我們需要的第二個要件，就是周遭必須保持安靜——如果我們想放手並進入深度放鬆的狀態。這也是為什麼我在教授大休息時不說話的原因。我通常會在剛開始時先花兩、三分鐘說明，或許先教大家簡單的呼吸練習以及／或者幾項關於放鬆身體、安頓心智的建議，但接下來，在這二十分鐘剩下的時間內，我會保持安靜。

我不相信有引導式放鬆這種事。如果我在你躺下來進行大休息時跟你說話，而你也聽著我所說的話，那麼你就是在思考我的想法，並將我的印象融入你的練習之中，並未形成你自己的大休息經驗；事實上，你這時的專注力被往外拉、遠離了你自己，並未朝你內在的中心

移動。又或者，你對我的話語充耳不聞，如此一來，你就形成了自己的大休息經驗。若是如此，我到底爲什麼要喋喋不休呢？我在大休息全程之中說個不停，對你深入了解並體驗放鬆的狀態毫無助益；我認爲在練習大休息時進行引導或教授，只是一個瑜伽的迷思，反映出一項對於我們的生理機能如何運作的重大誤解。事實上，我們只需要靜默無聲，就能達到放鬆的目的。

　　事實上我認爲，老師在大休息時滔滔不絕，無非是出於老師擔心自己在課堂上教授得不夠多，或者學生會因爲靜默而感到無聊或煩躁。事實上，我們每個人都需要靜默；唯有在靜默之中，我們才能真正注意到我們稱之爲「心智」的煩躁不安。也唯有在這種專注的狀態下，我們才能開始學到人類所能學習的最重要之事：思想與意識之間的區別。在大休息的靜默空間中，一個人可以體驗到自己的意識、真實自我（True Self），然後安住其中。

　　你可以觀察自己的思想起起落落、飛舞旋轉、躁動不安，但不須隨之起舞。這是對於真正的我們以及我們在世上能成就什麼，一種深刻而有力的學習。我稱這種狀態爲「不認同」（dis-identification）。當我們認同自己的想法時，我們就會身受其苦；而當我們認同自己的真實自我，那一刻，我們活在永恆的當下而且毫無痛苦。大休息往往是許多人第一次體驗到這種「不認同」的狀態。

　　黑暗是下一個要創造出來的要素。光線是對大腦最強烈的刺激之一，你是否曾被臥室窗外熠熠生輝的滿月喚醒？從生理上來說，人體本就被設計爲在光線下醒來、在黑暗中休息。這種模式從遠古以來，就被寫入了我們的神經病學當中。

　　因此，我強烈建議你在大休息時，用某些遮蓋物來覆蓋雙眼。確保這項遮蓋物不會直接壓在眼球上。有些瑜伽眼枕是如此沉重，以至於會把角膜略微壓凹；所以當你結束大休息時，這些角膜上的輕微壓痕可能會使你難以聚焦。這種情況發生在我以及許多其他練習瑜伽的學生身上。或許花幾分鐘時間，你的角膜就能將水分補充回來、視力也能恢復正常，但最好一開始就不要讓這樣的事發生。

　　最後，我們如果感覺很冷時，是無法放鬆的。當身體的末梢部位，像是手腳感覺冰冷時，身體並不知道你是否就要凍死了，因此，神經系統會被驚擾起來，以便讓你保持清醒。所以在大休息中，把自己蓋得暖和些很重要。

　　我無法告訴你有多少次我聽到學生宣稱：「我不需要毯子，我在

大休息中從來不覺得冷。」但在大休息中伸手去拿毯子來蓋的學生，往往是在我的鈴聲響起、讓大家知道大休息已然結束的前一分鐘，就是這些說自己不會冷的人。

我建議你如果想要的話，可以穿上襪子，並且蓋住你的身體，包括雙臂與軀幹。你會明白，在這個姿勢中停留二十分鐘或更久時間，的確會產生一種冷卻的效果，這實際上會讓放鬆適得其反。

當然，還有其他有助於放鬆的因素，譬如安全感。出於這個因素的考量，我會讓學生知道，我和我的助手都不會在大休息時碰觸他們；但我會告訴他們，在前五分鐘，我們可能有人會輕聲地請他們允許，讓我們幫忙他們稍微調整一下頭部、雙臂的位置等等。但在那之後，沒有任何人會去打擾他們。

我也會讓我的新學生知道這個姿勢相關的社會背景與脈絡情境。我對自己的第一次大休息記憶猶新，我記得我一直抬頭東張西望，想搞清楚在這一片靜默中到底發生了什麼事。讓你的學生知道，你們會在安靜的氛圍中練習放鬆並且停留一段時間，同時向他們解釋清楚，你將如何讓他們知道這項練習已經結束。我會輕柔地搖鈴來結束練習，還有其他的技巧也可以這麼做。

當你練習或教授大休息時，專注在充足的支撐以及「定、靜、暗、暖」這四字箴言所產生的影響，將會增強放鬆的效果。切記，我們是在操縱神經系統以創造出一種截然不同的意識狀態，這是一項強大有力的技巧。有目的性、規律地練習大休息，並且尊重它的力量。

凝神練習

如果我只能選擇一種瑜伽體位法來教授大眾，那就是大休息了。任何人都能練習大休息，雖然並不是每個人都方便在地板上練習，或者舒適地仰躺在地板上（孕婦應該練習側臥大休息，而且最好如許多醫師所建議地側臥左邊：請參見以下的「注意事項」單元）。

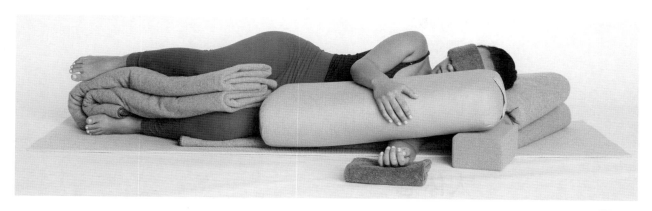

圖 11.2

我在各種你可以想像得到的情境下教授過大休息，而且總是會發現它對學生助益良多，即使是在支撐的輔具並不完美，或是練習的房間並未完全安靜的情況下。

如果手邊似乎沒有任何瑜伽的輔具可用來支撐，你可以臨場發揮

創意。我曾經用沙發的坐墊、靠墊，以及背包來支撐雙腿，用毛巾來支撐頭部，用襪子與洗臉的毛巾來遮蓋雙眼，用外套來蓋住學生。最重要的一件事，就是去練習。

注意事項

對於無法舒適仰躺的人，不妨試著讓堅硬的地面變得更舒適些。你也可以抬高雙腿，藉此改變下背部感受到的重量。

我會請我的孕婦學生在進入懷孕的第二孕期時，開始側臥左邊來練習大休息（詳情請參見第九章第242頁）。

有些人雙眼被遮住時，會感覺不舒服。如果是這種情況，不妨用毯子在頭部上方做出一個「頭罩」讓周遭變暗；如此一來，也不會有任何東西會碰觸到你的臉部或雙眼，又可以遮擋住大部分的光線。

所需器材

最甜美的大休息需要許多支撐的輔具，這是無可否認的事實，但在大多數情況下，你可以使用手邊現有的事物。使用瑜伽枕的確很有幫助，但其他大多數的支撐物，你都可以即興發揮來運用。

- 防滑瑜伽墊
- 如果你有一顆瑜伽枕，那麼五條瑜伽毯就夠了；否則，你會需要用上七條瑜伽毯。
- 瑜伽枕
- 眼罩
- 瑜伽磚
- 計時器

大休息一
—— 基本姿勢

這是大休息的經典姿勢，但在支撐輔具的使用上，仍然需要若干的學習。我的建議是，如果你對使用支撐輔具不熟悉，不妨慢慢地開始；先添加頭部的支撐，過一會兒再看看你是否喜歡這樣的方式。然

後，開始添加更多你認為可行的支撐輔具，但不論你使用或不使用什麼輔具，都要蓋住自己保持溫暖，因為你若是感覺寒冷，就不可能放鬆。

接下來，以下列順序來添加支撐的輔具：膝蓋下方的支撐物、腳踝下方的捲狀物，以及手腕的支撐物。如果你添加上這些支撐輔具，假以時日，不僅有助於讓你了解如何置放它們，當你逐漸添加上這些輔具時，還會學到每一項支撐物的作用與效果。有些學生發現，如果他們將自己所有的輔具聚集起來、放置在他們練習的地方，練習大休息就更容易了，因為這些支撐的輔具已經就位，就等著被使用。

先攤開你的瑜伽墊。我喜歡將我的瑜伽墊鋪在覆蓋住我瑜伽室部分地板的一塊毛絨地毯上，我發現我很喜歡那塊地毯的額外襯墊所帶來的舒適感。把你的支撐輔具準備好，包括你的計時器。

首先，將你所有的瑜伽毯摺疊成「山式」（這是我對主要對摺的稱呼，因為就像山式一樣，它很「基本」），如圖11.3中右側摺疊起來的瑜伽毯所示；這是先將瑜伽毯的短邊對摺在一起的形狀。接下來，再將短邊對摺一次。最後，將剩餘部分對摺成一半。這是適用於本章中所有姿勢安排的基本毯形。

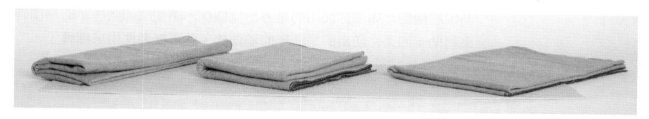

圖11.3

摺疊支撐頭部的毯子，順序如下：先把毯子摺成有些不平整的形狀，或是我稱之為「階梯式」（stair-stepped）的形狀。

圖11.4

接著，躺在毯子的尾端或較長的部分，讓毯子可以支撐得到肩胛骨的頂端。這意味著，毯子的尾端在你的頭部下方往軀幹方向延伸

了一小段，略微超過了C7–T1節的脊柱部位。為了讓你恢復對於該身體部位的記憶，你不妨伸手到頸後，感覺頸部與軀幹交接處的「隆起」；如果你稍微往前屈曲頸部，可能更容易找到這個部位。你會希望毯子的尾端能稍微超過這個部位，支撐得到肩胛骨上方三分之一處。然後，毯子略往上捲，而非往下捲，如此一來，往上捲起的部分就能支撐到C7–T1的這節椎骨。

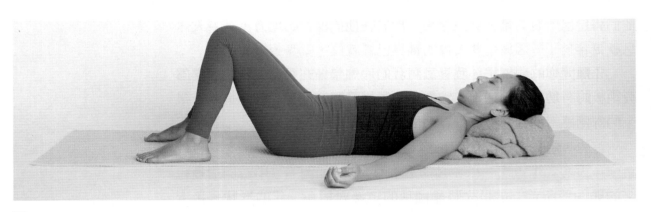

圖11.5

　　將瑜伽枕放在你的膝蓋下方，高度較低、捲起的瑜伽毯則放在你的阿基里斯腱下方。膝蓋支撐物所支撐的膝蓋，應比支撐過後的腳踝高出約兩倍。如果你使用的是方形瑜伽枕，請使用如圖所示的瑜伽磚來輔助；如果你使用的是圓形的瑜伽枕，就不需要使用瑜伽磚了。

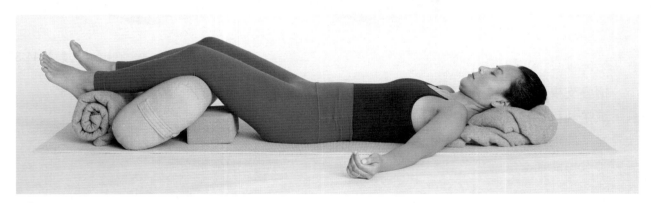

圖11.6

　　現在，準備手腕的支撐物。毯子的摺疊方法跟支撐頭頸部位的毯子摺法完全相同。將你的計時器設定為二十分鐘，或甚至長達三十分鐘——如果你想要的話。現在躺下來，蓋上一條毯子，記得也要遮住雙眼。

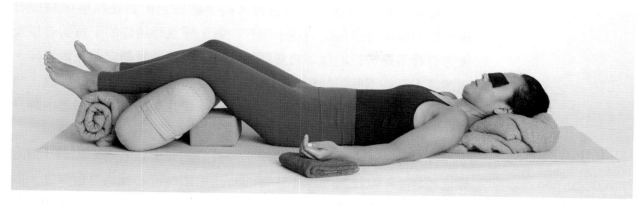

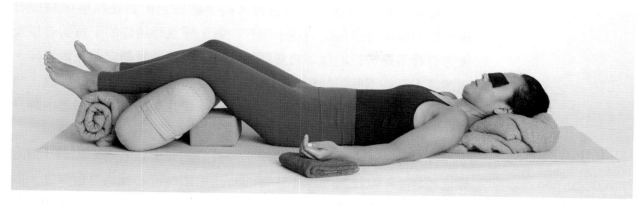圖 11.7

花幾分鐘時間確定你感覺完全舒適。感覺你的雙臂與雙腿與身體等距，將有助於這個過程；大部分人若是將雙臂往身體兩側張開，讓手臂內側遠離軀幹，會感覺更為舒適。手臂張得很開的這種位置，有助於讓肩胛骨更能平貼在地板上，讓呼吸更為輕鬆順暢。

我喜歡以某些簡單的呼吸法來展開深呼吸的練習，最簡單、最有效的技巧之一，就是放慢你的吸氣與呼氣速度，並試著讓吸氣與呼氣平均等長。先正常吸氣、正常呼氣，下一次呼吸時，讓吸氣稍長一點，呼氣也配合吸氣的時間稍長一點。這一次，在這些較長的呼吸當中插入一次較短的正常呼吸。因此，呼吸的節奏會變成長而慢的吸氣、長而慢的呼氣、正常吸氣、正常呼氣；接著，是另一輪長而慢的吸氣、長而慢的呼氣、正常吸氣、正常呼氣。以此類推。如果你在呼氣結束時，感覺到任何壓力或發現這麼做很困難，那麼就縮短長呼吸的吸氣與呼氣時間。這樣的呼吸節奏應該會讓你感覺輕鬆而舒緩，嘗試用這樣的節奏來做五到十個呼吸，然後再次讓呼吸找到自己的智慧，變得柔和、緩慢、輕盈、自然。

讓你的雙臂與雙腿從軀幹中釋放出來，就像水從山上流下，流經手臂的「河流」、穿越平原並流入大海。每次呼氣時，讓腹部器官落入骨盆；放鬆你的下巴、雙頰和喉嚨。讓眼皮完全垂下，釋放你的頭皮與耳後可能還感受得到的任何緊繃感，讓手指自然而輕鬆地朝掌心方向蜷曲。

現在，把專注力放在大腦中心，進入那個黑暗、沉著、鎮定、安靜的大腦中心；彷彿你是一座巨大的寺廟或教堂，並讓你的專注力輕柔地安歇在此。保持這樣就好。讓空氣輕拂你，退入你的中心。接受呼吸、接受身體的重量、接受當下的這一刻。放下你的雄心壯志、放下動作、放下恐懼，就是休息。

當你的計時器在二十分鐘響起時，關掉它，留在原地再躺幾分鐘，稍微開始注意你的周遭。現在吸氣，呼氣時將你的下背肋骨以及後方骨盆邊緣帶往地板；將雙腿往內轉，使膝蓋骨朝向天花板方向。繼續讓下背往下貼近地板、保持骨盆穩定，逐漸彎曲一腿的膝蓋、將腳跟拉往身體方向、腳踩在地板上。另一腿也如法炮製。接著，翻身滾往你選擇的一邊。

　　我喜歡滾往左邊。大部分學生都被告知要滾往右邊，因為「對心臟比較好」。但我詢問過好些醫師——包括幾位心臟病專科醫師，關於這一點，而他們告訴我，滾往左右兩邊都沒問題。事實上，印度醫學與阿育吠陀傳統醫學都建議左側臥，認為能幫助消化。

　　西方醫學則告訴孕婦在懷孕後期要採左側臥的姿勢，以避免壓迫到下腹部的血管，讓血液得以流往胎盤以及胎兒。但是對大多數學生來說，我的建議是，你不妨在每次大休息結束時，問問你的身體「想」滾往哪一側，然後就跟隨著你身體的智慧，滾往那一側。

　　躺在這一側至少三十秒到一分鐘時間，確定你的肚臍略微面向地板方向。現在，用雙臂幫助你坐起，起身時，讓下巴收往胸口方向。這時，你幾乎已回過神了，但不妨再坐一會兒，直到你恢復方向感並且準備就緒時，再站起身來，繼續你的這一天。

大休息二

—— 雙腿抬高

這是在上述基本的大休息姿勢中加入雙腿抬高的變化，如果你已經站著工作、烹飪，或教授瑜伽數小時之久，這個姿勢尤其會讓你深感愉悅。

首先，攤開你的瑜伽墊與瑜伽輔具。你會需要把你所有的瑜伽毯堆疊起來，或是在你的瑜伽枕上添加幾條瑜伽毯。你也可以用一個腳凳、從你的沙發上取下坐墊，或者利用瑜伽椅 —— 在椅面蓋上一張瑜伽毯即可。

如前述大休息一中的說明所示，摺好你的頭部所需使用的毯子，並將毯子與眼罩放在身旁方便取用。現在，躺下來並將雙腿放在你的瑜伽輔具上，確定有支撐到膝蓋後方，同時大腿呈大約四十五度角。調整你的位置，當雙腿感覺受到支撐並且放鬆時，就將頸部的支撐物放到頭部下方，並且密實地在頸部與肩膀周圍塞緊，務必要支撐到你的最後一節頸椎（C7）以及前兩節胸椎（T1、T2）。如前述所示，再加上手腕的支撐物。

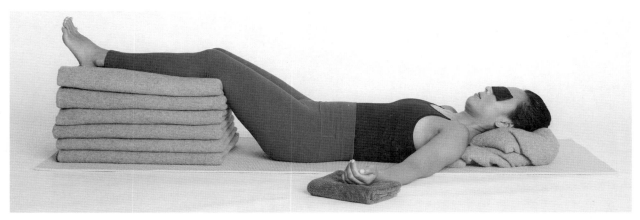

圖11.8

將計時器設定為至少二十分鐘。蓋上毛毯，並將眼罩蓋在眼睛上，注意別把重量壓在眼球。

開始放鬆。讓你的骨盆後方與骶骨沉入地板，讓你的雙腿放下它們實際的勞務與象徵性的負擔 —— 為了支撐你並幫助你行走而整天工作。

深長、緩慢地吸氣，然後慢慢吐氣。想像你所有的腹部器官都融

化到骨盆後方，放鬆你的手指、臉頰，以及眼睛周圍的皮膚。想像你的身體融化成液體，並流淌在整片地板上。

做幾次有意識的呼吸，然後放掉改變呼吸的念頭。想像你沉入呼吸之下，感受呼吸的起伏宛如海面上的波浪，歇息於內心深處，讓身體隨著呼吸微細到幾乎難以察覺的輕柔起伏。退入你的大腦中心，與你的意識一起安住於此。

當你的計時器響起時，關掉它，躺在原地再休息一分鐘左右，然後將雙膝帶往胸部方向，再滾向側邊，開始聆聽周圍的聲響。慢慢坐起，愉快地度過這一天接下來的時光。

大休息三

—— 無支撐物

偶爾可能會發生的情況是，當我真的很想練習大休息時，剛好手邊沒有任何支撐的輔具可以使用。在這種極少數的情況下，把這個大休息的變化版加入你的技巧當中應該會相當實用。但我仍然強烈建議，你應該盡可能常用這些支撐的輔具。

在這種「無支撐輔具」的大休息當中，有些人可能會需要的唯一一項支撐物，就是一條用來支撐頭、頸，以及肩膀的毯子。對於胸廓較深的人來說，亦即，胸廓從前胸到後背的距離較深長，這可能是必要的；如果你自己或者你有學生在仰躺時，頭部明顯後仰以至於下巴往上抬，你就會注意到這一點。

有時，這種情況也會發生在胸椎後凸幅度較大的人身上；這意味著他們的上背圓拱外凸的程度，足以使胸部變得更深長，並在躺下時頭部顯著地往後仰。如果你屬於上述的任何一種情況，請在練習這個大休息的變化版時，用一條毯子來支撐你的頭、頸，以及肩膀。請參考上述「大休息一」的單元中，關於如何摺疊並置放毯子的說明。摺好你需要的毯子形狀，然後將毯子放在你身旁；你也會想要把眼罩放在手邊，以便你躺下時即可使用。

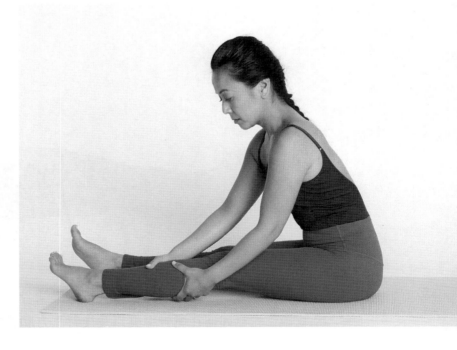

圖11.9

準備時，將瑜伽墊鋪在舒適的地面上，譬如在毛皮地毯或地毯上。現在，將你的計時器設定為二十五到二十七分鐘左右；這可以讓你有時間準備好，並用剩餘的時間給自己完整的二十分鐘來做大休息。

首先坐好，讓雙腿在前方伸直；注意你的雙腿，確定雙腿等距分開，並將你的眼枕放在身側伸手可及之處。接下來，伸手往下將小腿肌肉往內拉，這會讓你的雙腿更舒適地伸展開來。

接著，將大腿上部的肌肉往外拉，與拉動小腿的方向相反。

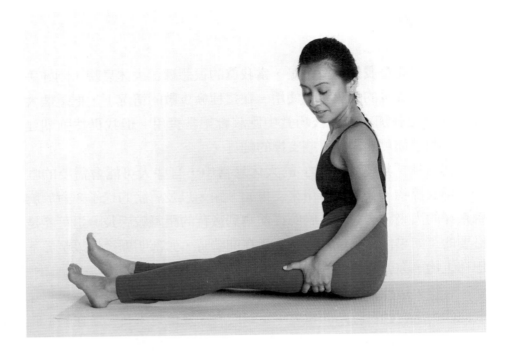

圖 11.10

現在，往後靠在前臂上，讓大拇指滑入身體下方；接著，圓拱下背，前臂開始用力推，彷彿要把軀幹推離雙腿。實際上不要移動你的身軀，而是將你的骨盆固定在地板上，然後伸展背後的肋骨離開地板。持續圓拱你的下背。

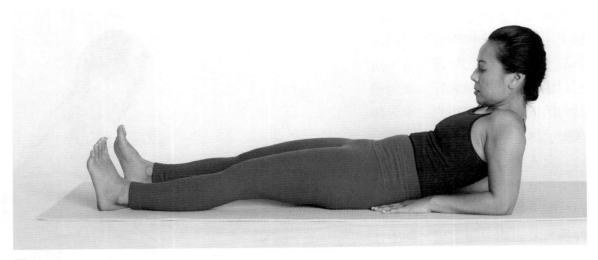

圖 11.11

輕輕地將你後背下方的肋骨放在地板上，然後躺下。注意你現在如何在骶骨中央以及後背下方肋骨的支撐下躺平，腰椎仍然保有它的

自然曲線，所以不會碰觸到地板。

在盡可能不牽動肩膀的情況下，抱住頭部並輕柔而穩定地伸展頸後。

現在放下你的頭，將頭骨放在枕骨隆凸（occipital ridge）下方的平坦處，這個隆凸在頭骨後下方十分明顯。頭部就定位之後，手臂盡可能以最小的移動幅度，將眼罩拿過來放在胸骨上方，因為你馬上就要將它蓋在眼睛上。

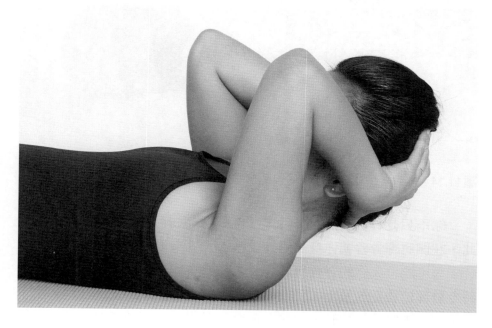

圖11.12

下一步就是要把手臂放在適當的位置。右臂越過身體抓住左手腕，穩定地將左手臂拉過胸前；讓左手臂保持完全被動很重要，別讓左臂出力去「幫助」右臂。

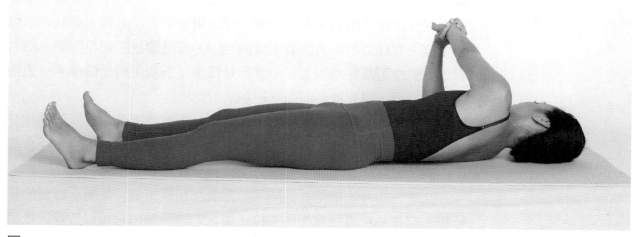

圖11.13

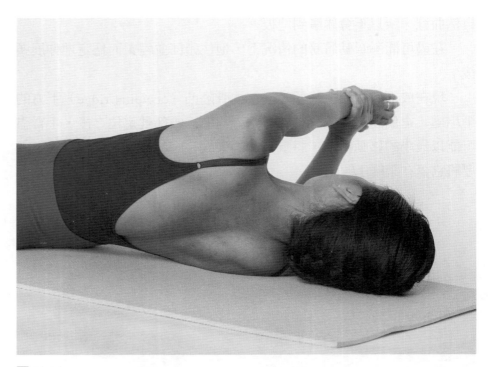

圖11.14

　　你不只是在拉動左臂，同時也讓左側肩胛骨隨著左臂移動；因此，左側肩胛骨會朝你身體的外緣移動。

　　盡可能拉大你的脊柱與肩胛骨之間的空間。當仍握住左手臂時，將左肩部位放在地板上，使左側肩胛骨與脊柱之間的空間在地板上；當你把左手肘往下放時，也讓左前臂像是東西往下掉落般地落在地板上。注意，你左側的上半身此刻是多麼地放鬆。

　　現在，用右手戴上你的眼罩。你的脊柱與左側肩胛骨之間剛剛被拉開的空間仍保持貼地，左手肘也在地板上；現在，在盡量不牽動已就定位的左肩胛骨、左上臂、左手肘之前提下，把右手腕放進左手之中。就像你剛剛用右手去拉左臂一樣，用左手去拉右臂，並且如法炮製地拉大脊柱與右側肩胛骨之間的空間。當這個空間被拉開時，讓右臂也頹然往下落在地板上。手臂不是慢慢往下放，而是像攤開一張捲起的地毯般，讓它被動而毫無控制地滾動。

　　最後，再次將你的頭稍微抬離地板，下巴往下垂，從而延伸枕骨隆凸下方的空間。試著將枕骨隆凸下方的平坦處放在地板上，這會讓下巴的位置略低於前額，有助於讓大腦更容易安靜下來。

　　注意你的骨頭與地板的關係，感受那種親密感；做幾次緩慢的深呼吸，信任地板會為你提供支撐。讓你的腹部知道它可以放鬆，並耐

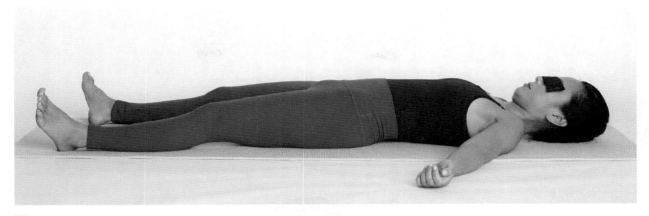

圖 11.15

心地哄誘你的大腦向後落入頭骨的後方；允許你柔軟的身軀往下融化
並往外流溢。享受這一刻單純的樂趣。

　　當你的計時器在二十分鐘後響起時，關掉它，盡量不去驚動你當
下的休息狀態。再次做幾個深長的呼吸。現在，讓膝蓋骨轉向天花板
方向，然後呼氣，穩定地將下背以及下背肋骨帶往地板方向。保持這
個姿勢，然後彎曲一腿的膝蓋，將腳跟拉往臀部方向；完成這個動作
之後，另一腿也如法炮製。接著，翻身滾往你選擇的一側。躺在這一
側至少一分鐘之後，再用雙臂幫助你慢慢起身；留神在坐起時，動作
要慢一點。注意這時你的身體感覺多麼放鬆、你的心智又是多麼地滿
足，享受這樣的狀態，然後繼續你的這一天。

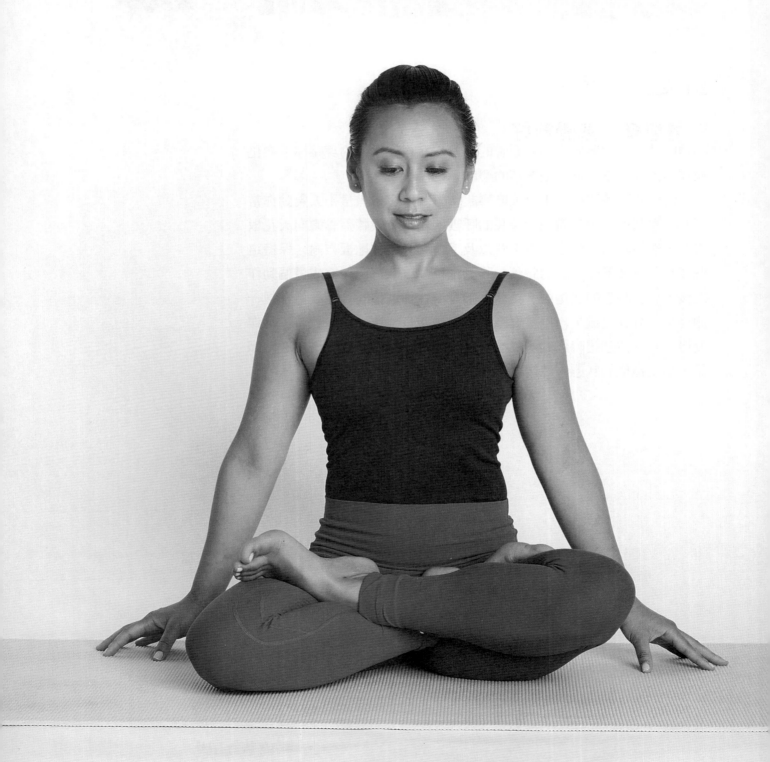

12

問題與解答

學得愈多、感覺愈好

好奇心是美好生活的要素。

雖然本書可能回答了你對於瑜伽體位法練習的若干問題，但也許讓你產生了更多問題。以下是你可能會想探討的一些常見的問題與解答。

問：在開始練習瑜伽之前，我該諮詢醫師嗎？

答：定期檢查從來就不是壞主意，告訴醫師你正開始練習瑜伽體位法也是個好主意。

你可以解釋，在站立前彎以及溫和的倒立等姿勢中，你可能會把頭放在低於心臟的位置；當你把瑜伽體位法加入你的健康計畫中時，請務必詢問醫師的意見，是否有你必須聽從的任何狀況或診斷。

問：在家練習與上課有什麼不同？

答：就像學習一門樂器，課程中很大一部分就是要教會你如何練習。大部分人都很享受固定上瑜伽課，因為上課的方式可提供靈感與學習環境，讓他們感覺更安全，也讓姿勢練習起來更有樂趣。

但是，為了確實幫助你將更深層次姿勢練習中的所學融合入你的肢體與生活，在家練習是必要的。學生有時會問我，是否他們應該每

天自行練習；而我總是說：「哦，不，你不需要每天練習，只需要在你想讓自己感覺更好的日子裡練習。」

為了引導你進行在家練習，請容我推薦我的《三十個基本瑜伽姿勢：適合初學者及其教師》（*30 Essential Yoga Poses: For Beginning Students and Their Teachers*）一書。書中詳細介紹了基本姿勢，書後還有練習的順序，對於規畫如何在家練習極有助益。

問：我可以在哪裡找到合格的瑜伽老師？

答：一個方法是查找瑜伽聯盟網站（YogaAlliance.org），它是一項線上的列表服務，列出數千名瑜伽老師的位置與培訓狀況。另一個方法是，詢問你的朋友是否認識受過良好訓練的瑜伽老師。

你也可以在你的社區中尋找附近的瑜伽工作室，但切記要花些時間找到最適合你的工作室；你可以先去上一次課，看看自己是否喜歡某位特定老師的教學方式。如今，體位法練習的類型繁多，但你若是能找到一種直覺上最適合自己的方式，你的體驗會更令自己滿意。

在課程當中，你要注意的不只是你的老師對他教授的主題有多少了解，更重要的是他如何對待學生。當他在對團體授課以及私下對你說話時，使用的語言是否帶有敬意？他的穿著是否專業？他在碰觸你的身體之前是否有先徵得你的同意，還是假設自己這麼做沒關係？他是否準時上課與下課？在課程結束時，他是否有規律地提供那最最重要的十五到二十分鐘大休息時間？你在他的課堂上是否有安全感？他是否挑戰你去找出你自己在這個姿勢中的極限，還是他只是一直催促你去做更多？課堂上的每個人是否都被告知要去做完全相同的事，而且做到相同的程度？換句話說，他的優先順位是否是先教人，其次才是教姿勢？

最後，正如體位法練習的類型繁多，瑜伽老師的培訓標準也是五花八門，有著天壤之別。目前在美國，成為瑜伽老師不需要任何法律規範或專業條件，任何人都能自稱是瑜伽老師，然後開始教授瑜伽。我強烈建議你調查可能成為你的老師人選之培訓水平，以及接受培訓的時間；有些培訓的課程只有一、兩週時間而已。我甚至進一步建議，你應該找一位至少有二到五年教學經驗的瑜伽老師，特別在你完全是個初學者的情況下。

問：我可以在哪裡買到本書中所使用的瑜伽輔具？

答：有許多網路資源可以購買瑜伽輔具，然而，我個人偏好購買
Hugger Mugger（huggermugger.com）販售的輔具；這間公司是最早
的瑜伽輔具供應商之一，而且已經營了數十年之久。我發現他們的瑜
伽輔具設計美觀、製作精良，而且非常實用；此外，我也很喜歡跟
他們的員工交流與互動。本書中所使用的大部分瑜伽輔具都是來自
Hugger Mugger，我很推薦這間公司的產品。

問：什麼時間練習瑜伽最好？

答：這要看個人，沒有絕對的答案。我發現自己偏好把練習瑜伽當成
早上第一件要做的事——在我被這一天的大小事纏身之前以及進食之
前。我頂多喝杯茶，然後就開始練習了；如果我在早晨起床後拖得太
久才開始練習，我經常發現自己會被其他事情干擾並陷入其中，以至
於練習就會草草結束、不了了之。

　　然而，練習瑜伽的最佳時間，應該是可以契合你日常生活所安排
的時間。或許是在孩子們上了校車之後，或是午後三、四點他們回到
家之前；有些人可能會發現，他們下班回家之後喜歡先洗個澡，然後
在晚餐前以及晚間活動開始之前練習三十分鐘。找出一個最適合你日
常活動安排的時段，你更可能會規律地練習。切記，這些姿勢幾乎可
以神奇地改變你的看法、降低你的壓力，以及減輕，甚至消除每天持
續讓你困擾不已的疼痛。但也請切記：如果你不練習，就不會有任何
改變發生。

問：進食後要等多久才能開始練習？

答：正如你可以想像得到，這個問題也是因人而異，但用完餐還是等
至少兩個小時過後再開始練習比較好；大多數經驗豐富的練習者可能
會等上更長時間才開始練習。

問：我可以如何開始將本書中所介紹的原則，融入我的在家練習之中？

答：我會建議先從一個姿勢開始，將你從這個特定姿勢中所學到的新知融入你的練習，直到你感覺自然而輕鬆，然後再挑選另一個姿勢來練習，以此類推。花些時間將你從本書中所學到的新東西融入你的身心，會讓事情變得更容易、更令人滿意。

問：關於本書中討論到的姿勢，最好的練習順序應如何安排？

答：一個方法是跟著本書的篇章、逐章地來進行，因為每一章中的姿勢也都是按照練習順序來安排；另一個方法是挑選某一類的姿勢，譬如站姿或坐姿，然後花一段時間專心練習這類姿勢。不論你怎麼安排，享受你的練習旅程是最重要的。

問：如果我在上瑜伽課時，以我在本書中所學到的方法來練習某些姿勢，而且身體的感覺很棒，但我的瑜伽老師堅持要我用另一種方法來練習，這時我該怎麼做呢？

答：我在培訓瑜伽老師時，最常叮嚀的事情之一，就是「先相信你自己」；注意，我並沒有說「只相信你自己」。瑜伽是一種非常個人的練習，無論你練習的是瑜伽的道德戒律、姿勢、呼吸法，或是冥想等等。

如果你跟隨某個你信任且尊敬的人學習，你會逐漸地樂於讓她的教導深入你的身心；但是在上課時，永遠別放棄你的自我反思、直覺，或是個人的感受。

培養你的意識與勇氣，在必要時能對你感覺不適合自己的調整或教學建議說出：「不，謝謝你。」這是你對自己的能力產生信心的方式，也能讓你好好地練習。

問：你在本書中討論到的瑜伽迷思，像是在山式中內捲尾骨，是從何而來的？

答：一直有人問我這個問題，但我只能跟你分享一個讓人不甚滿意的

答案：我真的不知道。我知道有些運動的迷思是來自我從體操課中所學，有些是我上舞蹈課時學到，還有些是我從健身課程的教學中觀察出來的。有些迷思甚至在文化中廣為流傳，並且被含糊地接受為身體運動的「正確」原則。

問：我可以在哪裡學到更多與教學及練習瑜伽體位法相關的解剖學知識？

答：我跟我的女兒莉茲・拉薩特（Lizzie Lasater）以及與我合作授課的老師瑪麗・理查茲一起創辦了名為「體驗解剖學」（Experiential Anatomy）的線上課程，你可以在 www.lasater.yoga 找到更多課程的相關資訊。這項課程的內容是以我的書《筋骨瑜伽圖解聖經：看就懂的255圖解一本通》為基礎，書中除了解剖學知識與運動原理外，每章最後都附有一個練習單元。

　　我也開設關於這個題材的研討會，瑪麗・理查茲也有；你可以在 www.judith.yoga 找到我的研討會訊息，在 www.maryrichardsyoga.com 找到她的訊息。

問：關於瑜伽哲學呢？這是體位法練習中的一個重要部分嗎？

答：我發現當我開始研究更廣泛的瑜伽哲學時，我對瑜伽技巧的練習又更深入了。顯然這項研究幫助我將這些技巧融入了更寬廣的背景，以及更深遠的脈絡當中，讓我的練習有了深度。

　　你可以上 www.judith.yoga 找到我的「瑜伽哲學」（Yoga Philosophy）線上課程。課程內容汲取自若干主要的經典，並以在今日的世界中如何實踐生活瑜伽，與練習瑜伽的相關方式來加以解說。你或許也會喜歡我的另一本書《生活瑜伽：在日常生活中發現你的靈性》（Living Your Yoga: Finding the Spiritual in Everyday Life），書中的內容是關於如何使瑜伽哲學生活化。

YOGA MYTHS
By Judith Hanson Lasater
Text and photos © 2020 by Judith Hanson Lasater
Illustrations © 2020 Wren Polansky
Published by arrangement with Shambhala Publications, Inc.,
4720 Walnut Street #106 Boulder, CO 80301, USA,
www. Shambhala.com through Bardon-Chinese Media Agency
Complex Chinese translation copyright © 2024
by Oak Tree Publishing Publications, a division of Cite Publishing Ltd.
ALL RIGHTS RESERVED

眾生系列　JP0226

瑜伽安全練習全書：捨棄積非成是的瑜伽迷思，找出適合自己的體位練習！
Yoga Myths: What You Need to Learn and Unlearn for a Safe and Healthy Yoga Practice

作者	茱蒂絲‧漢森‧拉薩特博士／物理治療師（Judith Hanson Lasater, PhD, PT）
譯者	林資香
責任編輯	劉昱伶
封面設計	兩棵酸梅
內頁排版	歐陽碧智
業務	顏宏紋
印刷	韋懋實業有限公司

發行人	何飛鵬
事業群總經理	謝至平
總編輯	張嘉芳
出版	橡樹林文化 台北市南港區昆陽街16號4樓 電話：886-2-2500-0888 #2736　傳眞：886-2-2500-1951
發行	英屬蓋曼群島商家庭傳媒股份有限公司城邦分公司 台北市南港區昆陽街16號8樓 客服專線：02-25007718；02-25007719 24小時傳眞專線：02-25001990；02-25001991 服務時間：週一至週五上午09:30-12:00；下午13:30-17:00 劃撥帳號：19863813　戶名：書虫股份有限公司 讀者服務信箱：service@readingclub.com.tw 城邦網址：http://www.cite.com.tw
香港發行所	城邦（香港）出版集團有限公司 香港九龍土瓜灣土瓜灣道86號順聯工業大廈6樓A室 電話：852-25086231　傳眞：852-25789337 電子信箱：hkcite@biznetvigator.com
馬新發行所	城邦（馬新）出版集團 Cite（M）Sdn. Bhd.（458372U） 41, Jalan Radin Anum, Bandar Baru Seri Petaling, 57000 Kuala Lumpur, Malaysia. 電話：+6(03)-90563833　傳眞：+6(03)-90576622 電子信箱：services@cite.my

一版一刷：2024 年 10 月
ISBN：978-626-7449-31-8（紙本書）
ISBN：978-626-7449-30-1（EPUB）
售價：550元

城邦讀書花園
www.cite.com.tw

國家圖書館出版品預行編目（CIP）資料

瑜伽安全練習全書：捨棄積非成是的瑜伽迷思，找出適合自己的
體位練習！／茱蒂絲‧漢森‧拉薩特（Judith Hanson Lasater）
著；林資香譯. -- 一版. -- 臺北市：橡樹林文化出版：英屬蓋曼群
島商家庭傳媒股份有限公司城邦分公司發行，2024.10
　面；　公分. --（眾生；JP0226）
譯自：Yoga myths : what you need to learn and unlearn for a
safe and healthy yoga practice
ISBN 978-626-7449-31-8（平裝）

1.CST: 瑜伽

411.15　　　　　　　　　　　　　　　　　113011538

填寫本書線上回函